权威・前沿・原创

皮书系列为
"十二五""十三五""十四五"时期国家重点出版物出版专项规划项目

U0344417

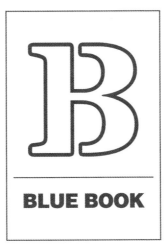

BLUE BOOK

智 库 成 果 出 版 与 传 播 平 台

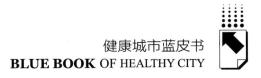

健康城市蓝皮书

BLUE BOOK OF HEALTHY CITY

编委会主任／李长宁　杜英姿　王　丹

中国健康城市建设研究报告（2022）

ANNUAL REPORT ON HEALTHY CITY CONSTRUCTION IN CHINA(2022)

主　编／王鸿春　曹义恒　卢　永

社会科学文献出版社

SOCIAL SCIENCES ACADEMIC PRESS（CHINA）

图书在版编目（CIP）数据

中国健康城市建设研究报告.2022／王鸿春，曹义
恒，卢永主编.--北京：社会科学文献出版社，2023.1
（健康城市蓝皮书）
ISBN 978-7-5228-1403-2

Ⅰ.①中…　Ⅱ.①王…　②曹…　③卢…　Ⅲ.①城市卫
生-研究报告-中国-2022　Ⅳ.①R126

中国国家版本馆 CIP 数据核字（2023）第 016731 号

健康城市蓝皮书
中国健康城市建设研究报告（2022）

主　　编／王鸿春　曹义恒　卢　永

出 版 人／王利民
责任编辑／岳梦夏
责任印制／王京美

出　　　版／社会科学文献出版社·政法传媒分社（010）59367156
　　　　　　地址：北京市北三环中路甲 29 号院华龙大厦　邮编：100029
　　　　　　网址：www.ssap.com.cn
发　　　行／社会科学文献出版社（010）59367028
印　　　装／天津千鹤文化传播有限公司

规　　　格／开　本：787mm×1092mm　1/16
　　　　　　印　张：22.5　字　数：336 千字
版　　　次／2023 年 1 月第 1 版　2023 年 1 月第 1 次印刷
书　　　号／ISBN 978-7-5228-1403-2
定　　　价／168.00 元

读者服务电话：4008918866

组织编写单位

中国城市报中国健康城市研究院
中国医药卫生事业发展基金会
北京健康城市建设促进会
北京健康城市建设研究中心

主要编撰者简介

李长宁　中国健康教育中心党委书记、主任，研究员。健康中国行动专家咨询委员会成员，健康知识普及行动、控烟行动工作组成员，国家健康科普专家库专家，第九届全球健康促进大会科学顾问委员会成员，中国性病艾滋病防治协会副会长、中华预防医学会常务理事。长期从事卫生管理、健康促进与健康教育的管理和研究工作，组织开展健康素养促进、健康城市建设、健康科普等健康促进与教育有关政策、制度性文件起草，参与健康中国行动、健康素养促进行动、健康中国行、健康城市评价、健康素养监测重大项目的组织实施、相关经验总结和推广等工作。近年来，组织编写出版专业书籍多部、发表论文多篇。

杜英姿　人民日报《中国城市报》社总编辑、国家城市品牌评价项目组组长、中国城市大会执委会主任，研究方向为城市管理、企业管理和产业经济，长期致力于国内外城市与经济发展新闻报道和决策应用研究。主持编写《聚焦中国 省委书记 省（部）长》《觉醒的中国》《人品与官品》《岁月河山》等著作10余部。主持"总编辑对话市委书记、市长"栏目，多角度话创新、叙改革、谈发展，为城市发展把脉开方。主持撰写深度观察稿件，深入思考和研究城市规划、建设、管理中的关键问题，引起了很大社会反响。

王　丹　中国医药卫生事业发展基金会理事长，北京师范大学中国公益研究院理事。组织和推动了中国医药卫生事业发展基金会"抗击新冠肺炎疫情""健康城市建设""尘肺病、结核病防治""糖尿病预防和康复""肿瘤早期筛查及防治""2021 重大自然灾害紧急救援"等十大公益行动，策划和发起了"健康中国公益强医"创新工程和"健康中国慈善惠民"金牌行动，参与推动"'健康中国，你我同行'数城地铁联动主题巡展向医师节特别巨献系列公益行动"等。担任健康城市蓝皮书：《中国健康城市建设研究报告（2021）》《北京健康城市建设研究报告（2021）》编委会主任。

王鸿春 中共北京市委研究室办公室原主任、首都社会经济发展研究所原所长，现任中国城市报中国健康城市研究院院长、北京健康城市建设促进会理事长、北京健康城市建设研究中心主任、首席专家，研究员。近年来主持完成决策应用研究课题 65 项，其中世界卫生组织委托课题、省部级项目共 10 项，获国家及北京市领导批示 20 余项，"转变医疗模式政策研究"等课题获北京市第九届优秀调查研究成果一等奖等市级奖项共 11 项。著有《凝聚智慧——王鸿春主持决策研究成果文集》《有效决策》《成功领导者的习惯》等，并先后主编或合作主编决策研究书籍 29 部，其中健康城市蓝皮书：《北京健康城市建设研究报告（2017）》《北京健康城市建设研究报告（2019）》《中国健康城市建设研究报告（2019）》分别获得中国社会科学院第五届皮书学术委员会颁发的第九届"优秀皮书奖"一等奖、二等奖、三等奖，健康城市蓝皮书：《北京健康城市建设研究报告（2020）》获得中国社会科学院第六届皮书学术委员会颁发的"优秀皮书奖"三等奖。

曹义恒 博士，副编审。现为社会科学文献出版社政法传媒分社社长。在《马克思主义与现实》《经济社会体制比较》《学习与探索》《武汉理工大学学报》（社会科学版）等期刊上发表论文及译文 10 余篇，出版译著 2 部。

卢 永 中国健康教育中心健康促进部主任、研究员，中华预防医学会第六届理事、爱国卫生技术指导工作委员会副秘书长，中国城市科学研究会健康城市专业委员会委员，北京健康城市建设促进会副理事长。近年来主要从事健康促进与健康教育理论和政策研究，参与制定《全国健康城市评价指标体系（2018版）》《关于加强健康促进与教育的指导意见》《健康村等健康细胞和健康乡镇、健康县区建设规范（试行）》《关于开展健康影响评价评估制度建设试点工作的通知》等多项政策文件，开展将健康融入所有政策研究，承担全国健康城市建设、健康促进县区建设、健康影响评估制度建设的管理和研究任务，参与第九届全球健康促进大会筹备技术支持工作。作为主编或副主编出版《健康影响评价理论与实践研究》《中国健康城市建设优秀实践（2019年）》《第九届全球健康促进大会重要文献及国际案例汇编》等21部著作，以第一作者和通讯作者发表论文16篇。

摘　要

党的二十大报告指出："推进健康中国建设，人民健康是民族昌盛和国家强盛的重要标志，把保障人民健康放在优先发展的战略位置，完善人民健康促进政策，深入开展健康中国行动和爱国卫生运动，倡导文明健康生活方式。"① 健康城市建设是落实健康中国战略、推进健康中国行动的重要抓手和有效途径，是新时代爱国卫生工作的重要任务和载体。进入新时代，健康越来越成为人民群众关心的重大民生福祉问题。健康需求的内涵不断扩展、标准要求更高，卫生健康事业面临高质量发展的时代命题。

《"健康中国 2030"规划纲要》2020 年阶段性目标总体如期实现。截至2021 年底，我国主要健康指标居于中高收入国家前列，健康中国行动实施取得了明显的阶段性成效：居民人均预期寿命由 2020 年的 77.93 岁提高到78.2 岁，孕产妇死亡率从 16.9/10 万下降到 16.1/10 万，婴儿死亡率从5.4‰下降到 5.0‰；居民健康素养水平提升到 25.4%，比 2020 年提高了2.25 个百分点，继续呈现稳步提升态势；人均体育场地面积达到 2.41 平方米，经常参加体育锻炼人数比例达 37.2%；全生命周期健康维护能力明显提升，妇女儿童"两纲"和"十三五"规划目标全面实现；重大疾病得到有效遏制，四类重大慢性病过早死亡率为 15.3%，与 2015 年（18.5%）相比，下降超过 3 个百分点，降幅达到 17.3%，年均降幅接近全球平均降幅的3 倍；通过线上线下多种方式、新媒体传统媒体多种渠道，广泛深入普及健

---

① 习近平：《高举中国特色社会主义伟大旗帜　为全面建设社会主义现代化国家而团结奋斗——在中国共产党第二十次全国代表大会上的报告》，人民出版社，2022，第 48~49 页。

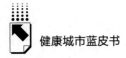

康知识，全民参与的氛围日益浓厚。

　　本蓝皮书聚焦"十四五"初期健康中国战略和健康中国行动的实施效果，立足健康环境、健康社会、健康服务、健康人群、健康文化与健康产业健康中国战略布局中的六大领域，从城乡绿地、城市交通、慢病管理、老年康养、癌症防控、健康传播、医联体改革等多个角度，在全国范围发掘健康城市建设的典型案例。此外，本蓝皮书设置"案例篇"和"国际借鉴篇"两个特色篇章，发掘和研究 2020 年度健康城市建设"样板市"的先进经验，分析和比较国内外健康城市建设各个领域的优势和异同，以期为"十四五"时期全面推动健康中国建设、促进健康中国共建共享提供理论借鉴和实践参考。

　　关键词： 健康中国　健康城市　健康细胞

目 录 ⟲

I 总报告

II 健康环境篇

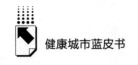

Ⅲ 健康社会篇

Ⅳ 健康服务篇

Ⅴ 健康文化与健康产业篇

Ⅵ 健康人群篇

Ⅶ　案例篇

Ⅷ　国际借鉴篇

皮书数据库阅读**使用指南**

总 报 告

General Report

B.1
中国健康城市评价报告（2020年）

李长宁　卢 永*

摘　要： 健康城市建设是落实健康中国战略、推进健康中国行动的重要抓手和有效途径。2020年全国健康城市评价结果显示，参评城市有27项评价指标高于同期或近期全国水平，有26项评价指标已经超过国家2020年目标值，参评城市的健康城市综合指数得分稳步上升，达到中等偏上水平城市的比例从6%提升到23%，中等水平城市的比例从61%提升到71%。总体而言，参评城市健康城市建设取得明显进展和成效，但全国工作发展不平衡且存在一些薄弱环节。当前，各地应切实把健康城市建设作为推进健康中国建设的抓手，坚持健康促进和预防为主策略，建立健全政府主导、多部门协作、全社会参与的工作机制，从治理健康影响因素入手，推动将健康融入所有政策，全面提升健康治理水平。相关部门和专

---

* 李长宁，中国健康教育中心党委书记、主任，研究员，主要研究方向为健康促进与健康教育、人力资源管理；卢永，中国健康教育中心健康促进部主任，研究员，主要研究方向为健康促进与健康教育的策略、政策和方法。

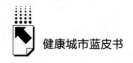
业机构应加强对健康城市建设的研究，特别是针对重点健康问题应对、群众动员和参与、健康城市建设效果评价等方面。

关键词： 健康城市　健康中国　爱国卫生工作

一　评价背景

健康城市建设是落实健康中国战略、推进健康中国行动的重要抓手和有效途径，是推进新型城镇化建设的重要内容，是新时代爱国卫生工作的重要任务和载体。党的十八大以来，党和政府要求全面推进健康城市建设，习近平总书记 2016 年在全国卫生与健康大会上指出要"深入开展健康城市和健康村镇建设"[①]，他还指出：要"把全生命周期管理理念贯穿城市规划、建设、管理全过程各环节"[②]。《中华人民共和国基本医疗卫生与健康促进法》《"健康中国 2030"规划纲要》《健康中国行动（2019—2030 年）》《国务院关于深入开展爱国卫生运动的意见》等都对健康城市建设工作提出明确要求。

为推动健康城市建设规范化发展，全国爱卫会印发《全国健康城市评价指标体系（2018 版）》，全国爱卫办在中国健康教育中心设立全国健康城市建设评价工作办公室，定期组织开展全国评价。2021 年，在全国爱卫办的指导下，中国健康教育中心牵头完成了 2020 年度全国健康城市评价工作。

二　评价对象和方法

（一）评价对象

2020 年，全国健康城市评价的对象为所有获得卫生城市（区）称号的

---

① 《习近平关于社会主义社会建设论述摘编》，中央文献出版社，2017，第 111 页。
② 习近平：《在浦东开发开放 30 周年庆祝大会上的讲话》，人民出版社，2020，第 11 页。

直辖市辖区、地级及以上市和县级市。2021年6月举办全国评价工作培训班，随后下发了评价工作通知，收集参评城市2020年度评价数据，总计312个城市参评，名单详见表1。参评城市中，分城市级别来看，直辖市辖区44个（占14.10%），地级及以上市160个（占51.28%），县级市108个（占34.62%）；分区域看，东部地区147个（占47.12%），中部及东北地区79个（占25.32%），西部地区86个（占27.56%）。

表1 2020年全国健康城市评价参评城市（区）名单

地区	城市（区）名称
北京	东城、西城、石景山、门头沟、房山、通州、顺义、昌平、怀柔、平谷、密云、延庆
天津	和平、河西、西青、滨海新区
河北	迁安、黄骅
山西	长治、晋城、介休、忻州、原平、侯马、孝义
内蒙古	包头、赤峰、通辽、鄂尔多斯、乌兰察布、锡林浩特
辽宁	沈阳、大连、瓦房店、鞍山、丹东、盘锦
吉林	长春、四平、梅河口、集安、延吉、敦化、珲春
黑龙江	大庆、伊春、海林、黑河、五大连池
上海	黄浦、徐汇、长宁、静安、普陀、虹口、杨浦、闵行、宝山、嘉定、浦东新区、金山、松江、青浦、奉贤
江苏	南京、无锡、江阴、宜兴、徐州、新沂、邳州、常州、溧阳、苏州、常熟、张家港、昆山、太仓、南通、启东、如皋、连云港、淮安、盐城、东台、扬州、仪征、高邮、镇江、丹阳、扬中、句容、泰州、兴化、靖江、泰兴、宿迁
浙江	杭州、建德、宁波、余姚、慈溪、温州、瑞安、乐清、嘉兴、海宁、平湖、桐乡、湖州、绍兴、诸暨、嵊州、金华、兰溪、义乌、东阳、永康、衢州、江山、舟山、台州、温岭、临海、丽水、龙泉
安徽	马鞍山、铜陵、宣城、宁国
福建	福州、厦门、三明、泉州、漳州
江西	南昌、吉安、井冈山、宜春
山东	济南、青岛、胶州、淄博、枣庄、滕州、东营、烟台、龙口、莱州、招远、潍坊、青州、诸城、寿光、济宁、曲阜、泰安、新泰、肥城、威海、乳山、日照、临沂、德州、聊城、滨州

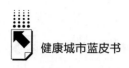

健康城市蓝皮书

续表

地区	城市(区)名称
河南	郑州、巩义、荥阳、新郑、登封、开封、洛阳、平顶山、舞钢、汝州、安阳、鹤壁、新乡、濮阳、许昌、禹州、漯河、南阳、永城、信阳、驻马店、济源
湖北	武汉、黄石、十堰、宜昌、当阳、襄阳、鄂州、荆门、荆州、黄冈、咸宁仙桃、潜江、天门
湖南	株洲、邵阳、岳阳、常德、津市、益阳、郴州、资兴、永州、娄底
广东	广州、韶关、深圳、珠海、汕头、佛山、江门、湛江、肇庆、惠州、梅州、河源、阳江、清远、东莞、中山、云浮
广西	南宁、柳州、桂林、北流、百色
海南	海口、三亚、琼海
重庆	大渡口、沙坪坝、九龙坡、南岸、北碚、万盛、渝北、黔江、合川、南川、璧山、铜梁、潼南
四川	成都、都江堰、彭州、攀枝花、泸州、德阳、绵阳、广元、遂宁、宜宾、广安、巴中、西昌
贵州	贵阳、清镇、六盘水、遵义、赤水、仁怀、安顺、凯里
云南	昆明、安宁、曲靖、玉溪、保山、腾冲、丽江、普洱、个旧、开远、蒙自、弥勒、芒市
西藏	拉萨、林芝
陕西	西安、铜川、宝鸡、咸阳、渭南、韩城、华阴、延安、汉中、榆林、安康
甘肃	嘉峪关、金昌、敦煌、
青海	西宁、玉树、格尔木、德令哈
宁夏	银川、石嘴山、吴忠、青铜峡
新疆	克拉玛依、博乐、伊宁
新疆兵团	石河子

（二）评价方法

1.技术路线

将《全国健康城市评价指标体系（2018版）》作为评价指标（见表2），采用指标分析和构建健康城市指数的方法，综合评价健康城市发展情况。

004

表2　全国健康城市评价指标体系（2018版）

一级指标	二级指标	三级指标
健康环境	1. 空气质量	(1)环境空气质量优良天数占比
		(2)重度及以上污染天数
	2. 水质	(3)生活饮用水水质达标率
		(4)集中式饮用水水源地安全保障达标率
	3. 垃圾废物处理	(5)生活垃圾无害化处理率
	4. 其他相关环境	(6)公共厕所设置密度
		(7)无害化卫生厕所普及率(农村)
		(8)人均公园绿地面积
		(9)病媒生物密度控制水平
		(10)国家卫生县城(乡镇)占比
健康社会	5. 社会保障	(11)基本医保住院费用实际报销比
	6. 健身活动	(12)城市人均体育场地面积
		(13)每千人拥有社会体育指导员人数比例
	7. 职业安全	(14)职业健康检查覆盖率
	8. 食品安全	(15)食品抽样检验3批次/千人
	9. 文化教育	(16)学生体质监测优良率
	10. 养老	(17)每千名老年人口拥有养老床位数
	11. 健康细胞工程[a]	(18)健康社区覆盖率
		(19)健康学校覆盖率
		(20)健康企业覆盖率
健康服务	12. 精神卫生管理	(21)严重精神障碍患者规范管理率
	13. 妇幼卫生服务	(22)儿童健康管理率
		(23)孕产妇系统管理率
	14. 卫生资源	(24)每万人口全科医生数
		(25)每万人口拥有公共卫生人员数
		(26)每千人口医疗卫生机构床位数
		(27)提供中医药服务的基层医疗卫生机构占比
		(28)卫生健康支出占财政支出的比重
健康人群	15. 健康水平	(29)人均预期寿命
		(30)婴儿死亡率
		(31)5岁以下儿童死亡率
		(32)孕产妇死亡率
		(33)城乡居民达到《国民体质测定标准》合格以上的人数比例
	16. 传染病	(34)甲乙类传染病发病率
	17. 慢性病	(35)重大慢性病过早死亡率
		(36)18~50岁人群高血压患病率
		(37)肿瘤年龄标化发病率变化幅度

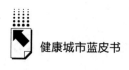

续表

一级指标	二级指标	三级指标
健康文化	18. 健康素养	(38) 居民健康素养水平
	19. 健康行为	(39) 15 岁以上人群吸烟率
		(40) 经常参加体育锻炼人口比例
	20. 健康氛围	(41) 媒体健康科普水平
		(42) 注册志愿者比例

资料来源:《全国爱卫会关于印发全国健康城市评价指标体系（2018 版）的通知》（全爱卫发〔2018〕3 号）。

注：a. 根据"健康细胞"建设进展情况适时纳入评价。

2. 数据收集与整理

312 个城市（区）填报数据源于相关部门公开的常规统计报表或专项调查。42 项评价指标中有 40 项指标数据质量达标纳入分析，未纳入分析的指标包括无害化卫生厕所普及率（农村）和 18~50 岁人群高血压患病率。对部分缺失、有明显逻辑异常、经向地方核实未做修订的数据，使用城市所在省份的全省数据进行替代，如无全省数据则按缺失处理。

3. 健康城市指数计算方法

采用综合指数法构建健康城市指数。①确定每个指标的理论最优值和理论最差值，基于指标理论值进行数据标准化处理；②综合主观法（专家咨询法）和客观法（熵权法）设置指标权重；③对每项指标标化值加权，再对各项指标加和，计算出健康城市综合指数和分指数，综合指数和分指数的满分都设为 100 分。

三　健康城市指标分析

（一）健康环境发展水平

9 项指标中有 8 项指标较上次测评有所提升，8 项指标有同期全国水平，其中 7 项指标优于同期全国水平，8 项指标有 2020 年国家目标值，其中 6 项指标已超过相关目标值。参评城市（区）空气和水环境质量整体上较好，提供了较好的公共基础设施和环境卫生保障，详见表 3。参评城市（区）"人均公园绿地面积"略低于同期全国水平，与上一次全国评价结果相同，反映出参评城市（区）人均公园绿地面积的增长速度相比其他地区仍慢一些。"公共厕所设置密度"超过 2020 年国家目标值，但较上次评价略有下降，初步分析发现，2020 年参评城市（区）公共厕所数量较 2018 年增加了约 3 万个，增加幅度为 25%，而同期建成区面积增加了 28%，厕所增幅略小于建成区增幅，是该指标下降的直接原因。

表 3 健康环境指标发展水平

指标	2020 年 312 个城市（区）	2020 年全国水平	2020 年国家目标值	2018 年 314 个城市（区）
1. 环境空气质量优良天数占比（%）	87.98（中位数）	87	80	80.68（中位数）
2. 重度及以上污染天数（天）	3.67	4.39	8.76	6.87
3. 生活饮用水水质达标率（%）	99.43（中位数）	86.7（城市）	95	97.25（中位数）
4. 集中式饮用水水源地安全保障达标率（%）	99.52	94.5	93	98.93
5. 生活垃圾无害化处理率（%）	99.86	97	100	99.62
6. 公共厕所设置密度（座/公里^2）	3.29	3.07	3	3.37
7. 人均公园绿地面积（米^2/人）	14.40	14.78	14.6	13.80
8. 病媒生物密度控制水平	25.78	—	—	25.63
9. 国家卫生县城（乡镇）占比（%）	17.09	8.5	5	7.03

（二）健康社会发展水平

9 项指标全部较上次测评有所提升，5 项指标有同期全国水平，均高于全国水平，6 项指标有同期或近期国家目标值，其中 5 项已经超过相关目标值。参评城市（区）健康社会状况逐年改善，在全民健身支持性环境、食品安全、养老服务等方面相对有优势，职业健康检查覆盖率明显提升，特别是健康社区、健康学校、健康企业覆盖率数据的完整性较上次评价有大幅提升，提示国家部署健康中国行动以来，各地健康细胞建设工作的力度明显加大。"学生体质监测优良率"与相关规划的目标值还有一定差距，详见表 4。

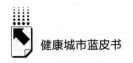

表 4 健康社会指标发展水平

指标	2020 年 312 个城市(区)	2020 年 全国水平	2020 年 国家目标值	2018 年 314 个城市(区)
1. 城市人均体育场地面积(米²/人)	3.06	2.20	1.8	2.58
2. 每千人拥有社会体育指导员人数比例(人/千人)	3.09	1.86	2.3	2.56
3. 职业健康检查覆盖率(%)	91.57	—	90	78
4. 食品抽样检验 3 批次/千人(批次/千人)	5.18	4.97	4	4.45
5. 学生体质监测优良率(%)	38.69	33	50(2022 年)	35.46
6. 每千名老年人口拥有养老床位数(张/千人)	37.35	31.1	35	33.23
7. 健康社区覆盖率(%)	9.03	—	—	—
8. 健康学校覆盖率(%)	30.61	—	—	—
9. 健康企业覆盖率(%)	7.79	—	—	—

（三）健康服务发展水平

8 项指标全部优于上一次评价的水平，7 项指标有 2020 年国家目标值，其中 5 项已超过规划目标值。参评城市（区）健康服务发展水平整体上逐年提升，在严重精神障碍患者管理、儿童和孕产妇健康管理、医疗卫生人力资源、政府卫生投入等方面整体上较好，"每万人口拥有公共卫生人员数"和"提供中医药服务的社区卫生服务机构和乡镇卫生院占比"与国家目标值仍有一定差距。详见表 5。

表 5 健康服务指标发展水平

指标	2020 年 312 个城市(区)	2020 年 全国水平	2020 年 国家目标值	2018 年 314 个城市(区)
1. 严重精神障碍患者规范管理率(%)	92.63	89.1	80	87.92
2. 儿童健康管理率(%)	94.55	94	90	92.53
3. 孕产妇系统管理率(%)	93.99	92.7	90	91.51
4. 每万人口全科医生数(人/万人)	3.28	2.9	2	2.61
5. 每万人口拥有公共卫生人员数(人/万人)	6.89	6.56	8.3	6.62

续表

指标	2020 年 312 个城市（区）	2020 年全国水平	2020 年国家目标值	2018 年 314 个城市（区）
6. 每千人口医疗卫生机构床位数（人/千人）	6.33	6.46	<6	6.01
7. 提供中医药服务的基层医疗卫生机构占比（%）	77.32	76.39	—	72.52
社区卫生服务机构和乡镇卫生院（%）	96.06	96.51	100	88.32
村卫生室（%）	75.37	74.48	70	70.66
8. 卫生健康支出占财政支出的比重（%）	9.40	7.82	—	8.39

（四）健康文化发展水平

5 项指标较 2018 年均有进步，3 项指标有同期全国水平，均优于全国水平，4 项指标有 2020 年国家目标值，均已超过相关目标值。参评城市（区）健康文化发展水平逐年提升，媒体利用多种形式开展健康科普，志愿者数量逐年增长，居民的健康素养水平较高，吸烟率相对较低，详见表6。

表6　健康文化指标发展水平

指标	2020 年 312 个城市（区）	2020 年全国水平	2020 年国家目标值	2018 年 314 个城市（区）
1. 居民健康素养水平（%）	24.06（中位数）	23.15	20	17.93（中位数）
2. 15 岁以上人群吸烟率（%）	22.28（中位数）	—	25	23.12（中位数）
3. 经常参加体育锻炼人口比例（%）	40.69	37.2	30.63	39.34
4. 媒体健康科普水平（分）	3.46	—		3.44
5. 注册志愿者比例（%）	15.82	14.27	13	11.87

（五）健康人群发展水平

8 项指标较 2018 年均有提升，7 项指标有同期全国水平，6 项优于全国水平，6 项指标有 2020 年国家目标值，全部已超过规划目标值。参评城市

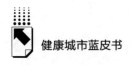

（区）的人群健康状况持续改善，人均预期寿命相对较高，婴幼儿和孕产妇死亡率、传染病和慢性病发病死亡等指标处于相对较低水平，详见表7。肿瘤年龄标化发病率变化幅度略高于全国水平。

表7　健康人群指标发展水平

指标	2020年312个城市（区）	2020年全国水平	2020年国家目标值	2018年314个城市（区）
1. 人均预期寿命（岁）	79.40（中位数）	—	77.3	79.15（中位数）
2. 婴儿死亡率（‰）	2.40	5.4	7.5	2.88
3. 5岁以下儿童死亡率（‰）	3.60	7.5	9.5	4.07
4. 孕产妇死亡率（1/10万）	7.85	16.9	18	8.88
5. 城乡居民达到《国民体质测定标准》合格以上的人数比例（%）	92.5（中位数）	90	90.6	91.94（中位数）
6. 甲乙类传染病发病率（%）	174.74	190.4	—	205.06
7. 重大慢性病过早死亡率（%）	11.96（中位数）	16	16.65	13.56（中位数）
8. 肿瘤年龄标化发病率变化幅度（%）	0.87（中位数）	0.33	—	2.34（中位数）

四　健康城市指数分析

（一）健康城市综合指数

健康城市综合指数满分为100分，满分意味着各项指标达到现阶段国际国内领先水平或理论上的最优水平，健康城市建设整体水平高。结合近几年评价实践，将健康城市综合指数的结果分为5个等级：优良水平，80～100分；中等偏上水平，70～79分；中等水平，60～69分；中等偏下水平，50～59分；较低水平，<50分。参评城市（区）2020年健康城市综合指数介于49.35～79.88分，平均值为66.55分，较2018年的62.43分提升了4.12分，平均每年提升约2分。2020年约23%的城市（区）已达到中等偏上水

平，约71%的城市（区）处于中等水平，约5%的城市（区）处于中等偏下水平，还有个别城市（区）处于较低水平。2018年处于中等偏上水平、中等水平、中等偏下水平城市（区）的比例分别约为6%、61%和33%。纵向来看，参评城市（区）建设工作整体上进展较快，更多的城市（区）进入中等偏上水平，约28%的城市（区）从中等偏下水平上升到中等水平。通过比较发现，最近两次均参评的307个城市（区）2020年健康城市综合指数得分较2018年整体上升了6.51%，其中提升幅度最小的为0.27%，最大的为27.06%。但是总体来看，我国的健康城市建设仍有较大提升空间。

从地区分布来看，东部地区健康城市综合指数得分（均值69.59分）高于中部及东北地区（均值64.39分）和西部地区（均值63.33分），见图1。健康城市综合指数得分排名前10%的城市（区）主要来自北京、上海、江苏、浙江、广东等地，均属于东部地区。排位靠后的城市（区）中，以西部地区和中部及东北地区居多，其中青海、西藏、新疆、贵州、陕西等地的较多。

从城市（区）级别来看，直辖市辖区、地级及以上市和县级市的综合指数均值分别为68.67分、65.92分和66.61分，直辖市辖区高于地级及以上市和县级市，后两者水平接近，见图2。2018年评价结果中，直辖市辖区、地级及以上市和县级市的综合指数均值分别为65.80分、61.97分和61.77分，纵向来看，不同层级城市间的差距在减小。

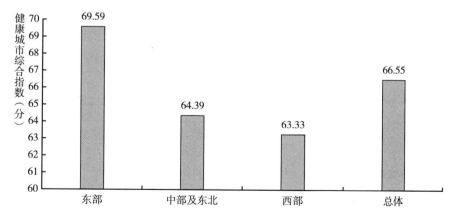

图1　不同地区参评城市（区）健康城市综合指数

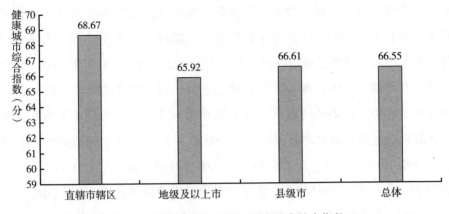

图2 不同级别城市（区）健康城市综合指数

（二）健康城市分指数

参评城市（区）健康人群指数的均值为80.22分，整体状况与期望的较高水平（100分）相比仍有一定差距，但已达到中等偏上位置。从4个代表健康影响因素控制水平的分指数来看，其均值从高到低依次为健康环境指数（均值75.86分）、健康服务指数（均值72.33分）、健康社会指数（均值50.10分）、健康文化指数（均值48.12分），详见表8。健康环境和健康服务发展水平总体上高于健康社会和健康文化水平。与2018年评价相比，健康人群、健康环境、健康服务、健康社会、健康文化分指数得分分别增加了9.8%、5.0%、5.1%、9.6%和11.2%，提示建设领域间的差距也呈现逐渐缩小的趋势。

表8 参评城市（区）健康城市分指数总体水平

分指数	指数特征	平均值	最大值	最小值	95%CI
健康环境指数	影响因素	75.86	93.09	59.91	71.62~72.95
健康社会指数	影响因素	50.10	78.75	24.85	44.72~46.73
健康服务指数	影响因素	72.33	83.73	53.65	68.28~69.36
健康文化指数	影响因素	48.12	63.88	25.37	42.54~43.97
健康人群指数	健康结局	80.22	92.99	51.82	71.94~74.16

五 评价结果使用

根据 2020 年全国健康城市评价结果，全国爱卫办确定了 2020 年度健康城市建设样板市、进步最快城市和各省份健康城市建设样板市名单，对这些城市提出表扬，同时希望其他城市能够学习借鉴这些城市的经验，详见表 9～表 13。中国健康教育中心作为全国健康城市评价工作办公室，向参评城市一对一反馈评价结果，特别是各个城市的薄弱环节和短板指标，建议其有针对性地改进建设工作。

表 9　2020 年度健康城市建设样板市名单（地级及以上市和直辖市辖区）

序号	城市（区）	地区
1	江苏苏州	东部
2	北京东城	东部
3	浙江湖州	东部
4	江苏无锡	东部
5	浙江嘉兴	东部
6	浙江杭州	东部
7	北京西城	东部
8	浙江宁波	东部
9	北京石景山	东部
10	浙江丽水	东部
11	浙江绍兴	东部
12	江苏南京	东部
13	上海虹口	东部
14	上海奉贤	东部
15	广东珠海	东部
16	上海嘉定	东部
17	上海金山	东部
18	江苏常州	东部
19	浙江温州	东部
20	上海黄浦	东部
21	江苏连云港	东部
22	上海长宁	东部
23	湖北宜昌	中部

续表

序号	城市（区）	地区
24	江苏镇江	东部
25	江苏扬州	东部
26	江苏南通	东部
27	上海松江	东部
28	上海宝山	东部
29	北京延庆	东部
30	江苏盐城	东部

表10　2020年度健康城市建设样板市名单（县级市）

序号	城市（区）	地区
1	江苏张家港	东部
2	江苏太仓	东部
3	江苏常熟	东部
4	江苏宜兴	东部
5	江苏东台	东部
6	江苏江阴	东部
7	浙江海宁	东部
8	浙江诸暨	东部
9	江苏昆山	东部
10	江苏句容	东部

表11　2020年度健康城市建设进步最快城市名单（地级及以上市和直辖市辖区）

序号	城市（区）	2020年比2018年进步幅度（%）
1	山西长治	27.06
2	陕西延安	22.87
3	河南鹤壁	22.45
4	天津滨海新区	20.78
5	陕西咸阳	19.78
6	山东德州	18.55
7	山西晋城	17.15
8	江苏南京	17.13
9	陕西铜川	17.13
10	云南丽江	16.72

表12　2020年度健康城市建设进步最快城市名单（县级市）

序号	城市（区）	2020年比2018年进步幅度(%)
1	山西孝义	23.19
2	贵州凯里	21.90
3	河北黄骅	20.51
4	江西井冈山	19.28
5	贵州赤水	17.70
6	河南荥阳	17.56
7	山西介休	17.42
8	浙江诸暨	17.41
9	安徽宁国	16.90
10	广西北流	15.80

表13　2020年度各省份健康城市建设样板市名单

序号	地区	城市（区）	城市级别
1	北京	东城区	直辖市辖区
2	天津	滨海新区	直辖市辖区
3	河北	迁安市	县级市
4	山西	长治市	地级及以上市
5	内蒙古	乌兰察布市	地级及以上市
6	辽宁	盘锦市	地级及以上市
7	吉林	四平市	地级及以上市
8	黑龙江	伊春市	地级及以上市
9	上海	虹口区	直辖市辖区
10	江苏	苏州市	地级及以上市
11	浙江	湖州市	地级及以上市
12	安徽	铜陵市	地级及以上市
13	福建	福州市	地级及以上市
14	江西	宜春市	地级及以上市
15	山东	滨州市	地级及以上市
16	河南	鹤壁市	地级及以上市
17	湖北	宜昌市	地级及以上市
18	湖南	益阳市	地级及以上市

序号	地区	城市（区）	城市级别
19	广东	珠海市	地级及以上市
20	广西	百色市	地级及以上市
21	海南	三亚市	地级及以上市
22	重庆	万盛经济技术开发区	直辖市辖区
23	四川	成都市	地级及以上市
24	贵州	六盘水市	地级及以上市
25	云南	玉溪市	地级及以上市
26	西藏	林芝市	地级及以上市
27	陕西	铜川市	地级及以上市
28	甘肃	嘉峪关市	地级及以上市
29	青海	西宁市	地级及以上市
30	宁夏	石嘴山市	地级及以上市
31	新疆	克拉玛依市	地级及以上市
32	新疆兵团	石河子市	县级市

注：河北和新疆生产建设兵团参评城市均为县级市。

六　结论与建议

（一）参评城市健康城市建设取得明显进展

评价结果显示，参评城市（区）有 27 项评价指标高于同期或近期全国水平，有 26 项评价指标已经超过国家 2020 年目标值。通过比较本次测评和上次测评全国健康城市评价结果发现，参评城市（区）的健康城市综合指数得分稳步上升，虽然整体上仍处于中等水平，但一些城市（区）的提升较为明显，中等偏上水平城市（区）的比例从 6% 提升到 23%，中等水平城市（区）的比例从 61% 提升到 71%。

总体来看，参评城市（区）人群健康水平明显优于全国水平，许多人群健康指标超过国家 2020 年目标，人均预期寿命中位数达到了 79.40 岁，超过高收入国家平均水平，婴儿死亡率、5 岁以下儿童死亡率、孕产妇死亡率持续下降，显著优于高收入国家平均水平。此外，在新冠肺炎疫情大背景下，参评城市（区）甲乙类传染病发病率均较 2018 年有所下降，提示统筹做好新冠肺炎疫情防控，同时也降低了其他传染病的发病率。

（二）各地不断提升政府及相关部门健康治理水平

根据评价结果，参评城市（区）的指标绝大多数较上次测评有所提升，这些指标涉及政府的 10 多个部门。显示出各地加大了健康城市建设工作力度，以健康城市建设为平台，推动相关部门积极履行健康责任，落实将健康融入所有政策，不断提升健康治理水平，在健康环境、健康社会、健康服务、健康文化等建设领域取得较为显著的成效，逐步控制重点健康危险因素，创造有利于健康的生产生活环境，市民的健康素养和健康生活水平稳步提升。

（三）健康城市建设工作发展不平衡，但差距在逐渐减小

总体来看，直辖市辖区整体上优于地级及以上市和县级市，东部地区明显优于中部及东北地区和西部地区，健康环境与健康服务领域优于健康社会与健康文化领域。许多省份内部发展也不平衡，例如新疆克拉玛依、陕西铜川、云南安宁等地发展水平明显优于其所在省份的其他参评城市（区）。通过与 2018 年评价结果相比，发现不同城市级别间、不同建设领域间的差距呈现缩小的趋势，体现出各地在推进健康城市建设过程中，将健康融入所有政策，统筹应对各类健康影响因素，坚持城乡融合发展，减少健康不公平。

（四）健康城市建设还存在一些薄弱环节

具体来看，在健康环境领域，人均公园绿地面积偏低，需进一步加强病媒生物密度监测工作；在健康社会领域，学生体质监测优良率与国家目标值仍有较大差距；在健康服务领域，公共卫生队伍建设和部分地区中医药服务

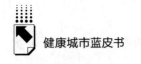

建设有待加强；在人群健康指标方面，参评城市肿瘤年龄标化发病率逐年上升。另外居民健康素养水平和 15 岁以上成人吸烟率的监测工作在部分地区仍存在未监测或监测工作不规范等情况，提示当地需加强重视。

（五）健康城市评价的方法仍需改进

数据收集方法有待改进，目前采取城市自报、省级和国家级审核的形式收集评价数据，有的地方数据报告不及时，数据审核中需要查阅大量公开数据和文献，整体上较为耗时。

（六）展望和建议

2016 年我国全面启动健康城市建设工作，全国爱卫办通过设置试点、实施评价、经验交流等手段调动地方积极性，引导地方建设工作规范发展。健康中国行动实施以来，全国爱卫办要求地方将健康城市建设作为落实健康中国行动的重要内容和抓手，加大推进力度，当前健康城市建设已纳入健康中国行动的年度考核内容。2021 年，全国爱卫办、健康中国行动推进办结合健康城市建设应对和解决卫生健康重点难点问题，以地级及以上城市为范围，启动了健康影响评估制度建设试点和肿瘤防治试点工作，成效初显。地方在建设工作中，也存在一些问题，如有的地方对健康城市建设工作重视程度不够，部分地方反映建设能力不足，缺乏相应的工作指南，一些地方在建设中未能就当地突出健康问题形成有效的应对措施，群众的参与性还有待提高，等等。

《"十四五"国民健康规划》提出，要总结推广健康城市试点的有效经验，打造一批健康城市样板，创造健康支持性环境。如何通过健康城市建设提升地方政府健康治理水平，提升城市应对突发重大公共卫生事件的能力，是健康城市建设领域的一项重要课题。应加大对地方健康城市建设的引导和指导，出台健康城市建设的相关指南或规范，不断完善健康城市评价方式和方法，及时总结和推广典型经验。应加大依托健康城市建设应对重点难点问题的工作力度，在现有试点基础上继续拓展试点内容，不断探索积累经验模式。各地应切实把健康城市建设作为推进健康中国建设的抓手，坚持健康促进和预防为主策略，建立健全政府主导、多部门协作、全社会参与的工作机制，从治理健康影响因素入手，推动将健康融入所有政策，全面提升健康治理水平。相关部门和专业机构应加强对健康城市建设的研究，特别是针对重点健康问题应对、群众动员和参与、健康城市建设效果评价等方面。

健康环境篇
Healthy Environment

B.2

城乡绿地生物多样性与公共健康
关系研究*

孟令爽 陈明坤 康宁 李树华**

摘　要： 生物多样性是维持生态系统稳定和适应环境变化的基础，也与人
类健康密不可分。然而，城乡绿地生物多样性与公共健康的因果
路径仍是重要的研究缺口。本文以公园城市建设示范区成都为
例，采用问卷调查的定量研究方法，对城乡绿地生物多样性与公
共健康关系进行探讨。研究结果显示，城乡绿地动植物多样性与

---

* 基金项目：国家自然科学基金面上项目"基于高压人群身心健康的工作环境绿色空间体系研
究"（51978364）、国家自然科学基金青年科学基金项目"北京地区城市森林疗养空间特征识别
及健康效益定量评价"（51908310）、清华-丰田跨学科专项"2022：未来城市跨学科研究关键技
术集成与示范"共同资助。
** 孟令爽，清华大学建筑学院景观学系博士研究生，主要研究方向为城乡绿地与公共健康、园
林康养；陈明坤，清华大学建筑学院景观学系博士研究生，成都市公园城市建设发展研究院
院长，教授级高级工程师、国家注册城市规划师，主要研究方向为公园城市研究、绿地系统
规划、风景园林规划设计；康宁，清华大学建筑学院景观学系助理教授，主要研究方向为植
物景观规划设计、生态修复理论与技术、健康景观；李树华，清华大学建筑学院景观学系教
授，主要研究方向为园艺疗法与康复景观、植物景观与生态修复等。

居民自评健康和心理健康均显著相关。居民自然关联性与绿地使用频率、绿地健康效益评价显著相关。结果表明绿地生物多样性对公共健康具有重要意义，居民自身的自然属性影响绿地使用行为，这为城乡建设的公共卫生政策制定与管理提供了科学依据。未来公园城市建设中不仅应考虑生物多样性的益康效益，也应重视提供公众接触自然和接受自然教育的机会，以促进人与自然共生，推动城乡绿地可持续发展。

关键词： 城乡绿地　生物多样性　公共健康　公园城市

一　前言

生物多样性以前所未有的速度丧失，降低了生态系统适应气候变化的能力，同时也对人类健康构成重大威胁。2004 年国际野生动物保护学会首次提出"同一健康"（One Health）理论，强调人类健康无法脱离动物与环境二者健康而独立存在，同时重视生态系统完整性对地球生命共同体的支撑作用。[①] 全球变暖加速了生态退化，而快速城市化导致的生境破碎加剧了这一过程。城乡环境中极端天气频发、动植物种类减少、土壤污染严重、热岛效应等生态问题凸显。快速全球变化导致传染病大流行的风险增加[②]，而高度人工化的城市环境和城市人群生活方式的改变也造成慢性非传染性疾病急剧增长、亚健康人群增加、患者逐步年轻化等生理健康问题，城市人群也普遍

[①] Felappi J. F., Sommer J. H., Falkenberg T., et al., "Green Infrastructure through the Lens of 'One Health': A Systematic Review and Integrative Framework Uncovering Synergies and Trade-offs Between Mental Health and Wildlife Support in Cities", *Science of the Total Environment*, 2020, 748; Harrison S., Kivuti-Bitok L., Macmillan A., et al., "Eco-health and One Health: A Theory-focused Review in Response to Calls for Convergence", *Environment International*, 2019, 132.

[②] Delphine D., Patrick M., Gilles B., et al., "The One Health Concept: 10 Years Old and a Long Road Ahead", *Frontiers in Veterinary Science*, 2018, 5: 14.

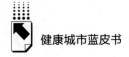
存在压力大、精神紧张、抑郁、幸福感降低、人情淡漠等心理与社会健康问题。①

随着全球生态环境问题和公共卫生危机加剧，与公共卫生和生物多样性保护相协同的基于自然的解决方案受到广泛关注。自然环境对公共健康的益处已得到诸多证实。② 绿地有助于降低心血管疾病、呼吸系统疾病和哮喘的发病率以及死亡率。③ 横断面研究和纵向研究发现，绿色空间与增强心理健康之间存在联系④，其主要机制包括增加体力活动⑤，降低压力⑥，缓解精神疲劳⑦，提升社会凝聚力⑧，以及提供生态产品和服务。⑨ 然而，绿地与公共健康的研究主要集中在绿地的数量指标，例如可达性和可得性。生物多样性作为主要的生态质量指标较少受到关注。学者们一致认为，为了适应气候变化，实现可持续发展的目标，应同时关注人类健康和生态健康。⑩

---

① 李树华、康宁、史舒琳等：《"绿康城市"论》，《中国园林》2020 年第 7 期。

② Masterton W., Park K., Carver H., et al., "Green Space Programme for Mental Health: A Survey Study to Test What Works, for Whom, and in What Circumstances", *Health and Place*, 2021, 72.

③ Hartig T., Mitchell R., Vries S. D., et al., "Nature and Health", *Annual Review of Public Health*, 2014, 35 (1): 207-228.

④ White M. P., Elliott L. R., Grellier J., et al., "Associations Between Green/Blue Spaces and Mental Health Across 18 Countries", *Scientific Reports*, 2021, 11 (1): 8903.

⑤ Dadvand P., Bartoll X., Basagaña X., et al., "Green Spaces and General Health: Roles of Mental Health Status, Social Support, and Physical Activity", *Environment International*, 2016.

⑥ Huang Q., Yang M., Jane H. A., et al., "Trees, Grass, or Concrete? The Effects of Different Types of Environments on Stress Reduction", *Landscape and Urban Planning*, 2019, 193.

⑦ Li D., Sullivan W. C., "Impact of Views to School Landscapes on Recovery from Stress and Mental Fatigue", *Landscape and Urban Planning*, 2016, 148: 149-158.

⑧ Jennings V., Bamkole O., "The Relationship Between Social Cohesion and Urban Green Space: An Avenue for Health Promotion", *International Journal of Environmental Research and Public Health*, 2019, 16: 4523.

⑨ Bratman G. N., Anderson C. B., Berman M. G., et al., "Nature and Mental Health: An Ecosystem Service Perspective", *Science Advances*, 2019, 5 (7).

⑩ van den Bosch M., Sang A. O., "Urban Natural Environments as Nature-based Solutions for Improved Public Health—A Systematic Review of Reviews", *Environmental Research*, 2017, 158: 373-384; Collins L., Paton G. D., Gagne S. A., "Testing the Likeable, Therefore Abundant Hypothesis: Bird Species Like-ability by Urban Residents Varies Significantly with Species Traits", *Land*, 2021, 10: 4875.

在未来城市建设中，发挥城乡绿地卫生健康功能与生物多样性保护的协同增效作用已形成广泛共识。2022 年 1 月 28 日，国务院批复同意成都建设公园城市示范区，对中国未来城市形态进行探索。作为建设践行新发展理念的公园城市示范区，成都通过加强对全域森林、湿地等生态资源与生物多样性的保护，在公园化的生态基底中营造城市氛围，充分彰显生态价值，增进公园城市民生健康福祉。① 综观国内外城市建设历程，公园城市必然具有公共健康属性。在疫情防控常态化背景下，公园城市的探索对全球未来城市可持续发展模式具有借鉴意义。本文以成都为研究对象，兼顾城乡绿地的生态价值与居民健康与福祉，探究生物多样性与公共健康的关系，为未来城市建设中促进城乡绿地卫生健康功能与生物多样性保护的协同增效提供科学依据。

二　研究方法

本次实证研究采用网络问卷调查的定量研究方法。问卷共分为居民身心健康、绿地健康效益评价、居住地动植物多样性评价、居住地绿地建设满意度评价、绿地使用情况、居民自然关联性 6 个部分。

居民身心健康包括自评健康和心理健康。心理健康状况通过抑郁焦虑量表中 8 个问题的综合得分来反映，包括 6 个积极情绪问题和 2 个消极情绪问题，具体包括情绪低落、做任何事都很费劲、睡眠不好、感到愉快、感到孤独、生活快乐、感到悲伤难过、感到生活无法继续。受访者指出"过去一周内上述感受或行为的频率"。积极情绪的频率越高，得分越高，消极情绪频率越高，得分越低。整体更高的分数代表心理健康状态更好。

居民的自评健康水平通过问题"你认为你的健康状况如何？"来衡量，使用题目"您觉得自己的健康状况是？"，使用李克特 5 级量表，选项包括

---

① 陈明坤、张清彦、朱梅安等：《成都公园城市三年创新探索与风景园林重点实践》，《中国园林》2021 年第 8 期。

"非常不健康""不健康""一般""健康""非常健康"。

绿地健康效益评价中，按照世界卫生组织对健康的定义，划分健康为"生理健康""心理健康""社会健康"三个维度。本文使用李克特5级量表分别对绿地生理健康效益、绿地心理健康效益和绿地社会健康效益（社会凝聚力、社会交往、归属感等）进行评价。

居住地周边500米范围内生物多样性水平评价包括植物数量、植物种类、动物数量、动物种类4项。居住地周边500米范围内绿地建设满意度评价包括绿地建设总体满意度、动植物数量满意度、动植物种类满意度3项。绿地使用情况包括距离居住地周边绿地的最短步行时间和到访绿地频率2项。

此外，既有研究指出个体的"自然关联性"（Nature Relatedness）是影响生物多样性感知的重要因素，同时也是决定个体是否能从绿地中获得健康效益的影响因素。[①] 个体与自然的连接程度越高，对自然环境的敏感度越高，从绿地中获得的健康效益越大，并且生物多样性水平的变化对其心理福祉的影响越大。[②] 本文使用自然关联性量表（Nature Relatedness Scale，NR）中的3道题目测量居民的自然关联性。

三　结果

截至2022年6月2日，共线上收集问卷370份，剔除39份非成都居民，剩余331份有效样本。通过SPSS 25对数据进行分析，问卷整体的克隆巴赫系数（Cronbach's alpha）为0.851，说明整体信度较好。其中，女性受访者183人（55.29%），男性受访者148人（44.71%）。受访者以中青年为主（95.47%），年龄分布在18~49岁。大部分受访者（80.06%）月收入在

---

① Nisbet E. K., Zelenski J. M., "The NR-6: A New Brief Measure of Nature Relatedness", *Frontiers in Psychology*, 2013, 4.

② Shwartz A., Turbe A., Simon L., et al., "Enhancing Urban Biodiversity and its Influence on City-dwellers: An Experiment", *Biological Conservation*, 2014, 171: 82-90.

1000～10000元。具体而言，47.43%受访者月收入在1000～5000元，32.63%受访者月收入在5000～10000元。抽样人群中老年群体较少，其他基本特征结构较为合理，样本能够代表大多数社会经济群体的居住环境。以下对各部分内容分别进行分析说明。

（一）绿地健康效益评价

总体来看，公众对绿地的健康效益认同程度较高，多数受访者肯定了绿地的健康效益。具体而言，对绿地具有生理健康效益的调查中，36.56%的受访者表示非常同意，52.57%表示同意（见图1）。38.07%的受访者表示非常同意绿地心理健康效益，51.96%表示同意（见图2）。对于绿地社会健康效益的调查中，27.49%受访者非常同意，58.01%受访者表示同意（见图3）。

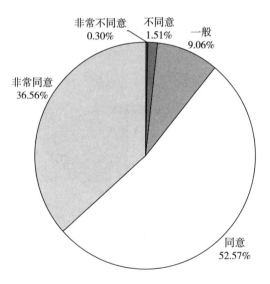

图1 城乡绿地生理健康效益评价

从各个维度健康效益层面，公众对绿地生理健康效益与心理健康效益认同程度较高，对绿地社会健康效益认同稍低。城乡绿地建设中可营建具有安全感的绿色空间，促进社会交往，营造场所感和社会支持网络，增强居民的归属感和认同感，以加强绿地建设中的社会属性。

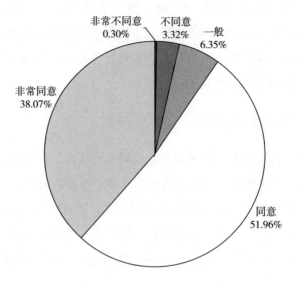

图2 城乡绿地心理健康效益评价

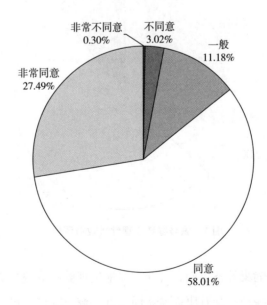

图3 城乡绿地社会健康效益评价

另外，大部分受访者认同生物多样性与居民身心健康紧密相关。其中，33.54%的受访者表示非常同意，54.68%的受访者表示同意（见图4）。总体来看，公园城市建设中绿地的益康作用和生物多样性对公共健康的重要性得到公众广泛认可。

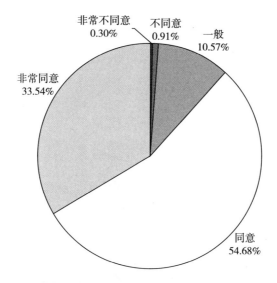

图4　城乡绿地生物多样性对公共健康的重要性评价

（二）居住地500米范围内动植物多样性评价

对于居住地500米范围内植物数量评价中，14.8%的受访者认为非常多，49.55%的受访者认为多，29.61%的受访者表示一般（见图5）。对于植物种类的评价，9.06%的受访者认为非常多，30.21%的受访者认为多，43.2%的受访者表示一般（见图6）。对于动物数量的评价，多数受访者认为较少。其中，28.4%认为一般，39.88%认为少，14.8%认为非常少（见图7）。对于动物种类，多数受访者认为较少。具体而言，28.7%认为动物种类一般，39.58%认为少，22.36%的受访者认为非常少（见图8）。总体来看，受访者认为居住地周边500米范围内绿地中的植物数量和植物种类较多，但动物数量和动物种类较少。

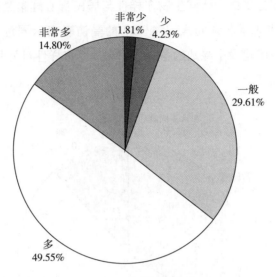

图 5   植物数量评价

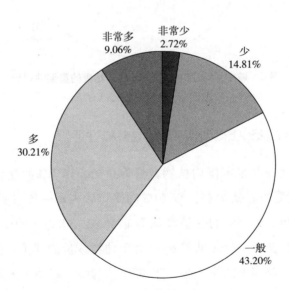

图 6   植物种类评价

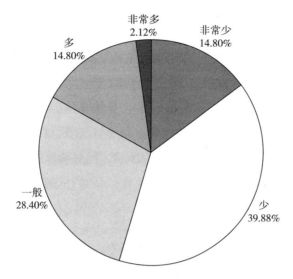

图7 动物数量评价

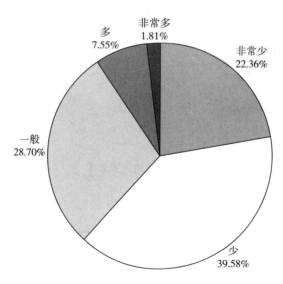

图8 动物种类评价

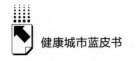

（三）居住地500米范围内绿地建设满意度

居住地周边 500 米范围内绿地建设满意度调查中，8.16%受访者表示非常满意，41.69%的受访者表示满意（见图 9）。对动植物数量的调查中，6.34%表示非常满意，38.37%表示满意（见图 10）。对动植物种类的评价中，6.34%表示非常满意，26.89%表示满意（见图 11）。总体来看，受访者对居住地 500 米范围内绿地建设较为满意，但对动植物数量与动植物种类满意度水平较低。

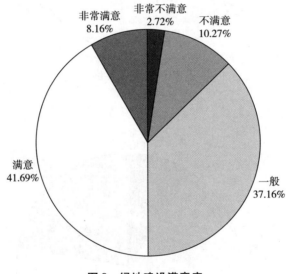

图9　绿地建设满意度

（四）绿地使用情况

根据调查结果，多数受访者距离绿地在步行时间 15 分钟以内。具体而言，23.87%的受访者距离绿地（居住区绿地、社区公园、大型综合公园等）的步行时间在 5 分钟以内，46.83%的受访者距离最近绿地步行时间在 15 分钟以内（见图 12）。在对绿地到访频率的调查中，接近半数受访者到访绿地的频率在每周几次或更高频率。具体而言，12.08%的受访者每天至

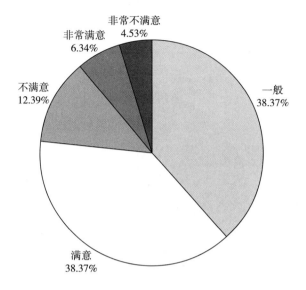

图 10 动植物数量满意度

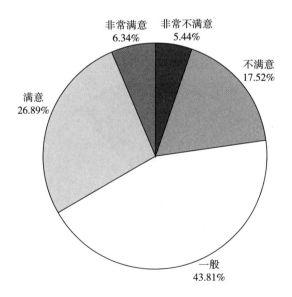

图 11 动植物种类满意度

少一次，36.25%的受访者每周几次，23.57%的受访者每周一次，29%的受访者每月几次或每年几次（见图13）。

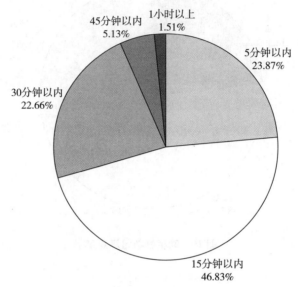

图 12 步行时间

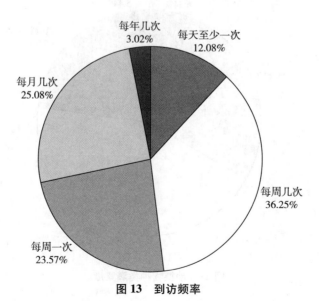

图 13 到访频率

总体来看，70.70%的受访者距离居住地周边最近绿地步行时间在15分钟以内，可达性较好。71.90%的受访者到访绿地频率至少在每周一次，说明受访者对绿地的使用频率较高。

（五）绿地的健康效益评价与身心健康的关系

使用Pearson相关性（双尾）对身心健康与各要素进行分析。结果表明，心理健康与居住地500米范围内的生物多样性水平评价、绿地建设满意度和绿地使用情况均显著相关（见表1）。具体而言，心理健康与植物数量（$p = 0.000^{**}$）、植物种类（$p = 0.003^{**}$）在0.01水平上显著相关，与动物种类（$p = 0.043^*$）在0.05水平上显著相关，与动物数量无显著关系（$p = 0.086$）。心理健康与总体绿地建设满意度（$p = 0.000^{**}$）、动植物种类满意度（$p = 0.000^{**}$）、动植物数量满意度（$p = 0.000^{**}$）在0.01水平显著相关。心理健康与绿地到访频率（$p = 0.002^{**}$）、步行时间（$p = 0.001^{**}$）在0.01水平上显著相关。

自评健康与植物数量（$p < 0.001^{**}$）在0.01水平上显著相关，与植物种类（$p = 0.013$）、动物数量（$p = 0.037^*$）、动物种类（$p = 0.015^*$）在0.05水平上显著相关。自评健康与总体绿地建设满意度（$p < 0.001^{**}$）、动植物种类满意度（$p < 0.001^{**}$）和动植物数量满意度（$p = 0.001^{**}$）在0.01水平上显著相关。自评健康与绿地到访频率（$p = 0.086$）和步行时间（$p = 0.492$）无显著相关关系。

自然关联性与心理健康（$p = 0.023^*$）、自评健康（$p = 0.036^*$）在0.05水平显著相关。自然关联性与绿地健康效益评价均呈显著相关关系，与生理健康效益评价（$p = 0.035^*$）在0.05水平上显著相关，与社会健康效益评价（$p = 0.006^{**}$）、心理健康效益评价（$p < 0.001^{**}$）在0.01水平上显著相关，说明了个体与自然连接程度能够显著影响绿地健康效益评价。另外，自然关联性与绿地到访频率在0.01水平上显著相关（$p < 0.001^{**}$），表明受访者自身的自然属性对绿地使用行为有显著影响。

表 1 居民身心健康与生物多样性相关性分析

		身心健康		生物多样性水平评价				绿地使用情况		绿地健康效益评价				绿地建设满意度		
		心理健康	自评健康	植物数量	植物种类	动物数量	动物种类	到访频率	步行时间	生理健康	心理健康	社会健康	生物多样性	总体绿地建设	动植物种类	动植物数量
心理健康	皮尔逊相关性		.574**	.254**	.165**	.095	.111*	.172**	.185**	.117*	.106	.069	.138*	.326**	.316**	.272**
	Sig.		.000	.000	.003	.086	.043	.002	.001	.033	.055	.209	.012	.000	.000	.000
自评健康	皮尔逊相关性			.214**	.136*	.114*	.133*	.095	.038	.102	.095	.019	.125*	.251**	.230**	.177**
	Sig.			.000	.013	.037	.015	.086	.492	.064	.083	.734	.023	.000	.000	.001
自然关联性	皮尔逊相关性	.125*	.115*	.180**	.200**	.078	.123*	.293**	.061	.116*	.242**	.152**	.316**	.153**	.175**	.149**
	Sig.	.023	.036	.001	.000	.159	.026	.000	.267	.035	.000	.006	.000	.005	.001	.007

** 在 0.01 级别（双尾），相关性显著，* 在 0.05 级别（双尾），相关性显著。

四 讨论

（一）绿地生物多样性与公共健康关系

总体来看，绿地的益康作用和生物多样性的价值得到了公众广泛认可，反映了成都公园城市建设中的公共健康价值已初步体现。另外，本文表明相对动物数量和种类，植物数量和种类与心理健康、自评健康相关性更为显著。由此推断，城乡居民对绿地植物感知能力更强。由于居民识别物种的能力有限，无法感知与分辨不同动物物种，从而较难由此获得身心健康效益。未来城乡绿地建设中尚需加强亲生物设计、自然教育与科普宣传等，以促进城乡居民对动物的感知能力的提升。

此外，本文结果表明，绿地的到访频率与心理健康显著相关，而与自评健康不显著相关。由上所述，绿地对心理健康的影响机制中包括提供生态产品和服务、降低压力、缓解注意力等，而绿地影响生理健康的机制来自绿地对居民生活方式与行为的影响。由此推断城乡绿地对个体行为和生活方式的影响较弱，而对心理和精神层面的影响较强。未来城乡绿地建设中，如何以城乡绿地为载体，引导与促进居民形成绿色健康的生活方式值得关注。

（二）个体自然关联性对绿地使用情况的影响

基于以上研究发现，个体自然关联性与绿地使用情况显著相关。居民自然属性对绿地使用情况和绿地健康效益评价具有显著影响。在城乡绿地建设中，不仅需注重绿地生态质量，也需要考虑公众自然认知的培养。

公众自然价值认知不仅与健康行为有关，更是扭转气候变化的重要因素。[1] 在快速城市化进程中，居民对动植物物种的认知和偏好可能是城乡环

---

[1] Soga M., Gaston K. J., Koyanagi T. F., et al., "Urban Residents' Perceptions of Neighbourhood Nature: Does the Extinction of Experience Matter?", *Biological Conservation*, 2016, 203: 143-150.

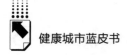

境中生物群落变化的最终驱动力。① 如今，城乡绿地植物及鸟类等物种同质
化问题严重，生物多样性保护也面临巨大挑战。② 理解城乡居民的物种的感
知能力、物种偏好及有关因果机制，对城市生物多样性管理相关政策的科学
制定具有重要意义。从实践层面，城市卫生政策可加强城乡环境中的亲生物
设计，增加公众与自然接触和体验的机会，加强自然教育和绿色植物健康效
益的科普宣传，以提升公众生物多样性的认知，并促进有益健康的绿地使用
行为。

（三）研究局限

本文采用横截面研究，对因果关系的推断具有一定局限性。未来研究可
关注生物多样性对公共健康在纵向数据上的影响，对比不同生物多样性水平
与公共健康在时间序列上的变化，确定生物多样性对健康福祉的影响是否存
在滞后性，对未来规划发展结果进行预判。此外，本文的心理健康和自评健
康均基于自我评估，未使用客观测量的健康指标。未来研究可使用实验法对
生理指标进行测量和基于更严格的实验设计以客观评估绿地生物多样性的健
康效益。

五　结语

《生物多样性公约》缔约方大会第十五次会议（CBD COP15）以"生态
文明：共建地球生命共同体"为主题，强调尊重、顺应和保护自然。面对
全球气候变化和公共卫生的挑战，建设"地球共同生命体"的理念得到学
界广泛认同。绿色空间与公共健康的研究从最初对比有无绿色空间对健康影

---

① Collins L., Paton G. D., Gagne S. A., "Testing the Likeable, Therefore Abundant Hypothesis：
Bird Species Like-ability by Urban Residents Varies Significantly with Species Traits", *Land*,
2021, 10：4875.

② Wang X., Svenning J., Liu J., et al., "Regional Effects of Plant Diversity and Biotic
Homogenization in Urban Green-space—The Case of University Campuses Across China", *Urban
Forestry & Urban Greening*, 2021：62.

响的差异，到确定绿色空间"量"的多少，发展至如今关注自然环境的生态效益与身心健康的耦合关系。本文初步表明了绿地生物多样性与公共健康存在显著相关关系，且个体的自然关联性与绿地使用情况存在显著相关关系。

未来公园城市建设中不仅应考虑生物多样性的益康效益，也应重视提供公众接触自然和接受自然教育的机会。由于城乡绿地环境的高复杂性和异质性，居民身心健康效益现阶段归因难度较大。未来尚需基于更加稳健的研究设计揭示其影响机制，从因果途径上探明生物多样性对居民身心健康的影响规律，从交叉学科的视角丰富生态文明思想中"人与自然生命共同体"理念的内涵，为公园城市的公共卫生政策制定与城市管理提供科学依据，推动城乡绿地可持续发展。

B.3
交通相关空气污染的暴露水平、
健康影响和干预效益研究

——基于健康城市的视角

黄婧　邓芙蓉*

摘　要： 随着社会经济的发展和城市化进程的推进，交通相关空气污染已成为城市空气污染的重要来源之一，其对人群的健康影响已成为重要的公共卫生问题，受到社会广泛关注。研究表明，城市交通相关空气污染包括颗粒物、气态污染物，可对人群健康产生不良影响，并且可与交通噪声产生联合效应。精准评价交通相关空气污染的暴露水平，定量分析其健康影响和科学评价人群干预措施的效益，可为防控城市交通相关空气污染和保障居民健康奠定重要的理论基础，科学助力健康城市建设。

关键词： 健康城市　交通相关空气污染　健康环境

一　概述

（一）健康城市的概念及进展

近年来，城市化进程加快推进，全球城市人口数自 1950 年的 7.51 亿剧

---

* 黄婧，北京大学公共卫生学院副研究员，研究方向为健康城市环境建设与人群健康；邓芙蓉，通讯作者，北京大学公共卫生学院教授，劳动卫生与环境卫生学系副主任，研究方向为环境因素的健康影响及其机制。

增至 2018 年的 42 亿，占比全球总人口的 55%，预计到 2050 年该比例将增至 68%，城市人口数可能再增 25 亿。[①] 预计到 2030 年，我国城市化率将达到 71%，人口数量将突破 10 亿，百万人口以上城市达 221 个。1994 年，世界卫生组织（WHO）将健康城市定义为"一个不断开发、发展自然和社会环境，并不断扩大社会资源，使人们在享受生命和充分发挥潜能方面能够互相支持的城市"。这个概念自提出后，逐渐成为城市健康管理的国际主流方向。同时健康城市的概念与时俱进，不断演化。健康城市建设是 WHO 针对 21 世纪城市化进程给人类健康带来挑战而倡导的一项全球行动战略，概念自提出后在世界各国掀起了活跃的健康城市运动热潮，从加拿大传入欧美其他国家，而后范围延伸至日本、新加坡、新西兰和澳大利亚等国家。2016 年，全国爱国卫生运动委员会提出我国健康城市的定义——"健康城市是卫生城市的升级版，通过完善城市的规划、建设和管理，改进自然环境、社会环境和健康服务，全面普及健康生活方式，满足居民健康需求，实现城市建设与人的健康协调发展"[②]。

《"健康中国 2030"规划纲要》指出要把健康城市和健康村镇建设作为推进健康中国建设的重要抓手，实现健康中国战略目标，在国家战略高度上指明了健康城市建设对健康中国的重要地位。我国最早于 1994 年加入 WHO 的健康城市项目，在北京东城区与上海嘉定区开展健康城市试点工作，2016 年全国爱卫办公布我国健康城市建设首批试点城市，数量达 38 个。

（二）健康城市相关环境因素

健康城市重点建设领域包括健康环境、健康社会、健康人群、健康服务

---

① United Nations Department of Economic and Social Affairs（Population Division），*World Urbanization Prospects*：*The* 2018 *Revision*，Population Division of the Department of Economic and Social Affairs of the United Nations Secretariat，2019.

② Yang J.，Siri J. G.，Remais J. V.，et al.，"The Tsinghua-Lancet Commission on Healthy Cities in China：Unlocking the Power of Cities for a Healthy China"，*Lancet*，2018，391（10135）：2140-2184.

和健康文化，建设健康环境是其中的重要内容。我国大力打造健康环境城市，致力于完善城市环境卫生基础设施，深入开展城市环境卫生整洁行动，控制空气污染物排放是其中一个重要的举措。交通在城市发展中的战略地位极为重要，便捷、高效、畅通的交通系统不仅是衡量城市现代化水平的重要标志，也是城市可持续发展的重要保障。进入 21 世纪以来，随着全球经济发展和城镇化快速发展，交通工具保有量和城镇人口数量急速增长。城市交通的发展在方便公众快捷出行的同时，也导致交通相关空气污染问题日益严重，成为城市空气污染的重要来源之一。健康城市建设中关注城市交通相关空气污染的暴露水平、人群健康影响及干预效益将为相关政策和防控措施的制定提供重要的科学依据。

二 交通相关空气污染的暴露水平

交通相关空气污染主要源于机动车排放，通过燃烧和非燃烧方式产生尾气和非尾气等复杂混合物所造成的空气污染，已逐渐取代燃煤成为我国城市主要污染源。尾气排放主要包括燃烧产生的一氧化碳（CO）、细颗粒物（PM 2.5）、碳氢化合物（HC）、黑碳（BC）、氮氧化物（NO_x）、挥发性有机物（VOCs）等；非尾气排放主要包括轮胎、刹车、离合器、路面磨损等产生的粗颗粒物（PM 2.5~10），有机污染物（多环芳烃，PAHs；苯并噻唑及衍生物），无机污染物（铜、锌、钡、锑和锰等元素），以及由 NO_x 和 VOCs 参与化学反应产生的臭氧（O_3）等二次污染物。[①]

（一）我国机动车保有量与交通相关空气污染物排放量

随着城镇化进程加快，我国机动车保有量持续增长。2011~2020 年的十年期间，我国汽车保有量从 0.93 亿辆增至 2.81 亿辆，净增 1.88 亿辆，年

---

① 王丽君、曹蕾、王志伟等：《交通相关空气污染暴露评估方法研究进展》，《环境与职业医学》2021 年第 5 期。

均增长 20.2%。截至 2020 年，全国机动车保有量达到 3.72 亿辆，较 2019 年同比增长 6.9%，其中，新能源汽车保有量达到 492.0 万辆，较 2019 年同比增长 29.1%（见表 1）。

表 1　2011~2020 年我国机动车保有量

年份	全国机动车 保有量(亿辆)	全国汽车 保有量(亿辆)	全国新能源汽车 保有量(万辆)
2020	3.72	2.81	492.0
2019	3.48	2.60	381.0
2018	3.27	2.40	261.0
2017	3.10	2.17	153.0
2016	2.95	1.84	101.4
2015	2.79	1.74	—
2014	2.46	1.45	—
2013	2.32	1.26	—
2012	2.24	1.08	—
2011	2.08	0.93	—

资料来源：各年度中华人民共和国生态环境部《中国移动源环境管理年报》。

根据国家生态环境部发布的数据资料，2020 年机动车四项污染物排放总量为 1593.0 万吨，其中，CO 排放量为 769.7 万吨，占 48.32%；HC 排放量为 190.2 万吨，占 11.94%；NO_x 排放量为 626.3 万吨，占 39.32%；PM 排放量为 6.8 万吨，占 0.43%（见表 2）。2011~2020 年十年研究期间，全国机动车四项污染物（CO、HC、NO_x、PM）排放总量及单项排放量总体呈下降趋势，但机动车仍是污染物排放总量的主要贡献者，2020 年其排放的 CO、HC、NO_x 和 PM 占比超过 90%。[1]

---

[1] 各年度中华人民共和国生态环境部《中国移动源环境管理年报》，生态环境部网站，https：//www.mee.gov.cn/hjzl/sthjzk/ydyhjgl/。

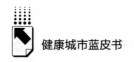

表2   2011～2020年我国机动车四项污染物总量及单项排放量（万吨）

年份	总量	CO	HC	NO_x	PM
2020	1593.0	769.7	190.2	626.3	6.8
2019	1603.8	771.6	189.2	635.6	7.4
2018	4065.3	3089.4	368.8	562.9	44.2
2017	4359.7	3327.3	407.1	574.3	50.9
2016	4472.5	3419.3	422.0	577.8	53.4
2015	4532.2	3461.1	430.2	584.9	56.0
2014	4547.3	3433.7	428.4	627.8	57.4
2013	4570.9	3439.7	431.2	640.6	59.4
2012	4612.1	3471.7	438.2	640.0	62.2
2011	4607.9	3467.1	441.3	637.5	62.1

资料来源：各年度中华人民共和国生态环境部《中国移动源环境管理年报》。

（二）交通相关空气污染的人群暴露水平

交通相关空气污染人群的暴露水平主要受到城市交通相关空气污染物排放量的影响，此外还与交通方式、气象条件、地形等外界环境等因素相关。在健康城市建设中，进行城市交通相关空气污染人群暴露的精确评估具有重要意义。城市交通相关空气污染暴露评估的研究目前主要包括外暴露与内暴露两方面。其中外暴露依赖于交通相关指标或基于模型对交通相关空气污染物浓度进行预测，内暴露主要基于人群特异性生物标志物的测定。

1. 交通相关空气污染的人群外暴露水平

对于城市交通相关空气污染的人群外暴露评估，主要通过距离交通源远近、交通密度、交通活动水平等交通相关指标或基于土地利用回归模型、混合个体模型、大气扩散模型等建模量化人群的城市交通相关空气污染的长期与短期暴露情况，从而有效评估城市交通相关空气污染对人群产生的健康效应。

　　表3列举了部分国内外有关城市交通空气污染物的人群外暴露水平研究情况，显示了人们在采取不同通勤方式如地铁、出租车、公交车、自行车等情况下关于城市交通相关空气污染物（PM、NO_x、CO、BC）的暴露水平。国外如英国伦敦一项关于141名司机的个人黑碳暴露的研究使用实时监视器连续监测研究对象96小时的BC暴露情况，结果显示司机在工作状态时的BC暴露（$3.1\pm3.5\mu g/m^3$）比非工作状态高2.6倍（$1.2\pm0.7\mu g/m^3$）；出租车司机因在拥堵的市中心工作时间最长，其平均暴露量最大，并且研究显示关闭窗户驾驶可显著减少暴露，提示司机可以采取相关策略减少个人城市交通相关空气污染暴露。[①] 国内的研究如我国北京一项比较不同通勤方式下人群PM 2.5与CO暴露水平的研究，通过对比三种通勤方式的PM2.5和CO的浓度监测数据发现，控制混杂因素后，出租车通勤者的PM 2.5个人平均外暴露浓度（$31.64\pm20.77\mu g/m^{-3}$）低于公交车通勤者（$42.40\pm23.36\mu g/m^{-3}$）和自行车通勤者（$49.10\pm26.60\mu g/m^{-3}$）；出租车通勤者的CO个人平均外暴露浓度（$5.21\pm1.52$ppm）显著高于公交车（$2.41\pm0.99$ppm）和自行车通勤者（$1.90\pm0.55$ppm）；在考虑吸入率和交通耗费时长后，自行车通勤方式的PM 2.5和CO全程暴露量为最高（$p<0.05$）。[②] 近年来共享单车的出现，让自行车通勤更加具有可及性，而该研究显示自行车通勤在空气污染相对较高的环境中可能面临更大的健康风险，提示人们需谨慎选择通勤方式，有关部门需做出相应的政策调整。在健康城市建设中，应重视减少交通废气排放量、缓解交通拥堵，自行车通行时采取个人防护措施如戴口罩等，以减少交通相关空气污染物给城市人群造成的健康风险，提高健康城市的人群健康环境效益。

---

① Lim S., Barratt B., Holliday L, et al., "Characterising Professional Drivers' Exposure to Traffic-related Air Pollution: Evidence for Reduction Strategies from In-vehicle Personal Exposure Monitoring", *Environment International*, 2021, 153: 106532.

② Huang J., Deng F., Wu S., et al., "Comparisons of Personal Exposure to PM2.5 and CO by Different Commuting Modes in Beijing, China", *Science of the Total Environment*, 2012, 425: 52-59.

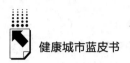

表3　交通相关空气污染物的人群外暴露水平

国外/国内	研究地点	研究者	交通工具	PM（μg/m³）	NOₓ（μg/m³）	CO（ppm）	BC（μg/m³）
国外	英国伦敦	Lim et al.	出租车	—	—	—	6.60±4.90
			公交车	—	—	—	2.30±0.80
	印度尼西亚雅加达	Both et al.	私家车	87.00（61.00,116.00）（PM 2.5）	—	22.00±9.40	—
			公交车	119.00（104.00,122.00）（PM 2.5）	—	22.00（15.00,28.00）	—
			交通警察	78.00（61.00,92.00）（PM 2.5）	—	—	—
	巴西隆德里纳	Targino et al.	自行车（上午）	8.61±19.39（PM 2.5）	—	—	6.35±20.00
			自行车（下午）	8.43±14.43（PM2.5）	—	—	5.10±14.75
	希腊雅典	Duci et al.	私家车（冬季）	—	—	21.4±4.00	—
			公交车（冬季）	—	—	10.40±2.90	—
			无轨电车（冬季）	—	—	9.60±1.90	—
			电动火车（冬季）	—	—	4.00±0.60	—
			行人（冬季）	—	—	11.50±2.60	—
			公交车（夏季）	—	—	9.40±3.60	—
			无轨电车（夏季）	—	—	8.20±3.00	—
			电动火车（夏季）	—	—	3.40±0.70	—
			行人（夏季）	—	—	10.10±1.70	—

续表

国外/国内	研究地点	研究者	交通工具	PM（μg/m³）	NOx（μg/m³）	CO（ppm）	BC（μg/m³）
国内	北京	Huang et al.	出租车	8.97~99.22（PM 2.5）	—	2.71~8.51	—
			公交车	12.58~102.03（PM 2.5）	—	1.39~6.12	—
			自行车	18.96~112.47（PM 2.5）	—	1.00~3.39	—
	香港	Li et al.	地铁（冬季）	31.00(PM 2.5)	—	—	—
			地铁（夏季）	10.00~15.00（PM 2.5）	—	—	—
	北京	Zhang et al.	地铁	145.20(PM 10) 51.60(PM1~2.5) 34.10(PM1)	—	—	9.50
	北京	Wu et al.	出租车（奥运前）	105.50±44.10（PM 2.5）	36.40±12.30（NO₂）176.10±84.80（NO）	3.60±1.40	—
			出租车（奥运时）	45.20±27.00（PM 2.5）	30.30±12.20（NO₂）156.00±77.20（NO）	2.80±1.00	—
			出租车（奥运后）	80.40±72.50（PM 2.5）	37.10±17.00（NO₂）268.00±55.50（NO）	2.70±0.70	—
	北京	Wu et al.	出租车（夏季）	71.30±64.60（PM 2.5）	—	3.80±2.10	—
			出租车（冬季）	78.90±72.10（PM 2.5）	—	3.00±1.50	—

续表

国外/国内	研究地点	研究者	交通工具	PM (μg/m³)	NOₓ (μg/m³)	CO (ppm)	BC (μg/m³)
国内	北京	李嘉琛、王裕、王童等	步行	219.34±248.83 (PM 2.5)	—	—	—
			公交车	209.61±201.80 (PM 2.5)	—	—	—
			地铁	167.56±98.07 (PM 2.5)	—	—	—
	北京	Xu et al.	地铁	9.60~325.10 (PM 0.5~2.5) 21.00~812.80 (PM2.5~10)	—	—	1.70~49.60

资料来源：Lim S., Barratt B., Holliday L, et al., "Characterising Professional Drivers' Exposure to Traffic-related Air Pollution: Evidence for Reduction Strategies from In-vehicle Personal Exposure Monitoring", *Environment International*, 2021, 153: 106532; Both A. F., Westerdahl D., Fruin S., et al., "Exposure to Carbon Monoxide, Fine Particle Mass, and Ultrafine Particle Number in Jakarta, Indonesia: Effect of Commute Mode", *Science of the Total Environment*, 2013, 443: 965-972; Targino A. C., Gibson M. D., Krecl P., et al., "Hotspots of Black Carbon and PM2.5 in an Urban Area and Relationships to Traffic Characteristics", *Environmental Pollution*, 2016, 218: 475-486; Duci A., Chaloulakou A., Spyrellis N., "Exposure to Carbon Monoxide in the Athens Urban Area During Commuting", *Science of the Total Environment*, 2003, 309 (1-3): 47-58; Huang J., Deng F., Wu S., et al., "Comparisons of personal exposure to PM2.5 and CO by different commuting modes in Beijing, China", *Science of the Total Environment*, 2012, 425: 52-59; Li Z., Che W., Frey H. C., et al., "Characterization of PM2.5 Exposure Concentration in Transport Micro-environments Using Portable Monitors", *Environmental Pollution*, 2017, 228: 433-442; Zhang W., Yang X., Jia X., et al., "Co-Exposure to Multiple Pollutants and Its Cardiovascular Effects in a Subway System—Beijing Municipality, China, 2017", *China CDC Weekly*, 2021, 3 (45): 959-963; Wu S., Deng F., Niu J., et al., "Association of Heart Rate Variability in Taxi Drivers with Marked Changes in Particulate Air Pollution in Beijing in 2008", *Environmental Health Perspectives*, 2010, 118 (1): 87-91; Wu S., Deng F., Liu Y., et al., "Temperature, Traffic-related Air Pollution, and Heart Rate Variability in a Panel of Healthy Adults", *Environmental Research*, 2013, 120: 82-89; Jia X., Yang X., Hu D., et al., "Short-term Effects of Particulate Matter in Metro Cabin on Heart Rate Variability in Young Healthy Adults: Impacts of Particle Size and Source", *Environmental Research*, 2018, 167: 292-298; 李嘉琛、王裕、王童等：《不同出行方式PM2.5个体暴露水平的比较研究》，《环境与健康杂志》2016年第8期。

2. 交通相关空气污染的人群内暴露水平

交通相关空气污染的内暴露评价方法主要基于生物标志物，即对进入组织或体液后的外源化学物或其生物学后果的测定指标，包括接触生物标志物、效应生物标志物和敏感性生物标志物三类，作为交通相关空气污染内暴露水平的替代指标，如尿液中的苯巯基尿酸、1-羟基苯、微核率等。如一项关于特异性生物标志物循环 miRNA 谱与交通相关空气污染物的研究发现，有 8 个 miRNA 与交通相关空气污染物混合暴露相关，27 个 miRNA 与交通相关空气污染物如 NO、NO$_2$、CO、CO$_2$、BC 和超细颗粒物（UFP）的单独暴露相关，但未发现 miRNA 水平与 PM 10、PM 2.5 之间的显著相关性，说明细胞外 miRNAs 在暴露于交通相关空气污染后会发生改变，提示 miRNA 可用于短期暴露交通相关空气污染的健康风险评估。[1] 然而目前与交通相关的空气污染的特异性生物标志物研究证据有限，未来的研究中需要进一步探索特异、简单、灵敏的内暴露标志物，并开发更精确可靠的内暴露评估方法。

三　交通相关空气污染的健康影响及干预效益

大量流行病学研究显示，交通相关空气污染物包括颗粒物、气态污染物或多种污染物联合暴露均会对人体健康产生不良影响，并且可与交通噪声产生联合效应，实施交通相关空气污染物的有效干预措施以降低其不良健康效应逐渐成为近年来的研究热点。

（一）交通相关空气污染的健康影响

1. 交通相关颗粒物污染的健康影响

交通相关空气污染中的颗粒物主要包括 PM 2.5、PM 10、BC 等，是健康城市建设环节交通相关空气污染防治中的主要污染物，关于其健康影响的研究证据较为充分。

早在 2000 年发表的一篇关于室外和交通相关空气污染与公众健康的研究评估结果显示，PM 10 浓度变化与人群长期死亡率、呼吸系统疾病住院

---

[1] Krauskopf J., van Veldhoven K., Chadeau-Hyam M., et al., "Short-term Exposure to Traffic-related Air Pollution Reveals a Compound-specific Circulating miRNA Profile Indicating Multiple Disease Risks", *Environment International*, 2019, 128: 193-200.

率、心血管系统疾病住院率、慢性支气管炎发病率、支气管炎发作、活动受限天数、哮喘患者的哮喘发作相关。[1] 2017 年在北京开展了一项有关地铁出行时颗粒物与 BC 暴露对健康成人心脏自主神经功能的短期影响研究,纳入 39 名健康青年的地铁出行数据,进行实时动态心电图监测,并测量地铁车厢内 PM、BC 等空气污染物浓度。研究结果显示,对于 PM 而言,PM 0.5 的 1 小时移动平均浓度每四分位间距的增加与心率变异性(HRV)指标中正常心跳间期的标准差(SDNN)下降 13.96%(95% CI:－18.99%,－8.61%)相关,不同粒级的 PM 暴露分别与 HRV 指标中低频功率(LF)和高频功率(HF)之间存在相似的负向关联,且粒径较小的 PM 在较短的滞后时间内对 HRV 参数的影响更大;对于 BC 而言,其 5 分钟、1 小时和 2 小时的移动平均浓度每增加 1－IQR,SDNN 分别下降 0.84%(95% CI:－1.20%,－0.47%)、2.22%(95% CI:－3.20%,－1.22%)和 4.44%(95% CI:－6.28%,－2.56%)。[2] 该研究表明短期 PM 暴露可对地铁通勤者的心脏自主神经功能产生影响,干预控制其暴露水平对人群心血管健康具有重要意义。针对北京出租车司机于 2008 年北京奥运会前中后期暴露于交通相关空气污染物 PM 2.5 的变化与心率变异性关系的研究结果也支持这一结论,即交通相关 PM 2.5 暴露的显著变化与健康成年人的心脏自主神经功能的改变相关。[3]

此外,在北京开展的一项有关 PM 污染与血压变化关联的健康志愿者自然迁徙研究,测定了大学生从郊区搬到市区前后的血压变化以及 PM 2.5 各类化学成分解析浓度变化。结果显示,PM 2.5 每增加一个四分位间距

① Künzli N. , Kaiser R. , Medina S. , et al. , "Public-health Impact of Outdoor and Traffic-related Air Pollution: A European Assessment", *Lancet*, 2000, 356 (9232): 795-801.

② Jia X. , Yang X. , Hu D. , et al. , "Short-term Effects of Particulate Matter in Metro Cabin on Heart Rate Variability in Young Healthy Adults: Impacts of Particle Size and Source", *Environmental Research*, 2018, 167: 292-298.

③ Wu S. , Deng F. , Niu J. , et al. , "Association of Heart Rate Variability in Taxi Drivers with Marked Changes in Particulate Air Pollution in Beijing in 2008", *Environmental Health Perspectives*, 2010, 118 (1): 87-91.

（51.2μg/m³），与次日收缩压和舒张压分别增加 1.08mmHg（95% *CI*：0.17，1.99）、0.96mmHg（95% *CI*：0.31，1.61）相关，PM 2.5 成分中包括含碳部分（有机碳和元素碳）、离子（氯化物和氟化物）和金属/类金属元素（镍、锌、镁、铅和砷）与血压变化显著正向关联。[1] 并且，该研究对上述郊区与市区校园 PM 2.5 的污染来源进行解析，结果发现 PM 2.5 主要有 7 种来源：交通排放（12.0%）、燃煤（22.0%）、二次硫酸盐/硝酸盐（30.2%）、冶金排放（0.4%）、粉尘/土壤（12.4%）、工业（6.9%）和二次有机气溶胶（9.9%），其中源于交通排放的 PM 2.5 在城市校园与郊区校园分别占比 13.0%~16.3% 和 5.1%。[2] 郊区与市区大气 PM 2.5 污染程度不同、来源和组分存在差异，对人体产生的健康影响受到 PM 2.5 来源和组分的影响，并且市区校园中大气 PM 2.5 受交通来源的影响更大。鉴于市区交通相关空气污染相对严重，基于健康城市视角，采取相应的空气污染控制策略对建设健康环境城市意义重大。

交通相关颗粒物污染对于敏感人群如儿童、老人的健康影响也不容忽视。一项关于交通相关空气污染物暴露与 12 岁儿童抑郁与焦虑症状的研究结果显示，出生时暴露于源于交通排放的元素碳（ECAT）与儿童的抑郁和焦虑症状增加相关，ECAT 每增加 0.25μg/m³，儿童抑郁量表-2（CDI-2）评分增加 3.5 分（95% *CI*：1.6，5.5），Spence 儿童焦虑量表（SCAS）评分增加 2.3 分（95% *CI*：0.8，3.9），整个童年期间 ECAT 的平均暴露与儿童抑郁与焦虑得分之间也存在上述的相似关联。[3] 该研究首次证明儿童时期

① Wu S., Deng F., Huang J., et al., "Blood Pressure Changes and Chemical Constituents of Particulate Air Pollution: Results from the Healthy Volunteer Natural Relocation (HVNR) Study", *Environmental Health Perspectives*, 2013, 121 (1): 66-72.

② Wu S., Deng F., Wei H., et al.," Association of Cardiopulmonary Health Effects with Source-appointed Ambient Fine Particulate in Beijing, China: A Combined Analysis from the Healthy Volunteer Natural Relocation (HVNR) Study", *Environmental Science & Technology*, 2014, 48 (6): 3438-3448.

③ Yolton K., Khoury J. C., Burkle J., et al., "Lifetime Exposure to Traffic-related Air Pollution and Symptoms of Depression and Anxiety at Age 12 Years", *Environmental Research*, 2019, 173: 199-206.

接触交通相关空气污染物与其精神健康症状有关，为交通相关空气污染在神经行为和精神健康方面所起的作用提供流行病学证据。另一项关于交通相关空气污染物 BC 与老年男性认知功能关联的研究结果显示，BC 浓度每增加一倍，简易智力状态检查量表（MMSE）得分≤25 分的概率为 1.3 倍（95% CI：1.1，1.6），整体认知功能得分将减少 0.054 个标准差（95% CI：-0.103，-0.006），说明交通相关空气污染与认知功能下降有关，可能对中枢神经系统功能产生不利影响。[1] 在建设健康城市的步伐中，需采取相应干预措施如建立更严格的排放标准以减少 PM 对儿童、老年群体神经与精神健康方面产生的不良健康影响，保护作为弱势群体的儿童、老人的健康。

2. 交通相关气态污染物的健康影响

城市交通相关空气污染中的气态污染物主要是指交通过程中排放的 NO_x、碳氧化物等，近年来由于我国实施了严格的空气污染防治政策，如"大气污染防治行动计划"等，我国大气污染物如 PM 2.5、PM 10、CO 等浓度呈下降趋势，但 NO_x、O_3 等空气污染问题依旧严峻，是近年来我国健康城市环境建设的主要挑战。

交通相关气态污染物会对人体呼吸系统产生一定影响。国外一项纵向研究结果显示，交通相关空气污染物暴露与中年人群哮喘和肺功能低下的风险增加有关，具体表现为居住在距离主干道 200 米之内的人群，其当前哮喘和喘息的患病率增加、肺功能降低；5 年期间暴露于更高 NO_2 水平的人群，当前哮喘患病率增加。[2] 一项随机、双盲交叉试验研究发现，柴油机尾气和过敏源的联合暴露对有过敏源的成年人肺功能有损害，可降低第一秒用力呼气量（FEV_1）、增加外周血白细胞计数，在颗粒物耗竭后因 NO_2 含量增加肺功能损害更为严重，说明柴油颗粒过滤技术可能无法预防柴油废气的

---

① Power M. C., Weisskopf M. G., Alexeeff S. E., et al., "Traffic-related Air Pollution and Cognitive Function in a Cohort of Older Men", *Environmental Health Perspectives*,, 2011, 119 (5): 682-687.

② Bowatte G., Erbas B., Lodge C. J., et al., "Traffic-related Air Pollution Exposure Over a 5-year Period is Associated with Increased Risk of Asthma and Poor Lung Function in Middle Age", *European Respiratory Journal*, 2017, 50 (4): 1602357.

有害影响。[1] 提示 PM 并非造成柴油废气不良健康影响的唯一因素，需联合考虑不同类型的交通空气污染物如 NO_2 暴露，制定相关政策以降低拥堵的城市地区中交通相关空气污染对人群带来的健康风险。

交通相关气态污染物长期暴露具有一定的致癌作用。一篇关于交通相关空气污染和儿童癌症的研究结果显示，妊娠早期交通相关空气污染物 CO 暴露量每 1 个四分位间距的增加与急性淋巴细胞白血病（$OR=1.05$，95% CI：1.01~1.10）、生殖细胞肿瘤（$OR=1.16$，95% CI：1.04~1.29）、畸胎瘤（$OR=1.26$，95% CI：1.12~1.41）、视网膜母细胞瘤（$OR=1.11$，95% CI：1.01~1.21）、双侧视网膜母细胞瘤（$OR=1.16$，95% CI：1.02~1.33）患病率增加相关，急性淋巴细胞白血病和畸胎瘤与儿童出生时住宅周围的交通密度有关。[2] 一项关于交通相关空气污染与肺癌发病率关联的加州多民族队列研究结果显示，在 97288 名研究对象中，肺癌发病风险与交通相关空气污染物暴露浓度增加相关，气态污染物如 NO_x 暴露浓度每增加 50ppb、NO_2 每增加 20ppb、CO 每增加 $10\mu g/m^3$、苯每增加 1ppb，肺癌发病的风险比分别为 1.15（95% CI：0.99，1.33）、1.12（95% CI：0.95，1.32）、1.29（95% CI：0.99，1.67）和 1.17（95% CI：1.02，1.34）。[3]

3. 交通相关空气污染与噪声联合暴露的健康影响

在健康城市建设过程中，除了交通相关空气污染物的单一或混合暴露外，其与交通噪声的联合暴露所起的交互作用对人体的健康影响也是国内外研究的热点。

国外研究如近期美国加州洛杉矶，开展了一项关于飞机噪声和交通相关

---

① Wooding D. J., Ryu M. H., Hüls A., et al., "Particle Depletion does not Remediate Acute Effects of Traffic-related Air Pollution and Allergen. A Randomized, Double-Blind Crossover Study", *American Journal of Respiratory and Critical Care Medicine*, 2019, 200 (5): 565-574.

② Heck J. E., Wu J., Lombardi C., et al., "Childhood Cancer and Traffic-related Air Pollution Exposure in Pregnancy and Early Life", *Environmental Health Perspective*, 2013, 121 (11-12): 1385-1391.

③ Cheng I., Yang J., Tseng C., et al., "Traffic-Related Air Pollution and Lung Cancer Incidence: The California Multiethnic Cohort Study", *American Journal of Respiratory and Critical Care Medicine*, 2022.

空气污染联合暴露与胎儿早产的关联的研究，结果显示，当仅考虑 NO_2 单一暴露时，相比暴露于最低四分位数 NO_2 水平的人群，暴露于最高四分位数 NO_2 水平人群的胎儿早产的调整 OR 值为 1.15（95% CI：1.10～1.22）；当 NO_2 暴露水平处于最高四分位时，相比于低飞机噪声暴露人群，高飞机噪声暴露人群的胎儿早产的调整 OR 值为 1.44（95% CI：1.08～1.91），说明飞机噪声与交通相关空气污染物暴露之间存在潜在的协同效应，联合暴露会增加城市地区胎儿早产的风险。[①] 国内研究如 2013 年在北京进行了一项短期接触噪声和交通相关空气污染对健康青年人群 HRV 影响的探究，结果显示，单独暴露于交通相关空气污染或噪声都与 HRV 相关，并且相比于低噪声暴露水平（≤65.6dB［A］），高噪声暴露水平（>65.6dB［A］）可加剧交通相关空气污染物如 PM 2.5、CO、BC 对 HRV 的影响。以 PM 2.5 为例，其 5 分钟移动平均值每增加 $10\mu g/m^3$，HF 降低 4.61%（95% CI：6.75%，2.42%），但在低噪声水平时影响无统计学显著性（$p>0.05$）。[②] 此外，2017年 3 月 11 日至 5 月 28 日期间，在北京地铁开展了一项使用口罩和/或耳机干预的随机交叉研究，结果发现，联合暴露于粒径不同的 PM、BC 和噪声与心率变异性指数的变化密切相关，即这些污染物联合暴露水平增加与 HRV 中总功率（total power，TP）、极低频率（very-low-frequency，VLF）、SDNN 的降低和低频功率/高频功率（LF/HF）的升高显著相关，说明短期联合暴露于多种交通相关空气污染物会扰乱心脏自主神经功能，并且研究显示 BC 和噪声可能是贡献最大的两种污染物，提示控制 BC 和噪声可能是预防和控制城市交通相关空气污染的关键。[③] 因此，实施交通噪声与交通

① Wing S. E., Larson T. V., Hudda N., et al., "Aircraft Noise and Vehicle Traffic-related Air Pollution Interact to Affect Preterm Birth Risk in Los Angeles, California", *Science of the Total Environment*, 2022, 829: 154678.

② Huang J., Deng F., Wu S., et al., "The Impacts of Short-term Exposure to Noise and Traffic-related Air Pollution on Heart Rate Variability in Young Healthy Adults", *Journal of Exposure Science and Environmental Epidemiology*, 2013, 23 (5): 559-564.

③ Zhang W., Yang X., Jia X., et al., "Co-Exposure to Multiple Pollutants and its Cardiovascular Effects in a Subway System—Beijing Municipality, China, 2017", *China CDC Weekly*, 2021, 3 (45): 959-963.

相关空气污染的联合控制措施，为建设健康城市、保障公众健康带来新的突破。

（二）交通相关空气污染健康影响的潜在机制

目前研究表明城市交通相关空气污染对人群健康影响的潜在机制主要包括氧化应激、系统炎性、代谢紊乱、表观遗传等。如在我国上海开展的一项研究采用随机、交叉对照的设计，实时测量研究对象交通相关空气污染物的个体暴露水平以及尿液，并进行外周静脉血生物样本中代谢组、脂质组和蛋白质组及靶向生物标志物监测，研究结果显示与系统炎性、氧化应激、内皮功能障碍、凝血和脂质代谢紊乱等生物学机制相关的几十种心血管相关分子在交通主干道与公园中心活动组间存在显著差异。与公园中心活动组相比，交通主干道组志愿者的血压在暴露后开始上升，自暴露开始后 4 小时持续至暴露结束后 1 小时组间差异具有统计学显著性，交通主干道组收缩压最大升幅为 3.80mmHg，舒张压最大升幅为 2.69mmHg；交通主干道组志愿者的部分 HRV 指标暴露前后的改变量显著低于公园中心活动组。提示短期接触城市交通相关空气污染物可能会导致全身炎症、氧化应激、内皮功能障碍、凝血和脂质代谢紊乱。[①] 这为城市交通相关空气污染对人群心血管系统健康相关机制提供了有力的研究证据。

（三）交通相关空气污染的干预效益

开展城市交通相关空气污染的干预研究有助于定量评价相关干预措施的健康收益。从群体方面、个体层面等多方面着手缓解城市交通相关空气污染，有助于保障人群健康，助力健康城市建设。

在群体干预方面，一项探究了 2008 年北京奥运会期间 PM 污染变化与北京出租车司机 HRV 关系的研究，通过连续监测奥运会前中后三个时期的

---

① Zhang Q., Du X., Li H., et al., "Cardiovascular Effects of Traffic-related Air Pollution: A Multi-omics Analysis from a Randomized, Crossover Trial", *Journal of Hazardous Materials*, 2022, 435: 129031.

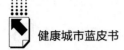

11 名出租车司机 12 小时工作时间的个人 PM 2.5 暴露和动态心电图发现，PM 2.5 平均浓度由奥运会前的 105.5 μg/m³ 下降至奥运会时的 45.2 μg/m³，在此期间表征心脏自主神经功能的 HRV 指标也有明显改善。[①] 这得益于奥运期间北京市政府实施的一系列空气质量控制措施，如交通污染控制措施，使北京的空气质量明显改善，进而改善人群的心脏自主神经功能，保障了城市居民健康。

除交通相关空气污染防控措施的群体干预外，针对个体干预措施效果的评价也十分重要。研究显示类似佩戴口罩、耳机及口服 L-精氨酸、鱼油等措施可以减少城市交通相关空气污染对人群健康的影响。如在北京地铁进行的一项减少噪声与 PM 暴露对心血管健康影响的随机交叉试验，纳入 40 名健康大学生随机经历 4 种干预阶段（无干预阶段、口罩干预阶段、耳机干预阶段、口罩+耳机干预阶段），洗脱期 2 周，干预期间测量连续 4 小时的 PM、噪声暴露情况，同事实时监测心电图参数、血压的动态变化情况，结果显示与无干预阶段相比，大多数 HRV 参数增加，尤其体现在 HF 上，口罩干预阶段、耳机干预阶段、口罩+耳机干预阶段分别增加 21.1%（95% CI：15.7%，26.9%）、18.2%（95% CI：12.8%，23.9%）和 35.5%（95% CI：29.3%，42.0%），但在 ST 段抬高与心率变化上，3 种干预模式均有显著下降趋势。[②] 该研究提示佩戴口罩和/或耳机能有效降低地铁通勤中相关空气污染对心脏自主神经功能的影响，说明采取佩戴口罩和/或耳机的个人防护措施可能会通过改善人体的心脏自主神经功能进而降低交通相关空气污染引起的心血管风险，这也是建设健康城市经济可靠的个体防护方法之一。另一项在北京进行的随机、双盲、安慰剂对照试验，探究了服用 L-精氨酸对血压升高人群在城市交通相关空气污染下行走对心血管系统的保护效果，

① Wu S., Deng F., Niu J., et al., "Association of Heart Rate Variability in Taxi Drivers with Marked Changes in Particulate Air Pollution in Beijing in 2008", *Environmental Health Perspective*, 2010, 118 (1): 87-91.

② Yang X., Jia X., Dong W., et al., "Cardiovascular Benefits of Reducing Personal Exposure to Traffic-related Noise and Particulate Air Pollution: A Randomized Crossover Study in the Beijing Subway System", *Indoor Air*, 2018.

研究结果显示，与对照组相比，干预组研究对象在补充 L-精氨酸后血浆中 L-精氨酸水平显著升高；干预组在户外步行 2.5 小时后的静息收缩压、舒张压和平均动脉压较对照组分别降低 5.3mmHg（95% CI：-9.9，-0.7）、4.3mmHg（95% CI：-7.2，-1.3）和 4.6mmHg（95% CI：-7.9，-1.3）；与对照组相比，干预组在步行后的动态 SBP、DBP 和平均动脉压分别降低 7.5~9.9mmHg、5.3~7.6mmHg 和 4.7~7.9mmHg。[1] 该研究提示口服 L-精氨酸补充剂可以改善在交通相关空气污染物下户外行走时血压升高成年人群的血压状况。

四　问题与展望

当前我国正处于经济和社会的高速发展时期，城镇化快速发展使得城市交通相关空气污染问题成为备受关注的公共卫生问题。虽然目前已有充分的科学证据表明交通相关空气污染物可对人群健康产生不良影响，然而现有证据还不足以对交通相关空气污染的健康影响做出定量的健康危险度评价，尚不能满足政府制定环境决策以及公众开展环境健康风险交流的需求。因此，进一步开展交通相关空气污染物的人群暴露特征研究，进行污染物中不同组分的作用研究，探索交通相关空气污染物的健康影响阈值，以及评价交通相关空气污染物与交通噪声等因素的交互作用等，将为城市交通相关空气污染的定量风险评价提供基础数据，同时为建设健康城市过程中进行交通相关空气污染防控和人群健康保护提供科学依据。此外，在城市交通相关空气污染防控的政策制定和公众宣传方面的展望主要包括以下几点。

（一）缓解城市交通拥堵问题，改善交通空气污染形势

合理规划城市交通用地，共同营造健康城市环境。政府相关部门制定合

---

[1]　Li H., Liu Q., Zou Z., et al., "L-arginine Supplementation to Mitigate Cardiovascular Effects of Walking Outside in the Context of Traffic-related Air Pollution in Participants with Elevated Blood Pressure: A Randomized, Double-blind, Placebo-controlled Trial", *Environment International*, 2021, 156: 106631.

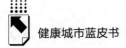

理有效的法规政策，科学合理地规划交通、绿地等基础用地，包括交通道路面积、长度、类型和质量等，建设健康绿道、公园等绿色空间以增加对相关空气污染物的吸附；配以合理布局的公共服务设施，如公交站点、红绿灯设置等，合理规划城市线路，减少高峰期堵塞、节省通勤时间，以减少相关空气污染物的暴露；同时，政府相关部门应加大监管力度，对于使用排量不达标等违规车辆的行为坚决抵制、严厉惩罚，对于使用非燃油的绿色环保车辆、公共交通工具的行为扩大宣传、适当褒奖，做到鼓励支持和引导正确做法，并且刑罚有度、奖惩分明，以共同减少城市相关空气污染物的排放、呼吁保护并打造健康的城市生态环境。

（二）加大社会宣传教育力度，增强全民自我防护意识

加大宣传教育力度，提倡全民健康城市。利用广播、电视、短视频等多种新媒体传播媒介，微信、微博、学习强国等多种信息传播平台，以学术讲座、电视情景短剧、科普宣传等形式向公众普及有关城市交通空气污染的健康影响及干预措施的知识，提高人们对于城市交通环境污染物的认知，增强全民对于建设健康城市环境的信念，鼓励引导人群采用恰当的个体化干预手段，如佩戴防护口罩、改善饮食结构、补充营养剂、改变通勤方式等，减小交通相关空气污染物对自身健康的不良影响。推动全民积极参与健康城市环境治理、实现全民共赢，加快向可持续发展的未来健康城市转型的步伐。

健康社会篇
Healthy Society

B.4
健康中国共建共治共享现状
与制度建设研究

王秀峰*

摘　要：　健康中国建设是政府、社会、个人等多元主体基于维护促进健
康的共同价值理念，为防范健康风险、实现健康福祉最大化而
进行的协同治理行动。共建共治共享既是健康中国建设的基本
路径，也是其基本要求。研究发现，共建共治共享的社会健康
治理格局已初步显现，主要体现在健全组织实施体系，建立起
协同推进机制；发挥群团组织作用，建立群众动员和资源整合
机制；强化个人主体责任，探索公众参与和自主互助健康模
式；强化平台与载体建设，推动健康中国融入基层治理。存在
的主要问题是：居民参与意愿与行动能力不足，社区动员
"最后一公里"存在梗阻；社会组织发育水平与专业能力不

＊　王秀峰，国家卫生健康委卫生发展研究中心健康战略与全球卫生研究部副主任，研究员，主
要研究方向为卫生健康战略与规划、健康产业。

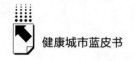

足，社会参与机制与路径有待健全；协同共建存在堵点难点，基层资源和服务缺乏有效整合；应急动员与常态治理衔接与转化不畅，公共卫生社会动员机制有待完善。要完善健康中国共建共治共享制度，就要树立共同价值体系，提高健康在经济社会发展中的优先级；完善健康法治自治德治体系，加快构建社会健康治理共同体，完善协同治理支撑体系，夯实共建共治共享的基础。

关键词： 健康中国 健康治理 基层治理

　　健康中国建设是一项全局性、整体性、跨领域的社会系统工程，也是一场政府、社会、公众等多元主体协同共治的集体行动。《“健康中国2030”规划纲要》①（以下简称《规划纲要》）将“共建共享、全民健康”作为建设健康中国的战略主题，强调“共建共享”是建设健康中国的基本路径，要求针对生活行为方式、生产生活环境等健康影响因素，统筹社会、行业和个人三个层面，推动人人参与、人人尽力、人人享有，形成多层次、多元化的社会共治格局。《国务院关于实施健康中国行动的意见》②和《健康中国行动（2019—2030年）》③（以下简称《健康中国行动》）进一步把共建共享细化到15项行动，每一个行动都明确了各方主体的职责与任务，细化了结果性指标、政府工作性指标、个人和社会倡导性指标，使得各方主体任务清单化、责任指标化，构建起健康领域协同治理的“施工图”。当前，健康中国建设已经进入系统集成、全面推进阶段，在前期政府主导、立柱架梁的

---

① 《中共中央　国务院印发〈“健康中国2030”规划纲要〉》，中国政府网，http://www.gov.cn/zhengce/2016-10/25/content_5124174.htm。

② 《国务院关于实施健康中国行动的意见》，中国政府网，http://www.gov.cn/zhengce/content/2019-07/15/content_5409492.htm。

③ 《健康中国行动（2019—2030年）》，中国政府网，http://www.gov.cn/xinwen/2019-07/15/content_5409694.htm。

基础上，迫切需要完善社会动员和群众参与机制，建立共建共治共享的社会健康治理制度，将健康中国建设融入基层治理，扩大社会参与面、提高群众行动力。

一 健康中国共建共治共享格局初步显现

随着经济社会快速发展和疾病谱的变化，医学模式从生物医学模式转向生物—心理—社会医学模式，社会、自然环境和生活行为方式等因素对健康的影响越来越突出，健康问题也越来越成为一个跨部门的公共问题。有效应对复杂健康影响因素的挑战，不能只依靠政府部门和医疗卫生系统，必须树立大卫生、大健康的理念，建立"把健康融入所有政策"的制度性安排，全社会和每个人都承担起维护健康的相关责任，共同行动才能实现改善健康的目的。因此，《规划纲要》要求强化政府、社会、个人三方责任，将"共建共享"作为建设健康中国的基本路径。健康中国建设启动以来，社会动员和群众参与机制不断健全，共建共治共享格局初步显现。

（一）健全组织实施体系，建立起协同推进机制

为确保健康中国行动有效实施，国务院办公厅印发《健康中国行动组织实施和考核方案》，国家层面成立健康中国行动推进委员会，设立专家咨询委员会，成立了15个专项工作组。不同于单纯的议事协调机构，除中央宣传部、国家发展改革委等政府部门外，推进委员会同时将中华全国总工会、中国共产主义青年团中央委员会、中华全国妇女联合会、中国科学技术协会、中华全国工商业联合会、中国残疾人联合会、中国红十字会总会、中国计生协8家群团组织作为成员单位。此外，同时吸纳中国人口福利基金会专家、中国工程院院士、中国科学院院士等专家代表和中国人民财产保险股份有限公司等企业代表作为推进委员会办公室成员，吸纳中盐集团、中国营养学会、中国学生与营养健康促进会等

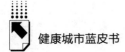

专家代表作为专家咨询委员会专家，吸纳世界中餐业联合会、中国控制吸烟协会、中国心理卫生协会、中国职业安全健康协会、中国老年医学学会、中国癌症基金会等代表作为专项行动工作组成员，建立起政府、社会组织、企业等多方协同推进机制，为社会多元主体参与健康中国建设提供了组织保障。

（二）发挥群团组织作用，建立群众动员和资源整合机制

群团组织是党和政府联系人民群众的桥梁和纽带。[①] 在健康中国建设推进中，各种群团组织充分发挥政治性强、联系面广、组织网络健全等优势，从自身所联系服务群众健康需求出发，联合政府部门制定出台文件，明确参与健康中国建设的总体方案和实施路径，打造品牌项目作为载体和抓手，发挥枢纽型社会组织作用，承担了大量宣传倡导、公共服务、社会协调、联系群众等工作，对于凝聚社会共识、整合社会资源、协调社会关系发挥了重要作用。例如，全国总工会聚焦劳动者，以职业健康保护行动为重点，以健康企业建设和职业健康达人为载体，发动职工和企业参与；全国妇联聚焦妇女健康，以健康知识普及和妇幼健康促进行动为重点，以"妇女健康大讲堂""母亲健康快车"品牌项目等为载体，守护母亲健康并促进家庭健康；中国计生协结合自身改革转型，发挥"纵向到底、横向到边、覆盖广泛"的组织网络优势，以家庭健康为主题，以家庭健康促进行动为抓手，以家庭健康指导员队伍为载体，把健康中国建设纳入群众家庭生活。其中，浙江省对标对表健康浙江建设推动计生协组织转型，率先将乡村计生协组织更名为人口家庭协会组织，将会员小组长培训转型为健康助理员，将计划生育村规民约调整为卫生健康村民自治章程，助力家庭健康管理。

---

① 《中共中央关于加强和改进党的群团工作的意见》，新华网，http://www.xinhuanet.com/politics/2015-07/09/c_ 1115875561_ 2. htm。

表 1　群团组织参与健康中国建设情况

群团组织	文件	项目载体
总工会	与全国爱卫办等联合印发《关于推进健康企业建设的通知》，发布《健康企业建设规范（试行）》；与卫生健康委联合印发《关于开展争做"职业健康达人"活动的通知》	健康企业建设；职业健康达人评选
共青团	印发《中长期青年发展规划（2016—2025年）》；联合卫健委等部门印发《健康中国行动——儿童青少年心理健康行动方案（2019—2022年）》	与卫生健康融合，如"三减三健"等
妇联	与国家卫生健康委、国家体育总局联合下发《关于开展"健康中国 母亲行动"的实施意见》	妇女健康大讲堂；"母亲健康快车"项目
科协	联合中宣部、科技部、应急管理部印发《关于进一步加强突发事件应急科普宣教工作的意见》	①科普宣传；②健康科普专家库和资源库
工商联	—	—
残联	《残疾预防和残疾人康复条例》	"残疾预防日"活动
红十字会总会	《关于加强红十字应急救护培训基地建设的指导意见》	红十字会应急救护培训
中国计生协	印发《关于开展家庭健康促进行动的通知》；与国家卫生健康委、农业农村部联合印发《关于服务乡村振兴促进家庭健康行动的实施意见》；印发《关于加快推进家庭健康指导员队伍建设的通知》	健康家庭建设

（三）强化个人主体责任，探索公众参与和自主互助健康模式

1. 建立评选、表彰、比赛等激励机制

通过比赛或评选等方式，在调动公众参与积极性的同时，有效提升居民健康素养水平。例如，2022年健康中国行动推进委员会办公室发起并主办"健康中国行动知行大赛"，设置医疗卫生机构专场和家庭专场，将线上答题小程序作为普及健康知识的重要平台；杭州市持续开展十佳"健康单位"和十佳"健康达人"评选活动；天津市开展"健康家庭"评选活动，并举办主题为"'健康天津-健康生活'最具影响力年度人物评选"活动。

2. 发展健康志愿者队伍

北京市大力培育和发展健康志愿服务队伍，截至2022年7月全市有社

会体育指导员 6.1 万人、家庭保育员 20 万人、控烟志愿者 1.5 万人;① 重庆市将培育健康生活方式指导员纳入全民健康生活方式行动,将健康指导员作为社区工作者纳入社区居民委员会常规管理。通过系统培训,健康指导员具备基本的健康生活方式知识和技能,能够协助基层医疗卫生机构做好慢性病患者健康管理;石家庄市启动了"万名健康指导员进乡村进社区进家庭行动",以村级计生专干、育龄妇女小组长为主体,退休医务人员、教师和社区老党员、老干部等为补充,在全市招聘健康指导员,依托市直属医疗卫生机构建立 10 个健康教育指导员师资培训基地,并依托社区卫生服务中心、村卫生室提供技术支持,依托 12320 卫生热线提供全天候咨询服务。

3. 建立居民健康自我管理小组

2007 年 12 月上海市爱国卫生运动委员会、上海市卫生局联合印发《关于建立社区"居民健康自我管理小组"的通知》,开始在全市范围建立社区居民健康自我管理小组。居民健康自我管理小组由各级爱卫会倡导,街道办事处(镇政府)主导,村(居)委会组织、社区卫生服务中心负责业务指导,是发动群众进行自我管理、自我服务、群专结合的自主自助组织。小组由慢性病患者和有健康需求的社区居民自愿结合成立,人数在 15~20 人,每个小组都有 1 名指导医生或指导医生团队参与小组活动。目前,已覆盖全市所有街道(镇)和居(村)委,成为居民自我健康管理的有效形式。

4. 探索健康积分制度

2021 年 1 月 1 日起施行的《深圳经济特区健康条例》第 41 条明确提出"建立居民健康积分奖励制度等激励机制,对居民参与健康促进、体育健身、健康管理和健康社区建设予以积分",成为全国第一个将健康积分制度纳入立法的城市。2021 年 10 月《深圳市居民健康积分管理办法》公开征求社会意见,深圳市民可通过市卫生健康委"社康通"微信小程序查询积分

---

① 《国家卫生健康委员会 2021 年 7 月 16 日新闻发布会介绍健康中国行动实施两年来取得的进展与成效有关情况》,国家卫生健康委员会网站,http://www.nhc.gov.cn/xwzb/webcontroller.do? titleSeq=11390&gecstype=1。

规则和个人积分情况。① 浙江省苍南县探索通过健康积分管理模式强化高血压、糖尿病管理，居民主动完成或参与各类健康活动（如参加健康知识讲座、加入健康咨询群、遵医服药、自我健康管理等）均可获得健康分值，健康积分可在指定的基层医疗卫生机构兑换指定药品或医疗服务项目。② 此外，河北省临西县、宁夏回族自治区泾源县等也都开展了健康积分探索。

（四）强化平台与载体建设，推动健康中国融入基层治理

全国爱卫办选择 38 个城市作为健康城市试点市，制定健康企业、健康社区、健康学校等建设规范，将健康融入延伸到每一个社会"细胞"。陕西省率先增设健康细胞示范建设专项行动，按照每个细胞"一个专班、一个方案、一份清单、一个团队、一套指标"的要求，以健康城市和健康机关、健康学校、健康企业、健康军营、健康社区、健康村庄、健康家庭、健康医院 8 类健康细胞示范建设为抓手，在创卫创文的基础上，打造健康促进型省份；杭州市自 2008 年起持续开展 12 类健康单位培育工程，动态调整培育标准，培育"小营巷式"健康"细胞"。各地还积极探索，建设健康知识一条街、健康步道、健康食堂、健康酒店/民宿、健康小屋、健康大院等，将健康融入群众日常生产生活环境中。

同时，落实《宪法》第一百一十一条"居民委员会、村民委员会设人民调解、治安保卫、公共卫生等委员会"要求，各地加强了村（居）民委员会公共卫生委员会建设。2021 年 12 月 31 日，民政部、国家卫生健康委等五部门联合印发《关于加强村（居）民委员会公共卫生委员会建设的指导意见》，明确"村（居）民委员会公共卫生委员会是村（居）民委员会下属委员会，是基层群众性自治组织体系的重要组成部分"，规定了公共卫生委员会的基本职责，要求"建立健全村（社区）卫生服务机构和公共卫

① 《市卫生健康委关于公开征求深圳市居民健康积分管理办法意见的通告》，深圳市卫生健康委员会网站，http：//wjw.sz.gov.cn/hdjlpt/yjzj/answer/mobile/14956#/index。
② 《"健康积分"让百姓看病少花钱》，今日苍南，http：//jrcn.cnxw.com.cn/Article/index/aid/4101097.html。

生委员会协调联动工作机制"，提出"力争用两年左右的时间，实现公共卫生委员会机制全覆盖、能力普遍提升、作用有效发挥"①，形成了卫生健康融入基层治理的常态化平台与长效化机制。全国超过 24 个省份在村（居）民委员会推进了公共卫生委员会的建设，其中北京、广东、安徽、甘肃等省（市）已全面推开。②

二　存在的主要问题及原因

总体来看，虽然政府、社会、个人等多元主体参与健康中国建设的格局初步显现，但与党的十九届四中全会关于"坚持和完善共建共治共享的社会治理制度"③"完善党委领导、政府负责、民主协商、社会协同、公众参与、法治保障、科技支撑的社会治理体系，建设人人有责、人人尽责、人人享有的社会治理共同体"④ 要求相比，共建共治共享的社会健康治理还存在困境，制度建设相对滞后。

（一）主要问题

1. 居民参与意愿与行动能力不足，社区动员"最后一公里"存在梗阻

当前广大群众主动参与的合作共识意愿不强。同时，居民健康素养水平还不高，健康信息泛滥与有效信息匮乏并存，健康教育模式待完善，各类宣传活动效果距离群众"入脑入心""改变行为"还有差距。总体来看，社区层面"最后一公里"存在结构性梗阻现象，社区动员总体停留在"自上而下"的指令性模式，"自下而上"的社会自组织动员能力较弱。居委会唱

① 《民政部国家卫生健康委国家中医药局国家疾控局关于加强村（居）民委员会公共卫生委员会建设的指导意见》，基层卫生健康司网站，http：//www.nhc.gov.cn/jws/s7874/202201/d0ac545cff9f4e45917196eb75c286c0.shtml。
② 《我国将在全国层面推动村（居）民委员会公共卫生委员会建设》，搜狐网，https：//www.sohu.com/a/518415759_ 121118847。
③ 《十九大以来重要文献选编》（中），中央文献出版社，2021，第 287 页。
④ 《十九大以来重要文献选编》（中），中央文献出版社，2021，第 287 页。

"独角戏","政府做、群众看",党员干部和志愿者的"模范"和"逆行"难以真正"撬动"社区居民的参与意识与行为。社区组织"动"而居民"不动"的实践悖论构成当前社区参与公共性的现实困境。

2. 社会组织发育水平不高、专业能力不足,社会参与机制与路径有待健全

总体看,目前我国社会组织发展仍较为迟缓,在健康中国建设中参与水平还较低。一是社会组织虽然数量多,但资源占有和动员能力有限。以慈善组织为例,截至 2020 年 10 月 15 日,全国登记认定慈善组织 8829 个,仅占社会组织总数的 1% 左右。近年来,全国每年接收的捐赠款物额基本停留在 1400 亿~1500 亿元,人均捐赠额和慈善捐赠总额在 GDP 中占比与发达国家差距较大。如 2019 年我国社会捐赠总额占全国 GDP 的比例为 0.15%,人均捐赠额仅为 107.8 元;而美国慈善捐赠总额占 GDP 的 2.14%,人均捐赠额超过 1000 美元。[①] 二是一些群团组织职能转型中基层网络弱化问题值得关注。以计生协组织为例,计划生育"一票否决"力度减弱,社会抚养费征收大幅减少,基层计划生育队伍出现弱化,一些地区人员在逐步流失,骨干成员缺乏,出现基层计生协"乡镇断层、村(居)虚化"现象,功能作用发挥受到限制。三是专业能力不足。无论是重大疫情和突发公共卫生事件社会动员,还是健康中国行动推进,均具有较强的专业性。目前纳入健康中国建设推进委员会成员单位的 8 家群团组织中,只有计生协属于卫生健康领域全国性群团组织,但也存在医疗卫生专业技术方面会员占比较低、与基层医疗卫生机构缺乏联动协作机制等问题,功能发挥面临全新考验。

3. 协同共建存在堵点难点,基层资源和服务缺乏有效整合

一是健康中国建设推进机制与健康扶贫和乡村振兴战略、积极应对人口老龄化战略、美丽中国建设、平安中国建设等缺乏衔接协同,许多社会组织同时参与多个战略,各种资源和任务缺少统筹。二是各个群团组织参与健康中国建设的职责和任务存在交叉,需要加强沟通和协调,特别是群团组织之

---

① 宫蒲光:《社会治理现代化大格局下推进慈善事业高质量发展》,《中国行政管理》2021 年第 2 期。

间、群团组织与一般社会组织之间的职责任务划分不清晰，缺少资源整合和任务协同机制，容易造成条线分割、资源浪费，甚至加重基层负担。三是健康中国基层多元主体联建机制不完善，政府、群团组织、其他社会组织、企业、居民等多元主体的共治渠道、共建平台较为有限，缺少有效联结枢纽，基本处于"各自为战"的状态。由于社区、社会组织、志愿者等各类主体对应不同的行政管理部门，容易导致"多头管理"困境，在治理和服务事项层面难以有效对接，整体协调不顺畅。

4. 应急动员与常态治理衔接与转化不畅，公共卫生社会动员机制有待完善

一是医疗卫生专业机构和队伍在公共卫生社会动员中所承担的职责任务缺乏明确规定，总体处于自发探索状态。医疗卫生系统与基层网格治理缺少融合，平时缺乏有效参与，紧急状态时经验不足，作用发挥受到制约。二是社区资源底数不清，缺乏应急预案和演练机制，难以实现日常模式到应急动员的一键切换。常态化时社区不掌握辖区内医疗卫生专业人士、慈善人士、媒体人士和专业社会组织等资源底数和患有重大疾病、存在长期或紧急就医需求人员等底数，造成在疫情面前难以有效动员整合上述资源，也难以精准保障群众基本健康需求。信息化手段往往是为了解决疫情防控某一具体问题，缺乏整体规划和"平急结合"的长远考虑，与电子健康档案、电子病例等缺乏衔接协同。

（二）原因分析：制度建设亟待加强

治理是"多元主体以协商为基础，以合作为支撑，以共赢为目标指向，遵循共同规则共同应对处理公共事务的持续过程"[1]，与"社会管理"相比，"社会治理"具有如下特点。第一，在主体上，社会治理强调多元化；第二，在方式上，社会治理强调制度和规则体系的构建，特别是通过利益表达机制、公众参与机制、社会自治机制等；第三，在手段上，社会治理强调行

---

[1] 夏锦文：《共建共治共享的社会治理格局：理论构建与实践探索》，《江苏社会科学》2018年第5期。

政、经济、道德、法律、科技等多种手段的综合运用；第四，在目标上，社会治理旨在形成公共事务的集体行动，从而实现"共赢"。"共建共治共享"的核心在"共"，是基于共同价值，承担共同责任，形成共同行动，共享共同利益，构建形成社会治理"共同体"，既是社会治理格局的基本特征，也是社会治理制度的基本要求。"共建"是基础、"共治"是路径、"共享"是结果，链接三者的关键是协同治理的制度与规则体系。当前，健康中国共建共治共享存在诸多困境的根本原因在于社会健康治理制度建设的滞后，突出体现在以下方面。

1. 多元主体共同价值理念的缺失

共同价值是形成共同行动的基础与前提。一方面，健康中国建设涉及主体众多，利益诉求复杂，健康问题与经济、社会问题相互交织，"健康是1"和"以健康为中心"的共同价值观尚未真正形成。特别是，虽然习近平总书记多次明确要求"各级党委和政府要……把人民健康放在优先发展的战略地位"①，但各级党委、政府和各相关部门之间尚未就健康的价值达成充分共识，一些地区仍然认为健康的责任主体是卫生健康部门，对卫生健康的基础性地位认识不到位。另一方面，一些地方党政机关和卫生行业部门对社会治理和共建共治共享的本质内涵缺乏深刻认识，习惯于把其他社会主体视为管理对象、把群众简单作为被动的服务对象。此外，群众公民素养和健康素养还不高，缺乏参与社会治理的主动性，"健康第一责任人"和主动健康意识尚未牢固树立，难以形成"多中心"互动格局。

2. 多元主体协同治理规则体系的缺失

首先，健康法治体系不健全，政府、社会、个人等各方主体在健康方面的责任、权利和义务关系缺少明确的法律界定，各个主体在维护与促进健康方面的角色和所承担的责任与义务、所享有的权利不清晰。其次，多元主体行为边界、行为规则特别是协同规则不明确，缺少正式、稳定的制度安排。如"健康融入所有政策"的实施机制和路径尚不清晰，跨部门合作机制尚

---

① 《习近平关于社会主义社会建设论述摘编》，中央文献出版社，2017，第101页。

未形成；群众和社会组织参与健康中国建设的渠道、路径与程序尚不清晰，公民基于"健康权"的利益表达和权益维护机制尚未建立；多元主体协同治理相关支持体系存在缺失，如信息公开与数据共享机制、公共政策协商制定与监督评价机制、公共资源整合与政府购买服务机制等。最后，多元主体利益共享与激励相容机制还不清晰，缺乏必要且有效的正向激励与负向约束。

三 完善健康中国共建共治共享制度的建议

健康治理（health governance）是指"通过构建一系列正式和非正式的制度和规则体系，保障政府、卫生服务提供者、非政府组织、医疗服务使用者、社会公众等众多健康利益相关者的利益表达、责权利分配和角色安排，并通过相互间的有效互动来确保一致的政策、策略和行动，以应对和解决各种健康问题，实现公共健康目标的过程"[1]。建议以制度建设为关键，以爱国卫生运动和公共卫生委员会建设为平台和载体，强化健康中国建设与社会治理体系建设的协同。

（一）树立共同价值体系，提高健康在经济社会发展中的优先级

习近平总书记指出："健康是幸福生活最重要的指标，健康是 1，其他是后面的 0，没有 1，再多的 0 也没有意义。"[2] 习近平总书记"健康是 1"的重要论述阐明了健康在经济社会发展全局中的基础性、先导性、优先性地位和全局性、引领性、支撑性作用，其实质是在价值取向上把健康作为现代化建设的基本出发点和立足点。为此，建议把"健康"纳入社会主义核心价值观，把健康文化纳入社会主义先进文化建设。同时，落实习近平总书记在教育文化卫生体育领域专家代表座谈会上的讲话要求，把健康中国战略作

---

[1] 李鲁：《社会医学》，人民卫生出版社，2017。
[2] 习近平：《健康是幸福生活最重要的指标》，《人民日报》2021 年 3 月 24 日。

为与科教兴国、人才强国、可持续发展战略同等优先级的国家战略，研究制订《关于保障人民健康优先发展的意见》，加强党对健康中国建设的集中统一领导，实行人民健康"一把手"负责制，明确人民健康优先发展的政策要求和具体指标，建立健康优先发展制度体系和健康融入所有政策的实施机制，把健康优先发展融入新发展理念中，把是否有利于维护和保障人民健康作为高质量发展的重要检验标准。

（二）完善健康法治自治德治体系，加快构建社会健康治理共同体

共建共治共享的社会健康治理共同体，是多元主体，基于维护促进健康的共同价值理念，围绕各自在健康保护与促进方面的权利与义务，在清晰有效的正式与非正式规则体系下，为解决健康问题、防范健康风险、实现健康福祉最大化开展集体行动，持续协同而形成的社会健康治理形态。

1. 强化健康法治保障

适应"健康是1"和优先发展要求，以维护公民生命健康权为核心研究起草国民健康增进法，明确健康优先的责任主体和刚性要求，明确各领域、主体的健康权责，阐明政府、社会、个人、医疗机构与医务人员等各方主体在健康保护与促进方面的权利、责任、义务，明确社会组织和公民个人参与健康治理的制度化渠道与方式，实现政府向社会力量以正向或负向清单方式有效赋权赋责，建立有效的激励机制和问责机制。研究制定健康影响评估条例，明确健康影响评估制度的实施主体、评估对象与范围、启动条件及评估程序、公众与社会参与机制、信息公开制度、结果应用机制、健康损害问责与赔偿机制等。总结经验，将实践证明行之有效的做法及时纳入法律法规和公共卫生应急预案。

2. 完善健康德治机制

把健康素养作为公民文明素养的重要内容，把提高国民健康素养、培育文明健康生活方式全面纳入精神文明建设，制定公民健康行为准则，把合理膳食、适量运动、戒烟限酒、心理平衡的健康生活方式上升为社会规范，制定公民健康公约，通过完善荣誉表彰制度、红黑榜、村规民约等多种方式，

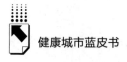
把自主健康纳入社会公德、职业道德、家庭美德、个人品德等道德规范。建立公民健康积分账户，充分运用信用评价机制引导公民履行健康第一责任人职责。将健康纳入新时代家风的基本内容，发挥家庭健康在全民健康中的基础性作用。

3. 把健康纳入基层自治

以公共卫生委员会建设为平台，建立基层医疗卫生机构和村（居）民委员会公共卫生委员会之间的协同机制，整合家庭医生、爱国卫生专干、计生专干以及社区工作者、志愿者等力量，发挥群团组织等社会组织作用，以社区网格为单位，组建居民健康管理与互助小组，推动基层医疗卫生专业技术力量和社会治理资源整合下沉，实现"上面千条线，下面一张网"，形成社区网格健康共同体，日常自助互助，"战时"群防群控。

（三）完善协同治理支撑体系，夯实共建共治共享的基础

第一，加大社会组织培育支持力度，完善社会组织登记管理、免税资格认定和税收优惠、信息公开、运行监管等相关政策，建立完善政府购买服务机制，加大医疗卫生专业知识培训力度，提升个人、社会组织、企业机构、志愿者等多元社会主体的专业素养水平。第二，完善爱国卫生运动工作体系，乡镇、社区、机关、企事业单位和农贸市场、大型商超、交通枢纽等重要场所设立专兼职爱国卫生人员，促进爱国卫生运动工作方式从注重部门协调、群众动员向推动全社会共建共治共享转变。第三，完善科技支撑，建立政府与社会组织信息共享机制，建立信息平台，发布居民卫生健康"需求清单"和社会力量"资源清单"，精准对接、盘活资源。对于在疫情防控中建立起来的网格化组织架构、运行模式和数据平台，通过合理的体制机制固定下来，应用于常态化的基层卫生健康服务。

B.5
国民健康素养提升及健康生活方式调研报告

徐欣然　孙笑菲　邱朋亚 *

摘　要： 　课题组通过开展健康生活方式问卷调查，深入了解北京市民的健康现状、对健康生活方式与行为的认知程度、对运动健身及膳食营养等健康知识的熟悉情况，以及对健康生活方式及相关知识的困惑和需求情况。调查结果显示，当前多数公众都有按时吃早餐的健康生活方式，但对健康早餐营养结构的认知还有待加强；超过一半受访者每天摄入的食物种类数相对偏少，近半数受访者不能确保每天都会摄入蛋白质；人们普遍对"免疫健康"问题高度重视，对来自精神或体力方面的健康问题以及肠胃健康也给予了较高关注；近四成受访者认为营养素补充对改善健康有作用，近三成受访者考虑服用营养素以保障每日营养均衡；逾六成受访者购买营养素补充剂会参考价格因素；超六成受访者购买营养素补充剂首选蛋白质类；多数人的三餐、饮水习惯较为规律，逾六成受访者能够做到烟酒不沾；睡眠不足和缺乏运动，是当前公众健康的重要隐患和威胁，但多数人对这方面的重视程度还不足。因此，要倡导全民关注健康，传递健康生活理念；人人重视营养膳食，全面提高免疫健康；三餐规律烟酒不沾，养成健康生活习

* 徐欣然，国家健康管理师，安利（中国）日用品有限公司北京分公司副总监，北京市徒步运动协会健康专家委员会主任委员，主要研究方向为大健康产业前景与未来；孙笑菲，国家健康管理师，安利（中国）日用品有限公司北京分公司公共事务经理，主要研究方向为健康生活方式普及和行动；邱朋亚，国家健康管理师，安利（中国）日用品有限公司北京分公司公共事务主任，主要研究方向为平衡膳食合理营养促进健康。

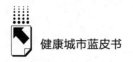
惯；按时睡眠勤于锻炼，积极参与全民健身；按需合理补充营
养，注重产品品质保障。

关键词： 健康中国　健康素养　健康生活方式

《国务院关于实施健康中国行动的意见》（国发〔2019〕13号）指出，
我国居民生产生活方式和疾病谱不断发生变化，居民健康知识知晓率偏低，
吸烟、过量饮酒、缺乏锻炼、不合理膳食等不健康生活方式比较普遍，由此
引起的疾病问题日益突出。

世卫组织1948年在《组织法》中提出的健康的定义，即"健康不仅为
疾病或羸弱之消除，而是体格、精神与社会之完全健康状态"[1]。过去两年
多来，受新冠肺炎疫情等因素影响，人们的健康意识虽有了进一步增强，但
整体人群的健康状况依然不容乐观。北京市卫生健康委发布的北京市第四次
居民健康素养监测结果显示：截至2020年底，北京市居民健康素养水平达
36.4%，2018~2020年年均增幅达到2.1个百分点，呈现持续提升的趋势；
根据国家公布的中国公民健康素养分类，北京市在健康生活方式与行为方面
的素养水平相比于基本知识和理念、基本健康技能两方面较低，仅为35%；
同时，根据健康素养调查分析，不同年龄组的居民健康素养水平依然存在较
大差异，其中60~69岁年龄组健康素养水平分仅为17.2%。[2] 这表明，要持
续且全面地提高全市居民的健康素养水平，需要全社会在科普、倡导和培养
健康生活方式与行为方面下功夫。

为有效推动落实《"健康中国2030"规划纲要》，提高全民健康素养，
以"培养健康生活方式"为有力抓手提升国民健康素养，把"我"的主动

① 参见苏静静、张大庆《世界卫生组织健康定义的历史源流探究》，《中国科技史杂志》2016
年第4期。
② 《北京市第四次健康素养监测》，北京市卫健委网站，http：//wjw.beijing.gov.cn/wjwh/ztzl/
awjk/awjkjkcj/202112/t20211210_ 2559000.html。

健康，变成"我们"的组团健康。安利（中国）日用品有限公司从 2021 年开始，响应"健康中国"的国家战略，结合 88 年来在全球营养保健食品领域的经验，顺应公众对美好生活的迫切需求，提出了大健康战略，全方位布局大健康赛道，着力打造成为"全面健康的推动者"，帮助人们过上更健康、更美好的生活。

在公司总部大健康战略指导下，安利（中国）日用品有限公司北京分公司（以下简称"安利北京分公司"）依托北京阳光消费大数据研究院发布的《大健康生活方式调查报告》①，对北京市居民的健康生活方式进行分析，发现问题、开展健康素养提升活动、累积经验，以期为北京市开展健康中国行动普及推广工作提供参考意见。

一　健康生活方式调查

通过开展健康生活方式问卷调查，深入了解北京市民的健康现状、对健康生活方式与行为的认知程度、对运动健身及膳食营养等健康知识的熟悉情况，以及对健康生活方式与相关知识的困惑和需求情况，分析原因并提出针对性建议，从而为消费者提供更加专业、科学的健康科普知识，为进一步提升和完善公众的总体健康素养水平和健康状况做出积极贡献。

（一）调查方式

本次调查主要采用线上和线下问卷相结合的调查方式，通过消费者网等网络渠道以及邀请志愿者向北京市各区发放调查问卷，最终收回有效调查问卷 2492 份。本次调查还邀请部分专家学者及群众代表，对前期调查结果进

---

① 《大健康生活方式调查报告》是由北京阳光消费大数据研究院负责数据调研及编写。该院是由我国市场消费领域专家学者创办的专业市场消费大数据研究机构。研究院依托中国法学会消费者权益保护法学研究会和大学院校等研究机构、中国消费者权益保护组织网以及全国各大主流媒体资源，对全国消费市场进行跟踪、调查，并利用大数据技术进行研究分析，专业提供全面、客观、公正的调查和研究结果，具有丰富的消费者权益保护工作研究经验和较强的数据分析能力。

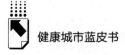

行研讨论证，找出问题，分析原因，共同探讨提升公众健康意识和科学素养的举措和建议。

（二）调查结果

本次调查自 2021 年 3 月 24 日启动，截止于 2021 年 4 月 2 日。调查结果显示，公众对自身的健康问题普遍比较关切，希望提高或改善免疫健康、精神/体力健康、肠胃健康及睡眠健康等健康问题；对健康生活方式与行为具有较高程度的认知，多数人都能意识到饮食不规律、缺少睡眠、缺乏运动、压力过大、挑食偏食以及不吃早餐等不良习惯会削弱自身的免疫力；饮食习惯方面大部分比较规律，但多数人每天摄入的食物种类数量有限，对通过适量补充营养素以改善健康的作用方面认知还有不足。具体调查结果如下。

1. 被调查者以18~45岁中青年为主，其中女性居多

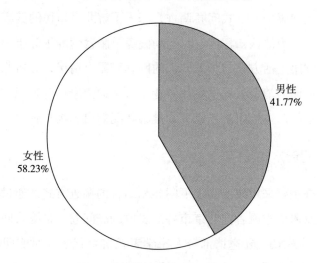

男性
41.77%

女性
58.23%

图1　被调查者的性别分布情况

调查结果显示，在 2492 名受访者中，男性受访者 1041 人，占比 41.77%；女性受访者 1451 人，占比 58.23%。女性受访者明显多于男性受访者（见图 1）；而且，被调查者年龄以中青年居多，18~45 岁被调查者占

63.32%，46~60 岁被调查者占 24.96%，60 岁以上被调查者占 7.50%，18 岁以下被调查者占 4.21%（见图 2）。

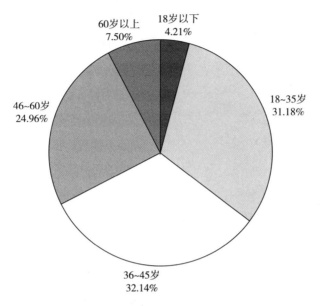

图 2　被调查者的年龄分布情况

2. 近七成被调查者表示有经常吃早餐的习惯

调查结果显示，有 69.70%的人表示经常吃早餐，21.35%的人表示偶尔吃早餐，8.95%的人表示没有吃早餐的习惯（见图 3）。这说明，当前多数公众都能意识到按时吃早餐的重要性，并坚持这种健康的生活方式。但不容忽视的是，仍有超过 30%的人在日常生活中不吃早餐或偶尔吃早餐，这说明还有相当多数的公众对于吃早餐这种健康生活方式的认知、意识或意愿还不是很强，或者出于其他原因无法长期坚持比较规律的吃早餐习惯。

3. 超七成受访者不吃早餐的原因与"时间"有关

对于不吃早餐的原因，调查结果显示，有 38.28%的受访者表示是"没有时间吃"，33.51%的受访者给出的理由是"起床困难户，错过早餐时间"，15.89%的受访者是因为"不知道吃什么"，另有 12.32%的受访者表示"早上不饿，不想吃"（见图 4）。这说明，在没有吃早餐习惯的群体中，

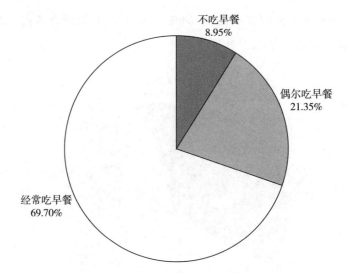

图3 被调查者的早餐习惯分布情况

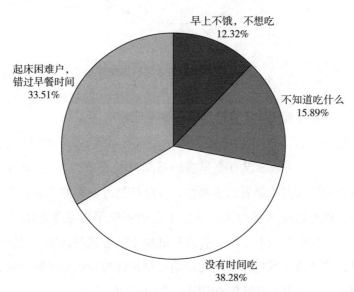

图4 被调查者不吃早餐的原因构成情况

多数人并不是不想吃、不愿吃，而是没有时间吃，即吃早餐的习惯，与个人主观意愿关联性并不是很强，更多还是与现代都市居民的生活节奏快、压力大、熬夜多、时间紧等因素有关，是一种被动的行为。

4. 近七成受访者早餐食物以淀粉类主食及奶类、蛋类、豆类为主

调查结果显示，在受访者早餐食物的构成中，淀粉类主食及奶类、蛋类、豆类所占的比例最高。其中，选择奶类、蛋类、豆类的人最多，占比67.86%；紧随其后的是淀粉类主食，比如面包、花卷等，占比66.73%；除此之外，蔬果类占27.45%、油炸食品占26.61%、烧烤或熏制品占12.60%、坚果类占6.42%；另有7.66%的受访者选择了其他（见图5）。以上数据说明，多数人的早餐食物结构较为健康，既包括以提供能量为主的富含碳水化合物的淀粉类主食，也包括以供应蛋白质为主的蛋类食物，还包括主要用于补充人体所需的钙和微量元素的奶制品和豆制品。与此相比，以为人体供应无机盐和维生素为主的蔬果类及坚果类食物的占比明显偏低，而较为油腻的油炸食品和烧烤或熏制品的占比则有些偏高。这说明，人们对健康早餐的营养结构的认知还有待加强。

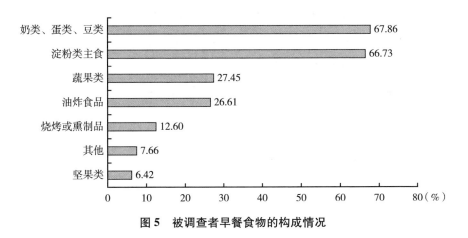

图5 被调查者早餐食物的构成情况

5. 近七成受访者对"高质量的营养早餐搭配"有正确认知

对于高质量的营养早餐搭配应包括的食物类别，此次调查结果显示，有66.13%的受访者认为包括"花卷、豆类、蛋类、奶类、蔬果、坚果"，19.10%的受访者选择"油条、豆浆、蛋类、包子、豆腐脑"，14.77%的受访者选择"面包、火腿、奶类、蛋类、熏肠"（见图6）。上述几项数据与前一项调查结果基本吻合，即总体上有将近七成的受访者，对"高质量的

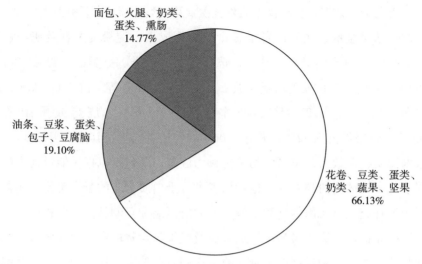

图6　受访者对高质量的营养早餐搭配认知情况

营养早餐搭配"有着较为准确的认知，这说明当前公众的健康意识和科学素养总体较高，但仍有三成多的受访者在这方面存在错误认知或理解偏差，需要进一步加强健康理念的科普和引导。

6. 近六成受访者每天摄入的食物种类数不足12种

每天摄入的食物种类数（不含烹调油与调味品），也是衡量和评定一个人膳食营养水平的一项指标数据。调查显示，有56.74%的受访者，每天摄入的食物种类数量不足12种，有36.76%的受访者每天摄入的食物种类数量超过12种，有6.50%的受访者每天摄入的食物种类能达到25种以上（见图7）。而参照《中国居民膳食指南》，建议我国居民平均每天摄入12种以上食物，每周摄入25种以上的食物。因此此项调查结果说明，当前多数人每天摄入的食物种类数还比较有限，这在一定程度上会影响到一个人合理膳食的营养结构，需要公众在这方面进一步提高认识。

7. 超过一半受访者每天会摄入蛋白质

帮助人体提高免疫力的一个有效途径，就是每天摄入适量的蛋白质。本次调查显示，有53.29%的受访者每天都会摄入一定数量的蛋白质，而剩余的46.71%的受访者，则不能确保每天都会摄入蛋白质（见图8）。这说明，

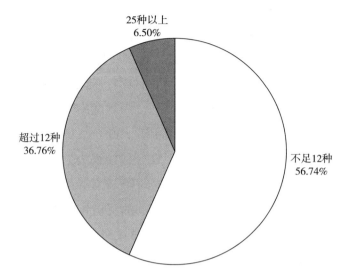

图7　受访者每天摄入的食物种类数分布情况

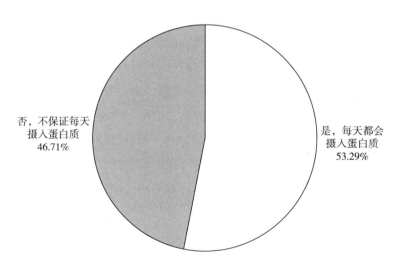

图8　受访者每天摄入蛋白质的分布情况

有超过半数的公众能够意识到每天摄入蛋白质对提高自身免疫力的作用并将其作为一种长期的饮食习惯坚持下来，但与此同时，仍有将近半数的公众或是由于缺乏这方面意识，或是出于其他方面的原因而无法保证每天都能摄入蛋白质。由此可见，今后需要进一步加强对公众的健康教育，增强和提升公

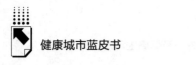

众的健康意识和健康素养。

8. 逾六成受访者最关心"免疫健康"和"精神/体力健康"

调查中，在被问及"您希望提高或改善哪些健康问题？"时，"免疫健康"成为最受人们关注的选项，占比达 62.00%；紧随其后的是"精神/体力健康"，占比 60.55%；排在第三位的是"肠胃健康"，占比 50.36%；此外，有 46.51% 的受访者选择了"睡眠健康"，30.06% 的受访者选择了"体重管理"，27.57% 的受访者选择了"护眼（保护视力）"，26.85% 的受访者选择了"血压/血糖/血脂"，21.03% 的受访者选择了"美容护肤"，9.75% 的受访者选择了"口腔健康"，5.98% 的受访者选择了"脱发问题"，2.77% 的受访者选择了"其他"（见图 9）。这说明，受当前的新冠肺炎疫情影响，人们普遍对自身的免疫健康问题极为重视，对来自精神或体力方面的健康问题高度关注，同时对人们的精神和身体状态影响最为直接的肠胃健康也给予了较多关注。考虑到本次调查的受访对象，大多数是 18~45 岁的中青年，因此现代职场中由工作压力导致的睡眠不足问题和体重管理问题，也成为人们关注度较高的问题。因为参与调查的女性居多，所以美容护肤问题也被提及较多。而"血压/血糖/血脂"问题，则一直是最受中老年人关注的话题。此外，类似口腔健康和脱发问题，同样是当今都市居民日常生活中多发、常见的健康问题。上述调查结果表明，尽管可能由于年龄、性别、职业、身体素质等方面的差异，人们对自身健康的关注重点各有不同，但总体上，当下的城市居民普遍都越来越关注自身的健康问题，并有较强的意愿来提升自身的免疫力。

9. 近四成受访者认为营养素补充对改善健康有作用

如今，随着国民经济收入水平的不断提高，人们对健康的重视程度日益提升，越来越多的人开始选择补充营养素来预防疾病、保持健康。调查显示，有 39.61% 的受访者认为补充营养素对改善健康有作用，有 19.82% 的受访者对此持否定态度，另有 40.57% 的受访者表示"不知道、说不清"（见图 10）。这表明，有将近四成的受访者，通过自身体验、亲朋推荐等方式，已经对营养素有了一定程度的认知和了解，并对此持认可和接受的态

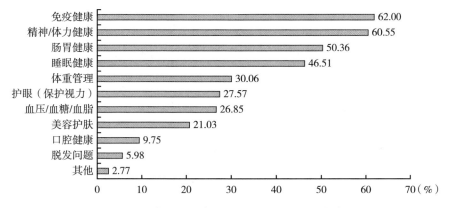

图 9　受访者希望提高或改善的健康问题分布情况

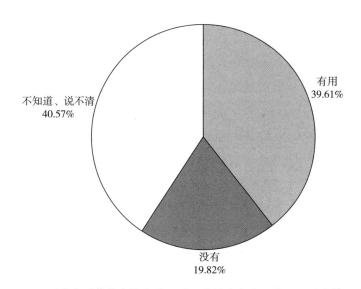

图 10　受访者对营养素补充是否对改善健康有作用的认知分布情况

度；有超过四成的受访者，由于缺乏这方面的亲身体验、直观认知或了解渠
道，暂时没有明确的态度；相比起来，只有不到两成的人，对营养素这种改
善健康的方式，明确持怀疑或否定的态度。由此可见，公众对通过补充营养
素来改善健康的方式，总体上是持积极肯定态度的居多，考虑到参与此次调
查的对象中，以 18~45 岁的中青年人群为主，随着未来健康知识普及力度

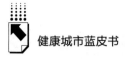

的加大，以及老龄化趋势的进一步凸显，预计能够接受这种健康理念的人群比例可能会逐步增高。

10.近三成受访者考虑服用营养素以保障每日营养均衡

对于"目前是否会考虑服用营养素补充剂，以保障每日营养均衡?"的问题，调查结果显示，有 26.16% 的受访者明确表示"会"；有 38.80%的受访者选择"不会"，但表示会通过日常合理饮食搭配以保障每日营养均衡；另有 35.03% 的受访者表示"不确定"，会根据自身实际情况随时调整（见图 11）。这组调查数据与上一项调查结果也基本吻合。我们可以看到，不论目前是否考虑服用营养素，受访者都明确表示，会通过日常合理饮食搭配以保障每日营养均衡，或者根据自身实际情况随时调整。这说明，人们对保障每日营养均衡这件事本身较为重视，只是根据目前自身的实际情况，相对多数人更愿意选择通过日常的合理饮食搭配，来保障每日营养均衡。

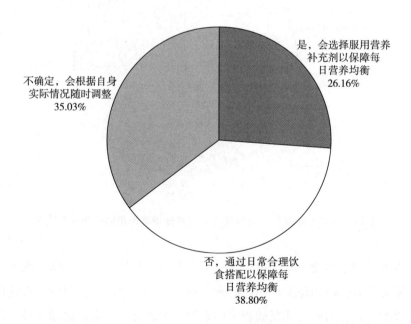

图11 受访者对是否考虑服用营养素补充剂以保障营养均衡的态度分布情况

11. 逾六成受访者购买营养素补充剂会参考价格因素

在被问及"如果计划购买营养素补充剂，会参考哪些因素?"时，有61.84%的受访者主要考虑的是"价格因素"；排在第二位的是"品牌历史"，占比53.73%；紧随其后的是"口感适宜"和"食用方便"，分别占比50.68%和49.16%；另外，有37.96%的受访者更关注"品质保障"，31.26%的受访者会参考"公司实力"，还有1.77%的受访者选择了"其他因素"（见图12）。这说明，商品价格仍是目前人们最关注的话题，是在做决策时考虑最多的一个因素，或者说，是决定人们"健康投入"的一个关键因素；而刨除价格因素外，紧随其后的那些选项，则比较能够真实地反映出人们对产品本身的关注程度，具体包括品牌知晓度、口感、食用方便程度和产品质量。这个梯度表明，有超过六成的受访者并不是很担心营养素的质量问题，也就是说，大多数人的内心里对于营养素的品质性能还是持认可态度的。

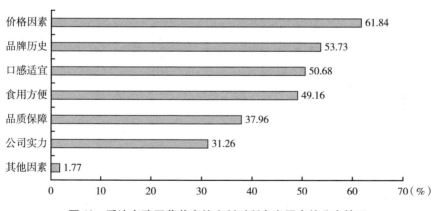

图12 受访者购买营养素补充剂时所参考因素的分布情况

12. 逾六成受访者购买营养素补充剂会首选蛋白质类

在被问及"如果计划购买营养素补充剂，会选择哪些类别?"时，调查结果显示，选择"蛋白质类"的人最多，达到66.05%；其次是"维生素类"，占比64.53%；排名第三的是"膳食纤维类"，占比41.61%；此外，还有34.55%的受访者选择"矿物质类"，2.93%的受访者选择了"其他"（见图13）。以上调查结果，同样也是对前述调查问题的进一步印证。比如

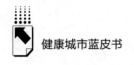

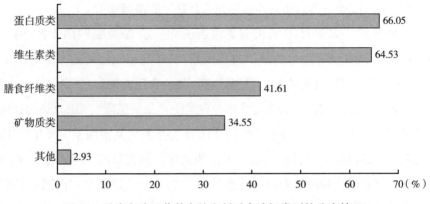

图13　受访者购买营养素补充剂时会选择类别的分布情况

前述调查中，有近五成（46.71%）的受访者表示，不能确保每天都会摄入蛋白质，因此如果要购买营养素补充剂的话，选择"蛋白质类"的人数会排在首位。而在前述另外一项调查中，有近六成（56.74%）的受访者，每天摄入的食物种类数量不足12种，这也就不难理解，为什么会有64.53%的受访者会选择"维生素类"，原因就是——人们普遍担心自己每天摄入的食物种类不足，而导致维生素的缺乏。

13. 近九成受访者每日三餐比较规律

调查结果显示，有67.62%的受访者每日三餐"比较规律"，有20.35%的受访者每日三餐"非常规律"，另有12.04%的受访者是"饥一顿饱一顿"（见图14）。这表明，尽管当今这个时代公众普遍存在工作压力大、生活节奏快的问题，但绝大多数人还是能够保持比较规律的餐食习惯，这也是保障身体健康状态的一个最基本条件。

14. 四成受访者每日能做到饮水规律

关于人们的饮水习惯，调查结果显示，有46.23%的受访者表示是以白开水为主，且每天至少能喝1.5升水（大约3瓶矿泉水）；有40.81%的受访者认为自己喝水不足，称一般只有口渴的时候才去喝；另有12.96%的受访者表示自己"杯不离手，不是咖啡就是茶"（见图15）。这组调查结果表明，有四成的受访者，每日能够做到健康、规律饮水；仍有四成半以上的受

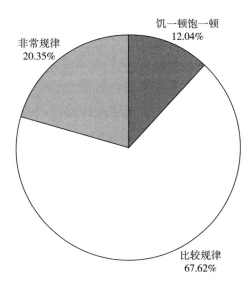

图 14　受访者每日三餐是否规律的分布情况

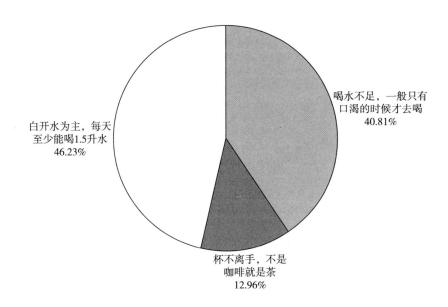

图 15　受访者饮水习惯的分布情况

访者，可能会由于不健康的饮水习惯，而为自身健康埋下隐患；另有一小部分受访者虽然每天"杯不离手"，但是长期甚至大量饮用咖啡和茶。我们知道，人体的组成70%是体液，水与人体的健康息息相关，饮水对于我们的血液循环、营养物质的运输以及排除体内的有毒有害物质来说都是必不可少的。因此，坚持科学、规律的饮水习惯对保持我们的健康至关重要。

15. 逾六成受访者在日常生活中能够做到烟酒不沾

众所周知，吸烟、饮酒这两种嗜好，都会给人体健康以及生命安全带来巨大的威胁。调查中，有63.56%的受访者表示自己在日常生活中"烟酒不沾"，15.85%的受访者表示自己是"二手烟民"，11.84%的受访者称自己是"重度老烟枪"，6.30%的受访者表示自己是"酒精爱好者"，另有2.45%的受访者选择了"烟不离手，酒不离口"（见图16）。这表明，随着近年来控烟限酒宣传力度的不断加大以及"禁烟令"等强制措施的推广，当今大多数人都已经意识到烟酒对人体的危害性，能够做到远离烟酒，尽量保持一种健康的生活习惯。但"二手烟"对公众健康的侵害问题，仍然不容忽视，需要今后继续加大宣传力度，不断增强人们的健康意识。

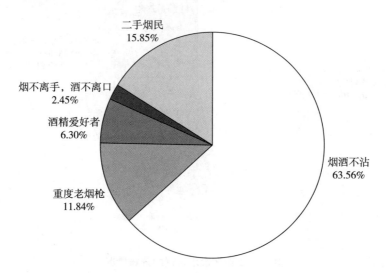

图16　受访者有无吸烟饮酒习惯的分布情况

16. 逾六成受访者存在睡眠不足问题

睡眠是影响健康的另一大因素。调查结果显示，有38.44%的受访者表示作息很规律，基本能保证每晚8小时不间断睡眠；有36.28%的受访者表示长期熬夜，睡眠严重不足；有26.44%的受访者表示晚上睡不着觉，刷手机到深夜；另有8.19%的受访者表示经常性失眠，睡眠全靠安眠药（见图17）。这表明，在当前这种工作压力大、生活节奏快的状态下，有六成以上的受访者可能存在不同程度的睡眠问题，这对于公众健康来说，是一个需要引起重视的隐患和威胁。

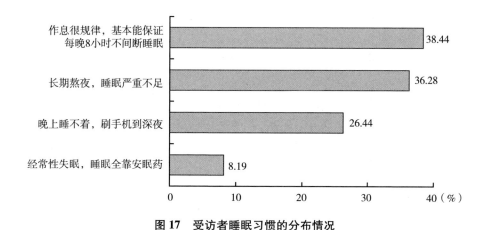

图17 受访者睡眠习惯的分布情况

17. 逾六成受访者认为饮食不规律、缺少睡眠和运动会削弱免疫力

在被问及"哪些习惯会削弱免疫力？"时，调查结果显示，有66.29%的受访者选择"饮食不规律"，66.25%的受访者选择"缺少睡眠"，63.44%的受访者选择"运动量少"，49.80%的受访者选择"压力过大"，39.37%的受访者选择"挑食偏食"，35.39%的受访者选择"不吃早餐"，34.59%的受访者选择"喝水不足"，33.47%的受访者选择"吸烟饮酒"，16.41%的受访者选择"吃盐太多"，9.79%的受访者选择"不经常晒太阳"（见图18）。这组数据表明，有超过六成受访者都认为饮食不规律、缺少睡眠以及运动量少等这些习惯，会明显削弱自身的免疫力，这也能部分反映出

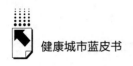
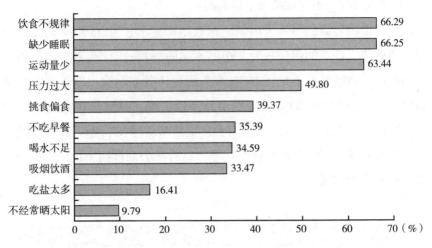

图18　受访者关于哪些习惯会削弱免疫力的认知分布情况

当前公众在"不规律生活习惯"方面的客观现实，说明大多数人都能够意识到这些生活习惯所致的健康问题。

18. 逾六成受访者缺乏运动，每天步行距离不足6000步

保持有规律的运动是有效保障健康体质的重要途径。调查结果显示，目前有34.71%的受访者只是偶尔运动，基本只能确保每周一到两次的集中锻炼；有30.26%的受访者表示自己很少运动、久坐不起、缺乏锻炼；有29.21%的受访者经常运动，每天步行能够达到6000步以上；另有5.82%的受访者酷爱运动，能够达到每周至少5次中等强度运动，每次至少30分钟（见图19）。这组数据说明，当前有六成以上的受访者没有养成长期规律的运动习惯，运动量偏少，缺乏锻炼。这在国家积极倡导"全民健身"的今天，尤其需要引起广大公众的重视。

19. 近半受访者表示不考虑通过加入运动健身社区增加运动量

在被问及"是否考虑通过加入运动健身社群，适当增加运动量？"时，调查结果显示，有46.31%的受访者表示完全没有考虑；29.21%的受访者表示有过考虑；24.48%的受访者表示目前不确定（见图20）。这说明，尽管当前公众普遍都已经意识到运动习惯对提升人体免疫力的作用，但大多数人

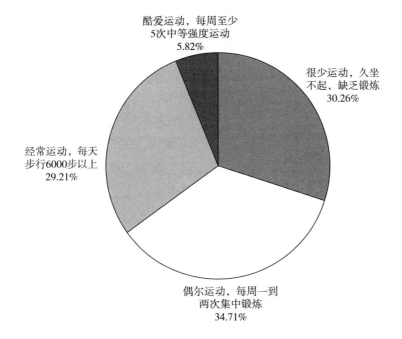

图 19　受访者每天运动量的分布情况

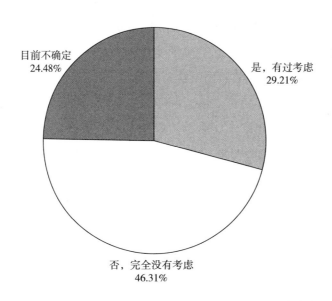

图 20　受访者是否考虑通过加入运动健身社区，适当增加运动量的分布情况

089

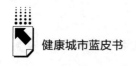

对运动健身方面的重视程度还不是很高，参与运动健身社群的意愿也不是很强烈。公众这方面的健康意识有待于进一步增强。

（三）调查结论

根据本次健康生活方式调查结果，汇总分析得出以下调查结论。

（1）当前多数公众都有按时吃早餐的健康生活方式，但对健康早餐营养结构的认知还有待加强。调查结果显示，有69.70%的受访者表示经常吃早餐，其中近七成受访者早餐食物以淀粉类主食及奶类、蛋类、豆类为主，但仍有三成多的公众在健康早餐营养结构的认知存在错误认知或理解偏差——蔬果类及坚果类食物占比明显偏低，而油炸食品和烧烤或熏制品比例则相对偏高，这说明当前公众的健康意识和理念还有待进一步增强和优化。

（2）超过一半受访者每天摄入的食物种类数相对偏少，近半数受访者不能确保每天都会摄入蛋白质。调查结果显示，有56.74%的受访者每天摄入的食物种类数量不足12种，而参照《中国居民膳食指南》，建议我国居民平均每天摄入12种以上食物，表明当前五成以上的受访者每天摄入的食物种类数还相对偏少；另有46.71%的受访者表示不能确保每天都会摄入蛋白质，说明当前有相当多数人的膳食营养结构可能还不够合理。

（3）人们普遍对"免疫健康"问题高度重视，对来自精神或体力方面的健康问题以及肠胃健康，也给予了较高关注。调查显示，有62.00%的受访者希望改善或提高自身的"免疫健康"，有60.55%的受访者希望改善或提高自身的"精神/体力健康"，有50.36%的受访者希望改善或提高自身的"肠胃健康"，这表明，尽管可能由于年龄、性别、职业、身体素质等方面的差异，人们对自身健康的关注重点各有不同，但总体上，当下的城市居民普遍都越来越关注自身的健康问题，并有较强的意愿来提升自身的免疫力。

（4）近四成受访者认为营养素补充对改善健康有作用，近三成受访者考虑服用营养素以保障每日营养均衡。调查显示，有39.61%的受访者认为补充营养素对改善健康有作用；有 26.16% 的受访者明确表示会考虑服用营养素补充剂，以保障每日营养均衡。这说明，当前公众对通过补充营养素来改善健康的方式，总体上持积极的肯定态度，只是根据目前自身的实际情况，相对多数人更愿意选择通过日常的合理饮食搭配，来保障每日营养均衡。

（5）逾六成受访者购买营养素补充剂会参考价格因素。调查结果显示，如果计划购买营养素补充剂，有 61.84% 的受访者主要考虑的是"价格因素"，除此之外，人们最关注的分别是"品牌历史""口感适宜""食用方便"，相比起来，只有 37.96% 的受访者关注"品质保障"。这表明，有超过六成的受访者并不是很担心营养素的产品质量问题，也就是说，大多数人的内心里对于营养素的品质性能是持认可态度的。

（6）超六成受访者购买营养素补充剂首选蛋白质类。调查结果显示，如果计划购买营养素补充剂，选择"蛋白质类"的人最多，达到 66.05%；其次是"维生素类"，占比 64.53%。这说明，人们更希望通过营养素补充剂来弥补自己每天摄入食物种类不足的问题。

（7）多数人的三餐、饮水习惯较为规律，逾六成受访者能够做到烟酒不沾。调查显示，有 67.62% 的受访者每日三餐比较规律；有 20.35% 的受访者每日三餐非常规律；还有 63.56% 的受访者表示自己在日常生活中"烟酒不沾"。这表明，尽管当今这个时代公众普遍面临工作压力大、生活节奏快的问题，但大多数人还是能够保持比较健康、规律的生活习惯。

（8）睡眠不足和缺乏运动，是当前影响公众健康的重要隐患和威胁，但多数人对这方面的重视程度还不足。调查显示，有 36.28% 的受访者表示长期熬夜，睡眠严重不足；有 26.44% 的受访者表示晚上睡不着觉，刷手机到深夜；有六成以上的受访者比较缺乏运动，每天步行距离不足 6000 步。这说明，睡眠不足和缺乏运动，已经成为影响公众健康的重要隐患和威胁，且大多数人也能够意识到这些生活习惯所致的健康问题，但对这方面的重视程度还有待提升。

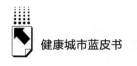
二 国民健康素养提升及健康生活方式推广

面对健康刚需，公众的营养健康观念落实到行动存在不少困难。一方面，信息爆炸的时代，养生保健信息质量参差不齐；另一方面，知易行难，有了知识，行动力跟不上，也无法建立起健康的生活方式。针对这些问题，安利北京分公司多举措开展健康素养提升活动。以实际行动积极践行健康中国战略，努力承担社会责任，为健康北京建设贡献能量和价值。

（一）成立健康促进科普基地

安利依托由中国健康教育中心、中国疾病预防控制中心营养与健康所、中国营养学会等权威机构支持的、已经连续举办 10 年的"营养中国行"科普活动，在全国设立了 78 个"健康促进科普基地"。促进公众养成自己的健康行为和生活方式。位于北京朝阳区三里屯盈科中心的安利北京体验馆就是其中之一。健康促进科普基地向公众提供了一个可进行健康体验和交流的线下科普平台。在基地里可开展多种多样的营养健康科普项目，包括公益营养讲座、健康科普展览、健康生活社群以及免费的体质检测服务。定期举办的健康社群活动，兼具趣味性和实用性，让大众在游戏中轻松掌握营养健康小知识，并代入日常生活中，做自己的健康第一责任人。

（二）普及营养健康观念

1.营养健康知识线上科普宣传

安利北京分公司每年都会举办超百场线上健康科普培训，仅 2022 年 1 至 7 月，在线上就开展健康类培训 86 场，包括肠道健康、儿童营养、健康免疫、骨骼健康、慢病预防等多个热点健康话题，受众覆盖88995人。除了线上自发的健康类培训，安利北京分公司联合北京市徒步运动协会共同成立了"健康专家委员会"，共有 36 名具有营养学知识的专业人士担负起健康公益宣导的职责，合力开展线上《健康会客厅》营养知识宣导栏目，邀请外部专家与健康专委会成员组成"科普搭档",分别从医学与营养角度传递营养健康知识。截止到 2022 年 8 月,已经录制了 11 期,并在北京市徒步运动协会快手政务号、微信公众号、领走者 App、安利北京城市群"小安 in 北京"视频号、"安豆儿"抖音号 5 个平台同步发布,浏览量超过 5.8 万人次,转发量超过 3000 条,为北京公众健康素养提升提供了创新思路。

2."健康生活方式科普大使"线下社区健康宣导

积极响应《健康中国行动 2022 年工作要点》关于"组建健康中国行动'万名宣讲员'队伍,广泛宣传健康理念"的指示精神,联合北京市专业社会团体和智库组织,合作组建"健康中国 我们行动——健康生活方式科普大使"队伍,在全市挑选 5 个社区作为试点,开展健康理念科普宣讲活动,普及营养健康理念,为社区居民量身定制专属营养健康解决方案。

（三）开展健康社群活动

健康社群活动主题涵盖了体重管理、健康丽龄、四季养生、亲子健身、营养早餐等多个方面。通过社交媒体分享个人兴趣、秀出健康生活,用陪伴的方式,与社区群众共同学习、互相监督、彼此鼓励,帮助他们掌握科学的营养健康知识,把知识变成行动,把行动养成习惯。2022 年安利北京分公司还开展了"健康交流体验"活动,邀请北京市医学健康类社会组织,走进安利北京体验馆的健康促进科普基地,通过科普宣讲、互动游戏等社群化的健康传播方式普及健康知识、培养健康习惯,以达到健康促进的目的。

以"体重管理"社群为例,安利北京分公司自 2017 年开始,通过健康生活方式、系统化的健康方案、均衡的营养,助力市民做好体重管理,有超过 1000 名职工获得中国营养学会认证,成为专业的体重管理教练,帮助 13000 人成功减重,减重总数超过 3.5 万公斤。

（四）培养健康专业人才

建立健全安利公司在"大健康赛道"体系:一方面,建立激励机制,不断鼓励所属职工,在立足本职工作的基础上参加各类培训、职称考核评

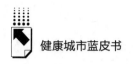

审，提升个人能力；另一方面，升级完善原有健康普及课程，并且引入教育机构平台，为职工提供系统化、专业化的营养健康培训，提升公司营养健康专员的专业能力，为北京开展营养健康素养提升活动储备人才。

1. 鼓励职工参加营养健康顾问培训

安利公司与中国营养学会合作开展"营养健康顾问"专业认证项目，包含初级、中级、高级三级认证，项目内容包括由中国营养学会的营养专家精心打造的系列课程，采取线上培训考核方式，对完成学习课程并考核合格的可颁发"营养健康顾问"证书，截止到2022年7月，安利北京分公司已有2078人获得"营养健康咨询顾问"证书。

2. 鼓励职工报考国家职业技能等级证书

为进一步落实"每个人是自己健康第一责任人"[①] 的理念，为职工提供良好的学习平台和个人提升空间，安利北京分公司在"营养健康顾问"考核培训的基础上，依托系列课程，统一组织、科学统筹，鼓励职工积极参加健康管理师、公共营养师等国家职业技能等级证书报考。截止到2022年7月，已有362名职工获得"健康管理师"三级证书，184名职工获得"公共营养师"三级证书。

（五）养成良好健康习惯

依托由多个权威机构和媒体平台发起主办，安利公司全程支持的"健康中国　我们行动"项目，安利北京分公司与社会组织合作，线上借助"我们行动啦"微信打卡小程序，号召居民组队，每天通过打卡营养知识、记录健康行为，践行健康生活方式。同时，在北京健康城市建设促进会官方微博、官方公众号号召公众线上组队，打卡学习健康知识、参与健康运动、养成健康习惯，并进行通关测评，最终获取健康生活方式荣誉认证。小程序打卡中设置干预机制和阶段测评，通过公众打卡前后分析比对，最终形成国民健康生活方式白皮书。白皮书将针对整体以及分地域、分人群的健康痛点

---

① 《习近平关于社会主义社会建设论述摘编》，中央文献出版社，2017，第109页。

难点、健康素养现状、提升方向、健康趋势等给出分析与建议。

此外，开展"健康生活方式体验官"招募计划，通过微信、微博等新媒体形式线上招募1000名健康生活方式体验官。在营养健康专家的指导下，开启为期30天的定制化健康体验。从全面营养、科学定制、健康长效、专业指导四个维度，用数字化和互动体验的形式，让健康生活方式体验官参与其中，结合"健康知识、健康运动和健康生活方式"感受健康塑形的魅力，"营养健康顾问"辅助个性化定制专属体重管理行动方案。在日常生活中逐步改善健康状况。

三 国民健康素养提升及健康生活方式 推广工作未来展望

增强和提升公众健康意识和健康素养水平，这是一项长期工作。需要全社会、政府部门、企业共同携手、推动、引领公众积极践行健康的生活方式。对于未来如何更好地开展国民健康素养提升及健康生活方式推广工作，提出以下几点具体建议。

（1）倡导全民关注健康，传递健康生活理念。相关政府部门、研究机构、社会组织、行业企业及新闻媒体通力协作、形成合力，逐步构建以政府部门为主导、科研机构提供技术支持、社会组织和行业企业共同参与、新闻媒体广泛宣传的健康生活理念科普传播机制，持续加大在健康提升方面的宣传力度，向公众积极传递健康的餐食知识和生活理念。

（2）人人重视营养膳食，全面提高免疫健康。利用各类媒介宣传以及公益活动推广，让广大公众充分意识到合理的膳食结构对自身免疫健康的重要性，认真学习膳食知识、掌握膳食搭配技能，科学制定营养计划，从改善膳食营养结构开始，全面提升自身的免疫力。

（3）三餐规律烟酒不沾，养成健康生活习惯。尽管当今时代公众普遍面临工作压力大、生活节奏快的问题，但多数人的三餐、饮水习惯较为规律，逾六成人能够做到烟酒不沾。特别是在全国各地纷纷出台"禁烟令"

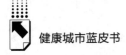

的当下，我们希望，全民都能够关爱健康从我做起，主动远离烟草和酒精的侵害，养成健康、规律的生活习惯。

（4）按时睡眠勤于锻炼，积极参与全民健身。睡眠不足和缺乏运动，已经成为当前影响公众健康的重要隐患和威胁，但多数人对这方面的重视程度还远远不够。为了增强国民健康体质，多年来我国政府一直在大力推进全民健身计划，我们倡议广大公众都能行动起来，重视睡眠问题，加强体育锻炼，积极参与健身活动，努力践行健康生活。

（5）按需合理补充营养，注重产品品质保障。多数人在选购营养素补充剂时，主要考虑的是价格因素、历史品牌、口感适宜及食用方便，而非产品的品质保障。这一方面说明目前多数公众对营养素这种产品性能的接受程度较高，但另一方面，我们建议消费者不管是在选择食品还是药品时，首先最应关注的还是产品的质量、品质、功效，要按照自身的实际需求，合理补充营养。

健康服务篇
Healthy Service

B.6
中国基层高血压管理模式研究
——基于卫生体系的视角 *

王尧　秦廷廷　乔昆　白欣苑　李星明**

摘　要： 基层是高血压管理与控制的重要关口，探索有效的基层高血压管理模式尤为重要。对我国现阶段成效较好的基层高血压管理典型模式进行分析可知，在领导治理层面，基层高血压管理工作的开展主要依托于家庭医生签约服务，与多部门的协同联合管理；在服务供给层面，为患者提供全专融合服务可充分满足其医疗需求；在卫生人力层面，社区全科医生是基层高血压管理工作开展

---

* 基金项目：世界卫生组织"卫生体系视角下中国基层高血压控制与管理现状及政策建议研究"（世卫注册号：2021/1171011-0）。

** 王尧，首都医科大学公共卫生学院社会医学与卫生事业管理专业在读硕士研究生，研究方向为健康管理理论与实践；秦廷廷，首都医科大学公共卫生学院 2021 级博士研究生，研究方向为健康管理理论与实践；乔昆，首都医科大学公共卫生学院社会医学与卫生事业管理专业在读硕士研究生，研究方向为健康管理理论与实践；白欣苑，首都医科大学公共卫生学院社会医学与卫生事业管理专业在读硕士研究生，研究方向为健康管理理论与实践；李星明（通讯作者），博士，首都医科大学公共卫生学院教授，主要研究方向为健康管理理论与实践。

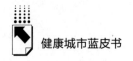

的主力，通过绩效考核按劳分配可提高其工作积极性；在卫生筹资方面，对患者在基层就诊给予医保报销倾斜支持；在药物可及性方面，基本医疗设备及高血压基本用药在基层均有配备，但尚不能满足患者个性化需求；在卫生信息系统方面，区域医疗卫生信息平台的建设可实现签约居民健康信息共享与协同，但各业务系统间的壁垒仍制约着基层高血压管理工作的开展。为进一步提升基层高血压管理水平，应尽快提升基层卫生综合治理能力与基层卫生服务供给能力，加强基层卫生人员能力建设，改革医保报销与支付方式的相关制度，改善基层高血压治疗的药物和设备条件，并通过信息化建设基层赋能高血压管理。

关键词： 卫生体系　高血压　基层慢病管理

高血压是影响我国居民健康最常见的慢性非传染性疾病，也是心脑血管疾病最常见、最重要的危险因素。[①]《中国心血管健康与疾病报告 2020》显示，我国高血压患者已达 2.45 亿。[②] 高血压患病率逐年上升、疾病迁延不愈与其所带来的严重并发症，给个人和社会带来了沉重的疾病负担。[③] 近年来治疗手段水平显著提升，但我国高血压控制率仍处于较低水平，我国 18 岁及以上成年人高血压知晓率为 46.9%，治疗率为 40.7%，控制率为 15.3%，接受治疗的患者控制率也仅为 37.5%。[④] 而基层正是高血压管理与控制的重要关口，基层高血压管理能力直接影响着管理效果。

---

① 刘力生：《中国高血压防治指南 2010》，《中华高血压杂志》2011 年第 8 期。
② 中国心血管健康与疾病报告编写组：《中国心血管健康与疾病报告 2020 概要》，《中国循环杂志》2021 年第 6 期。
③ Mills K. T.，Stefanescu A.，He J.，"The Global Epidemiology of Hypertension"，*Nature Reviews Nephrology*，5，February 2020.
④ 王增武等：《我国高血压流行新特征——中国高血压调查的亮点和启示》，《中国循环杂志》2018 年第 10 期。

卫生体系（Health System）是由以改善健康为主要目的的所有组织、机构、资源和人员组成，涵盖努力影响健康决定因素和直接改善健康的各类活动。[①] 卫生系统通过公共卫生行动和卫生保健服务相结合，提供预防、促进、治疗和康复等干预措施。根据世界卫生组织的框架设置[②]，卫生体系可分为领导治理、服务提供、卫生人力、卫生筹资、药物可及性以及卫生信息系统六个维度。六个维度间相互作用以加强卫生体系建设，如领导治理和卫生信息系统为卫生体系奠定基础，卫生筹资和卫生人力是卫生体系的关键投入部分，而服务提供与药物可及性反映卫生体系的直接产出，即健康服务的提供和分配。

随着近几年基层卫生服务体系建设的逐步推进，信息化技术与手段的不断提升与优化，我国基层慢性病管理发展迅速，涌现出一批各具特色的基层慢病管理新模式。本研究基于文献研究和专家访谈，分析我国当前基层高血压控制与管理的现状、存在的问题，选取现阶段我国基层高血压管理成效较好的模式，分析总结基层高血压管理的典型经验，为我国高血压管理模式优化提供政策建议。

一　中国基层高血压管理现状

高血压（hypertension）是指以体循环动脉血压（SBP 和/或 DBP）增高为主要临床表现的心血管综合征，长期高血压是冠状动脉疾病、心脏衰竭、慢性肾脏病及痴呆症等病症的主要危险因子。2019 年全球疾病负担研究结果显示，SBP 升高在全球导致死亡人数达到 1080 万，在所有 87 种危险因素中位列第一，其中中国约有 260 万死亡归因于 SBP 升高，占比 24.4%。[③] 中

---

① *World Health Report* 2000: *Health Systems Performance Assessment*, Geneva, World Health Organization, 2000（http：//www. who. int/whr/2000/en/index. html, accessed 26 April 2010）.

② World Health Organization, *Monitoring the Building Blocks of Health Systems*: *A Handbook of Indicators and Their Measurement Strategies*, WHO, 2010.

③ GBD 2019 Risk Factors Collaborators, "Global Burden of 87 Risk Factors in 204 Countries and Territories, 1990-2019: A Systematic Analysis for the Global Burden of Disease Study 2019", *Lancet*, 2020, 396（10258）: 1223-1249.

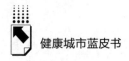

国高血压调查（CHS）同样显示，2018年我国18岁及以上年龄人群高血压的加权患病率为23.2%，高血压总患病人数多达2.44亿人。[①] 高血压已成为我国严重的公共卫生问题，给社会带来了沉重的疾病经济负担。

近年来，我国出台多项政策积极推进高血压的管理与控制工作，高血压患者的知晓率、治疗率和控制率持续提升，但仍与健康中国行动的预期目标有较大差距。[②] 由于高血压管理涉及复杂生理、心理和社会因素，需要把高血压管理置于整个卫生体系和社会环境下，努力调动个人、社会、政府和卫生部门的资源，全面加强高血压患者健康管理，努力提高管理效果。基层医疗卫生机构作为高血压管理的"主战场"，其管理水平直接影响我国高血压以及心脑血管疾病的管理效果与发展。综合文献研究与专家咨询结果，我国目前已取得一定效果的基层高血压管理模式分别为以社区为主家庭医生签约服务管理模式、基于医共体的三级纵向管理模式、以病人为中心的慢病共病管理模式、"医疗服务+公共卫生"医防融合管理模式等。

（一）以社区为主家庭医生签约服务管理模式

家庭医生签约服务是我国当前医疗卫生改革工作的重点，是实施分级诊疗、合理利用医疗资源、保障群众健康的重要途径，也是实现"健康中国2030"战略的基石。家庭医生签约服务是指以全科医生为核心，以家庭医生服务团队为支撑，通过签约的方式促使具备家庭医生条件的全科（临床）医生与签约家庭建立起一种长期、稳定的服务关系，以便对签约家庭的健康进行全过程的维护，为签约家庭和个人提供安全、方便、有效、连续、经济的基本医疗服务和基本公共卫生服务。[③]

---

① Wang, Z., Chen, Z., Zhang, L., et al., & China Hypertension Survey Investigators, "Status of Hypertension in China: Results From the China Hypertension Survey, 2012-2015", *Circulation*, 2018, 137 (22), 2344-2356.

② 《健康中国行动（2019—2030年）》，中国政府网，http://www.gov.cn/xinwen/2019-07/15/content_5409694.htm。

③ 姚银蓥等：《我国家庭医生签约服务现状的系统评价》，《中国卫生事业管理》2019年第3期。

作为全国家庭医生签约服务的先行者和探路者，安徽省铜陵市义安区在紧密型县域医共体建设的基础上，打造"1+1+N"家庭医生签约高血压管理服务模式，组建由1个全科医生、1个专科医生、N个多学科专家组成的家庭医生服务团队。根据签约居民健康需求，实施个性化签约服务，提升多元化服务水平。该模式实行以来，铜陵市城市社区卫生服务机构服务能力与服务量均呈上升趋势，社区机构家庭医生规范服务率不断上升，诊疗服务能力显著提升。①

北京市朝阳区借助区域医联体的发展，打造以家庭医生签约服务为核心的"医—护—助"高血压管理模式。在上级医院专家的指导下，基层医疗机构不断完善慢病、专病的规范化管理流程，通过信息技术手段拓展患者信息共享渠道，为广大签约患者提供优质服务，在方便患者就诊的同时，也带动了基层团队慢病防控能力及管理技能的提升。在该模式的实行下，患者获得了高效、便捷、智能的高血压管理服务，患者满意度与信任度不断提升。

（二）基于医共体的三级纵向管理模式

医共体是实现分级诊疗的重要路径，它是以政府主导统筹规划为原则，按照网格化，根据不同医疗机构的功能、定位、级别，然后组建成一个联合体。在联合体内，形成以人为本、以病人为中心的全链条、连续化的医疗服务。

县域医共体被列入新医改的重点举措后，全国各地各级医疗机构纷纷响应，现如今已经建成各具特色的医联体三级纵向管理模式。2016年起，杭州市拱墅区试行以居民健康为中心，以签约家庭医生为基础，以区域医共体为支撑的"1+1+1+X"全科医生签约管理模式，打造由专家医生（牵头医院专科医生）、首席医生（社区全科医师）、签约助手（社区护理人员）以

---

① 杨金侠：《以家庭医生签约为抓手　构建整合型健康服务体系》，《中国卫生》2021年第11期。

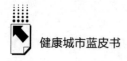

及社区责任团队组成的签约管理团队，通过线上进行工作指导与沟通，为签约居民提供及时的诊疗服务。

在该模式的实行下，一方面，调动全科医生服务团队的积极性，制订全科医生服务团队的绩效考核与激励分配方案，合理确定全科医生服务团队签约服务费的构成及支付方式，将签约服务费真正落实到全科医生服务团队上；另一方面，在与上级医疗机构医生的沟通协作中，不断提升基层医疗卫生机构的服务能力。此外，充分利用各种媒体（尤其是自媒体），向广大人民群众和医务人员宣传全科医生签约服务，做好相关政策解读，使人民群众和医务人员主动参与全科医生签约服务。

（三）以病人为中心的慢病共病管理模式

近年来，随着经济发展带来的人民生活水平的提高，人群慢性病的共病现象愈发普遍。基于流行病学与公共卫生学的视角，世界卫生组织于2007年将共病（Multimorbidity）一词定义为同时患两种或多种慢性病。慢性病一旦产生是不可治愈的，慢性病共病更甚，需要连续管理进行干预控制。山东省根据《健康中国行动》和《山东省基层医疗卫生服务能力提升行动三年规划》要求，在全省范围内开展"三高共管 六病同防"的慢性病管理试点工作。"三高"是指"高血压、高血糖、高血脂"，即心脑血管疾病的三大重要危险因素。"三高"共管将三种慢性病综合管理，可显著降低心脑血管事件的发生，产生"一加一大于二"的预防效果。[1]

2018年起，山东省青岛市城阳区开始探索糖尿病、高血压和高血脂患者"三高共管"模式，逐步建立起相应的签约服务收付费、医保支付及队伍建设政策体系，取得了一定成效。该模式基于自主开发的慢病管理互联网系统，打造一体化的慢性病三级服务体系，对患者实行同质化管理。[2] "三

---

[1] 陈伟伟、马丽媛：《心血管疾病防治的关键是危险因素的"三高共管"》，《慢性病学杂志》2017年第8期。

[2] 饶小胖、徐美华、王鹏：《探索医防融合，三级协同，"三高"共管慢性病管理新模式》，《糖尿病之友》2022年第3期。

高之家"是一体化体系的基础工作单元,依托于社区家庭医生团队,为患者提供持续慢病管理。"三高基地"是一体化体系承上启下的枢纽,进一步承担区域内慢病患者初级专科中心职责。"三高中心"是体系中的最高级机构,是针对患者的高级专科中心,发挥着体系内部学术、业务、组织管理支撑作用。三级机构各司其职,规范、畅通上下级转诊,以提高"三高"患者的发现、治疗、管理规范化水平,实现患者全过程、全周期健康管理,建立慢性病"预防—发现—诊断—治疗—转诊—随访—自我管理"的防治全链条。

(四)"医疗服务+公共卫生"医防融合管理模式

基层高血压医防融合是国家基本公共卫生服务项目针对高血压患者健康管理提出的发展方向,是推动以疾病为中心向以健康管理为中心转变的有益实践。[1]

2018年起,重庆市沙坪坝区渝碚路社区卫生服务中心开展"管理融、队伍融、服务融、绩效融、信息融"医防"五融合"健康管理服务模式实践,形成了医疗与公共卫生互促共进的工作机制。[2] 在该模式下,社区卫生服务中心打通机构内部顶层各业务领域管理的壁垒,实现"管理融";形成"科室+家庭医生大团队+家庭医生小组"的组织格局,实现"队伍融";形成"登记/挂号→候诊→公共卫生服务→就医"的医防融合就诊流程,实现"服务融";采取"三级管理、交叉考核、自主分配"的方式,形成三级考核体制,实现"绩效融";强化智能建设,信息充分共享,实现"信息融"。通过医防"五融合"健康管理服务模式,该社区服务中心实现了基层全科医生的角色和执业定位转变,进一步改善了群众就医体验,初步形成了上下互动互联的分级诊疗格局,职工和患者满意度均显著提高。

---

[1] 《关于做好2019年基本公共卫生服务项目工作的通知》,国卫基层发〔2019〕52号。

[2] 王显君、唐智友、杨文梅等:《基层医疗卫生机构医防"五融合"健康管理服务模式研究》,《中国全科医学》2020年第31期。

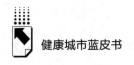

二 基层高血压管理存在的问题与挑战

（一）高血压管理政策及机制链条难以构建

基层高血压管理工作的开展，从健康筛查、签约建档到随访管理、健康教育以及并发病的预防、治疗和康复等，涉及医疗机构、公共卫生等多个部门，各部门之间的相互关系作用错综复杂。各部门都有自己的工作管理办法，且彼此之间缺乏有效的沟通协作，导致患者就诊过程中医疗碎片化现象严重。因此，有关基层高血压管理的多项政策和各部门工作制度之间的衔接仍是需要进一步探讨完善的内容。

（二）患者依从性较差，医患双方供求关系倒置

目前我国高血压管理方面，患者的知晓率、治疗率和控制率欠佳，基层高血压规范化管理水平仍需要进一步提升。在患者对于自己患病认知处于较低水平的情况下，医护人员"早发现早治疗"的高血压筛查难度较大，影响了基层高血压的控制情况。同时，在媒体健康养生栏目乱象丛生的环境下，患者自认为储备了足够的健康知识，从而对基层家庭医生团队信任度不高，部分高血压病患者在接受高血压管理服务时依从性较差，出现了签约居民不配合家庭医生上门随访或患者迫使家庭医生需按其要求提供医疗服务（使用特定药品、医疗检查等）等医患双方供求关系倒置的情况。在我国大力推行家庭医生签约服务模式的背景下，高血压患者的家庭医生签约覆盖率虽有大幅度提升，但诸如定期随访等规定内的签约服务尚未能落到实处。

（三）基层卫生人力不足，团队内部分工不清晰

基层卫生人力资源的质量和数量是决定基层卫生事业发展的关键。有诸

多学者的研究表明①，我国基层高血压患者管理工作难度较大，主要原因在于基层医疗卫生人才严重缺乏。根据《2020 年我国卫生健康事业发展统计公报》相关数据，部分社区卫生服务中心和基层卫生院人才缺口巨大，甚至出现无执业医师资格和执业护士资格的情况。我国仅城市社区卫生服务机构对全科医生的需求就有近 10 万人的缺口，医疗资源分布匮乏的农村地区更甚。基层从事慢病管理工作的全职医务人员比例下降，超负荷工作的基层医务人员比例提升②，基层医疗卫生机构普遍面临着人才"不愿来、留不住和发展难"的困境。基层卫生人员需求量较大，基层医务人员的培训、进修需求未能得到充分满足，基层职称晋升机制不健全均使得医务人员的工作积极性不高。

在基层高血压管理实际工作中，部分地区的家庭医生团队内部存在分工不清晰的问题，家庭医生团队中的全科医生通常承担着较大的工作量。团队内部权责上的推诿会导致医务人员在开展高血压随访、指导患者用药以及个性化健康干预时有心无力，导致居民对基层医务人员的信任程度降低，对高血压管理工作参与率低，高血压规范管理率、控制率随之降低。

（四）基层高血压管理服务费用支付存在困难

目前，基层高血压管理服务还未确立单独的费用支付标准。而这面临的主要问题是在基层高血压管理服务工作开展的过程中，家庭医生签约服务所涵盖的基本医疗服务项目可由机构医保基金承担，而其中的基本公共卫生服务项目从基层机构基本公共卫生服务专项经费中列支，公共卫生服务尚未被纳入医保报销范围。基层高血压管理工作既涉及医疗服务，又涉及公共卫生预防保健，在医防融合的服务提供下，基本医疗服务与基本公共卫生服务费用上的分裂为实际工作的开展带来一定的不便与困扰。

---

① 易国里、杨铭：《基层卫生人才现状及探讨》，《中国卫生产业》2012 年第 25 期；李娇娇、孔凡磊、聂婉颖：《我国基层卫生人才队伍建设现状与思考》，《中国农村卫生事业管理》2020 年第 12 期；高文翠：《基层高血压防治现状与健康管理对策》，《全科口腔医学电子杂志》2019 年第 11 期。
② 朱晓磊等：《2012 和 2015 年中国 8 省基层医务人员慢性病管理工作情况》，《中国慢性病预防与控制》2019 年第 3 期。

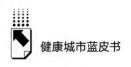

（五）基层高血压用药受到一定限制

基层医疗卫生机构高血压日常用药还存在一些困难。医保目录中的高血压基本药物在基层虽有配备，但种类与数量有限，仍有一定的改善空间。同时乡镇基层医疗机构中的高血压基本药物可及性低于城市基层医疗机构①，部分地区县级与乡镇两级高血压药品提供存在差异，部分高血压治疗药物难以在乡镇社区卫生机构购买，偏远地区或经济欠发达地区的药物可及性较低。

大多高血压患者为中老年群体，常面临着身患多种慢性病需要同时服用多种药物的情况，基层家庭医生尚不能全面掌握其就诊用药状况，难以对其多重用药情况做出合理判断。高血压患者个性化的用药需求在基层尚未得到满足，部分特殊药品仍需要前往上级医院单独开具。部分药物可在基层配备但不能开具长处方，也为患者带来一定负担。

（六）各部门间卫生信息系统尚未完全互联互通

在实际工作中，基层高血压管理面临着各系统间不兼容的问题。公共卫生系统、医疗服务系统、医疗保险信息平台之间尚未能实现互联互通，各系统间的壁垒造成了各个部门间的信息不对称，同时也给基层医务人员带来了大量的重复录入工作。信息系统操作繁琐导致医务人员满意度不高，信息的真实性、及时性、可获得性以及医务人员的信息利用能力均有待提高。

三　基层高血压管理经验与策略

（一）领导治理

现阶段基层高血压管理工作开展主要依托于家庭医生签约服务。我国家

---

① 喜杨等：《不同基层医疗机构中高血压基本药物的可及性调查》，《中华高血压杂志》2021年第 9 期。

庭医生签约服务自 2016 年 6 月 6 日起试行，工作重点在于签约服务的方式、内容、收付费、考核、激励机制等方面实现突破，优先覆盖老年人、孕产妇、儿童、残疾人等人群，以及高血压、糖尿病、结核病等慢性疾病和严重精神障碍患者等。[①] 家庭医生是为群众提供签约健康服务的第一责任人，为签约居民提供基本医疗服务及公共卫生服务，可在就医、转诊、用药、医保等方面对签约居民实行差异化的政策。本研究中发现各基层高血压管理模式实际工作的开展均以家庭医生签约服务为载体，在实行中积极推进、不断完善家庭医生签约管理制度，为患者提供个性化的高血压管理服务。

此外，多部门合作是基层高血压管理工作的基础条件。社区慢性病防控的多部门合作是指社区在开展慢性病防控过程中，对于相关部门之间形成的具体分工合作、运作流程、诸要素之间的相互作用和关系等规定。[②] 基层高血压管理网络中，横向合作机制或纵向合作机制的不健全很大程度上影响了基层高血压管理效果。通过对本研究中各管理模式的分析发现，多部门、多机构之间能够达成有效合作的重要举措是建立利益共同体，通过收益共享、风险共担的方式，强化部门机构间的协同合作。由此，在区域医疗体系中整合优质医疗资源下沉基层，分级诊疗制度上建立畅通的闭环双向转诊平台，达成了对于高血压患者的上下联动协同管理。区域医共体的有效互通，在提升基层高血压管理水平的同时，使得基层卫生服务机构的内部管理能力与整体医疗服务水平也得到逐步提高。

（二）服务提供

为患者提供医防融合服务以满足其个性化医疗需求是基层高血压管理服务的大势所趋。将健康管理服务融入日常诊疗中，针对高血压患者健康状况和需求，制定不同的个性化服务，有选择地进行健康评估、康复指导、上门

---

① 《国务院医改办印发〈关于印发推进家庭医生签约服务指导意见的通知〉》，国医改办发〔2016〕1 号。

② 李星明：《社区慢性病健康管理多部门合作：理论、实证与模式》，中国协和医科大学出版社，2016，第 11 页。

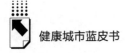
指导、家庭护理、中医治未病服务、可穿戴设备远程健康监测等。充分利用线上互联网资源，建立辖区"病友"群，开展同伴教育，强化患者高血压自我管理。设计开发线上智能平台，让患者健康信息随时随地触手可及。

在区域医共体的建设与推动下，基层高血压管理工作得到了上级医院的大力支持与帮助。上级医院通过定期委派专科医生基层坐诊或在基层开设联合门诊等形式，在为患者提供高质量医疗服务的同时，提升基层高血压管理规范化水平。此外，基层医疗机构还拥有一定比例的上级医院预约挂号、预留床位等资源，方便签约患者优先就诊和住院，打造分级诊疗就医格局，畅通绿色转诊通道。

近年来，基层医疗卫生机构对于辖区内的健康科普与健康监测工作愈发重视，基层高血压管理关口前移。通过定期开展社区健康科普讲座、微信公众号健康科普推送、健康"五进"活动等方式为辖区内居民普及健康知识，增强居民健康意识。加强对于辖区内居民的血压监测，发现异常情况进行及时的治疗、转诊、随访，并纳入基层高血压管理。

（三）卫生人力

现阶段基层高血压管理工作主要由家庭医生团队承担。在本次研究的各管理模式中，家庭医生团队的构成上有些微不同，家庭医生（社区全科医生）与社区护士（签约助手）是各团队构成的必选项，公卫人员（防保医生）、上级专科医生、药剂师、中医医生等多学科专家则是根据各地实际情况有选择地纳入家庭医生团队。但各团队内部的分工与权责划分还需要进一步明确清晰。

对于基层高血压管理工作的考核与评价，各地均制订了明确的绩效考核与激励分配方案，以提高医务人员工作积极性，提升高血压规范管理水平。多方位全面客观地评定医生工作情况，优绩优酬，多劳多得。

（四）卫生筹资

对患者来说，通过家庭医生签约服务在基层进行高血压管理，可享受一定的医保倾斜支持。在《关于推进家庭医生签约服务的指导意见》中明确提出了家庭医生签约服务可在就医、转诊、用药、医保等方面对签约居民实行差异化的政策。在各地的实践中，均对签约居民实行了差异化的医保支付政策，例如降低签约居民基层就诊医保报销起付线、提高签约居民基层就诊医保报销比例等方式，降低患者自付比例，减轻患者疾病经济负担。此外，部分地区还通过向签约居民发放一次性用药补助，以进一步增强居民利用家庭医生签约服务的意愿。

对于基层医疗机构筹资机制方面，家庭医生签约服务费是支撑基层高血压管理工作开展的经济支柱。家庭医生团队为居民提供约定的签约服务，根据签约人数按年收取签约服务费，由医保基金、基本公共卫生服务经费和签约居民付费等方式共同分担。具体签约服务费用标准和分担比例由各地根据实际情况确定。各地在实际工作中不断探索，制定合理的签约服务费的构成及支付方式，使签约服务费可以真正落实到家庭医生服务团队。

（五）药物可及性

现阶段基本医疗检查设备在基层医疗机构均已配备，可以满足居民的医疗检查需求。对于基层没有条件完成的医疗检查，可由区域医共体的上级医疗机构给予充分的协同帮助。

对于高血压日常用药，医保目录中的高血压基本药物在基层有配备，但种类与数量有限。面对高血压患者个性化的用药需求在基层尚未得到满足的问题，部分地区为签约患者提供"用药即送"服务，由家庭医生将患者所需药品计入采购目录，基层医疗机构统一采购配置。

（六）卫生信息系统

基层高血压管理工作的顺利开展，离不开信息化手段的支撑。各地管理模式的实行中均构建了区域医疗卫生信息平台，以实现签约居民健康档案、电子病历、检验报告等信息在各级医院间的共享与业务协同，为医患双方提供便利。基层医疗机构配备了远程医疗、即时通信设备，用以与上级医院专

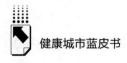

科医生的会诊和技术交流。为家庭医生团队配备专用的辅助工作智能设备，如家庭医生签约服务工作机、智慧语音助手等，方便对于患者进行随访管理工作。

为了签约居民的便捷就诊与持续管理，部分地区利用移动互联网技术为签约患者开发了手机端医疗服务 App，搭建家庭医生与签约居民的交流平台，为健康信息收集、健康咨询、预约诊疗、诊疗报告查询、互动交流、患者反馈、健康管理等服务提供便利。

四　基层高血压管理模式优化政策建议

（一）提升基层卫生综合治理能力

强化区域卫生规划刚性约束，政府要提升基层医疗卫生机构的举办责任主体地位，加大机构建设力度，加大经费投入，努力改善基层卫生服务条件，保障社区居民获得医疗卫生服务的可及性。将基层卫生服务体系建设和服务能力提升摆在政治和战略高度，以推动分级诊疗政策的落实，建立优质高效、上下贯通的整合型医疗服务体系。增强跨部门协作能力，坚持"将健康融入所有政策"的理念，完善基层高血压管理的多部门合作机制，促进慢性病防控工作长期、有效的落实，努力达成"部门—社会—家庭—个人"防病治病的统一体，切实提高慢性病管理质量，提升基层卫生综合治理能力，打造健康社区。

（二）努力提升基层卫生服务供给能力

医共体是目前发展分级诊疗和调整医疗服务就诊秩序的有效手段，在其发展过程中要注重以社区为中心的整合型慢病管理体系建设。加强慢性病综合门诊建设，努力实现高血压与其他慢性病管理的协同整合，构成疾病早期到晚期的全生命、全周期服务过程的协同整合，形成上下级医疗机构信息与利益共享的协同整合。充分利用信息技术手段，推动上下级医疗机构之间的信息共享，发挥公共卫生人员的作用，做实做细高血压患者的随访管理工作。注重患者的个性化服务需求，创新健康教育模式，提升患者自我管理能力。

（三）进一步加强基层卫生人员能力建设

加强基层卫生人员的能力建设，既要通过改革教育制度，完善高校、公共卫生机构、医疗机构之间的人才培养协同机制，增加基层卫生人力供给，又要通过定期培训，强调专长教育，促进全科医生专长化，培养综合型社区护士，提升基层卫生人员的高血压管理能力。通过提高基本工资、加大绩效工资激励力度、落实岗位补贴等措施完善薪酬制度，使基层卫生人员的收入与创造的社会价值和技术劳务价值相匹配，充分激发基层卫生人员慢病管理的活力。

（四）进一步改革医保报销与支付方式制度

加大推进支付方式改革的力度，进一步改革医保报销和支付方式制度，完善"医保总额包干，结余留用"的付费机制，加强对医疗行为的合理引导，增强医疗模式从"以疾病为中心"向"以健康为中心"转变的动力，加大基本公共卫生、预防保健的经费投入，完善基本公共卫生与医保基金统筹补偿机制。同时也需要通过医保报销比例的设置来进一步规范患者的行为，引导患者在基层首诊，提高患者的依从性。

（五）改善高血压治疗的药物和设备条件

改善高血压治疗的药物和设备条件，推行长处方管理，充分发挥物联网的作用，提高乡镇农村高血压基本药物的可及性，设立签约用药申请制度以满足患者的个性化用药需求。加大智慧医疗对于医疗资源较为匮乏的农村地区的支持力度，提升高血压管理设备的科技化水平。同时，要通过健康教育等方式鼓励患者合理用药，减少不必要的浪费。

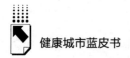
（六）通过信息化建设赋能高血压管理

信息互联互通、相互协同是做好高血压长期持续监测和系统管理服务的重要条件。依托我国目前先进的信息化基础，足以为高血压患者提供个体化服务和精细化管理，但信息壁垒的存在造成了卫生信息"碎片化"。信息化建设赋能高血压管理，一方面要尽快实现基本医疗和公共卫生信息互联互通，使必要的医疗信息能够同步共享，减少患者就医的重复检查、用药。另一方面要提升智慧医疗服务模式的覆盖率，逐步引入智慧健康管理手段，应用"互联网+健康医疗"手段，积极推进高血压患者的分级诊疗工作，构建智慧医疗服务模式，以满足高血压患者的个性化需求。

B.7
安徽省医联体建设效果评估报告
（2019~2021）

杨金侠*

摘　要： 安徽省近年来在省内全面推进医联体建设，对其建设效果进行系统评估，总结成效与经验，发现问题，对于提高医联体建设水平具有重要意义。评估结果显示，安徽省医联体建设取得了阶段性成效，资源整合和共享基本实现，分级诊疗格局初步形成，整合型卫生服务体系初步构建，患者满意度持续提升。但是，在政府主导、配套政策支撑、部门协同、信息化建设、民营医疗机构参与程度等方面仍存在一些问题。在现有基础上，安徽省医联体建设接下来应坚持政府主导，推进政策协同；调整、优化医保支付政策；推进医联体内信息互联互通和一体化建设；发挥监督与考核的引领作用；围绕"以健康为中心"提供整合型健康服务。

关键词： 医联体　健康服务　安徽省

医联体作为我国供给侧结构性改革的探索和"健康中国"战略下区域卫生健康治理的新模式，通过整合医疗资源、发挥技术辐射和带动作用、提升基层卫生机构的医技和服务水平等，使居民获得均等化、同质

---

* 杨金侠，博士，教授，国家卫生健康委基层卫生健康综合试验区四川、安徽两省技术指导组专家，中国农村卫生协会常务理事。主要研究方向为慢性病防控，整合型卫生服务，医保支付，分级诊疗。

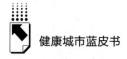

化、一体化的卫生健康服务，对于推进分级诊疗、优化医疗资源结构与
布局、促进卫生工作重心下移和资源下沉、提升基层服务能力等具有重
要意义。①

2017 年国务院办公厅发布的《关于推进医疗联合体建设和发展的指导
意见》（以下简称《意见》）指出，各地要探索分区域、分层次组建多种形
式的医联体，包括城市医联体、县域医共体、专科联盟、远程医疗协作网 4
种主要形式。② 安徽省在《意见》的基础上，制定并下发了《安徽省人民政
府办公厅关于推进医疗联合体建设和发展的实施意见》，在明确主要任务和
加强组织保障的同时提出了医联体建设的阶段性工作目标。为全面了解安徽
省医联体建设情况，科学判断相关建设是否达到预期目标、取得预期成效，
本文对安徽省医联体建设效果进行综合评估，总结医联体建设和发展过程中
的成效与经验，发现存在的问题、障碍等，以期为构建优质高效的整合型卫
生服务体系提供决策依据。

一　医联体建设基本情况

此次评估对象为《安徽省人民政府办公厅关于推进医疗联合体建设和
发展的实施意见》中指出的三类（共有四种）医联体模式，即省内成立的
所有城市（城乡）医联体（城市医联体由城市三级医院联合城市二级医院、
康复医院、社区卫生服务中心等构建；城乡医联体由三级医院联合区域外的
县级医疗机构构建）、远程医疗协作网和专科联盟。按照医联体牵头医院的
差异，本文将医联体分为省属医院牵头构建的医联体和地市级医院牵头构建
的医联体，分别对其组织实施、类别及数量、建设内容等基本情况进行
分析。

---

① 赵锐、高晶磊、肖洁等：《我国医疗联合体建设现状与发展思考》，《中国医院管理》2021
　年第 2 期；
② 《国务院办公厅关于推进医疗联合体建设和发展的指导意见》，国办发〔2017〕32 号。

（一）安徽省医联体建设总体情况

1.医联体组织实施情况

2015~2019 年，安徽省政府及卫健委围绕建设目标、组建形式、分工协作、绩效考核等在省级层面先后出台了各类文件，为全省医联体建设提供了方向、支撑和依据。

安徽省共有 16 个地市。在收集到数据的 11 个市中，9 个市制定了医联体发展规划；9 个市出台了医联体具体运行的相关规定；9 个市制定了对医联体的激励措施；7 个市将部分行政管理职能下放给医联体牵头医院；7 个市建立了不同层级卫健委之间关于医联体运行的沟通协商机制；但仅 4 个市的财政对各级医疗机构的投入渠道和数量发生了改变。另外，4 个地市卫健委在医联体建设方面重视程度较高，组织实施情况较好（见表 1）。

表 1　2019 年各市卫健委关于医联体建设的组织实施情况

项目 地市	医联体发展规划	部分行政管理职能下放给医联体牵头医院	对医联体的具体运行出台相关规定	对医联体的激励措施	财政对各级医疗机构的投入渠道和数量发生改变	不同层级卫健委之间关于医联体运行的沟通协商机制
安庆市	1	1	1	1	0	1
蚌埠市	1	1	1	1	1	1
亳州市	1	0	1	1	0	0
滁州市	1	1	1	1	0	1
淮北市	0	0	0	1	0	0
淮南市	1	0	1	0	0	1
黄山市	1	1	1	1	1	1
六安市	1	1	1	1	0	—
马鞍山市	1	1	1	1	1	1
宿州市	0	0	0	0	0	0
宣城市	1	1	1	1	1	1

数据来源：2020~2021 年开展的安徽省医联体建设效果评估调查。

注："1" 表示有，"0" 表示无，"-" 表示数据缺失。

在治理架构的建立、医联体章程制定、转诊通道的开设、医联体管理专门机构的设立、医联体内信息的互联互通方面,省属医院牵头构建的医联体相对于地市级来说进展速度更快;而在牵头单位派驻管理人员和技术团队到下级医院、医联体内绩效考核与分配方案的制定、医保政策支持等方面,地市级医联体相对于省属医院牵头的医联体来说进展速度更快(见表2)。

表2 各类医联体建设内容进展情况

建设内容	总计 数量(个)/占比(%)	省属医院 数量(个)/占比(%)	地市级 数量(个)/占比(%)
治理架构	141/48.96	81/59.12	60/39.74
医联体章程	133/46.18	80/58.39	53/35.10
转诊通道	177/61.46	85/62.04	92/60.93
专门机构负责相关工作	171/59.38	85/62.04	86/56.95
信息互联互通/信息平台建设	115/39.93	62/45.26	53/35.10
医保政策支持	16/5.56	2/1.46	14/9.27
派遣管理团队和(或)技术团队入驻下级医院	46/15.97	13/9.49	33/21.85
绩效考核与分配方案	20/6.94	5/3.65	15/9.93

数据来源:2020~2021年开展的安徽省医联体建设效果评估调查。

2. 医联体组建的形式与数量

从总体建设情况看,截至2020年底,全省共建有各种形式医联体288家,其中城市医联体53家、城乡医联体62家、专科联盟122家、远程医疗协作网51家。53家城市医联体中,省属医院牵头的有13家(占比24.5%),地级市共40家;62家城乡医联体中,省属医院牵头的有22家(占比35.48%),地级市40家;122家跨区域专科联盟中,省属医院牵头构建87家(占比71.31%),地级市35家;51家远程医疗协作网中,省属医院牵头构建15家(占比29.41%),地级市36家(见表3)。

表3 安徽省医联体建设基本情况

单位：家

	城市医联体	城乡医联体	专科联盟	远程医疗协作网	合计
合肥市	6	6	4	5	21
阜阳市	2	1	1	1	5
淮北市	4	1	1	1	7
淮南市	1	1	1	4	7
六安市	2	3	7	4	16
马鞍山市	3	3	3	5	14
铜陵市	2	4	1	4	11
安庆市	4	4	1	1	10
蚌埠市	6	5	5	2	18
亳州市	2	1	1	2	6
池州市	1	1	1	1	4
黄山市	1	2	2	1	6
滁州市	1	1	2	1	5
宿州市	1	3	2	2	8
芜湖市	3	3	2	1	9
宣城市	1	1	1	1	4
省属医院	13	22	87	15	137
合 计	53	62	122	51	288

数据来源：2020~2021年开展的安徽省医联体建设效果评估调查。

（二）省属医疗机构医联体建设情况

此次共收集到15家省属医疗机构的相关数据（全省共17家省属医疗机构，2家医院因资料不全不纳入此次评估）。

1. 医联体类型和数量

本次共调查了92家省属医院牵头构建的医联体。城市（城乡）医联体20家，其中紧密型9家，松散型11家；专科联盟60家；远程医疗协作网12家。

所有医联体中，制定医联体章程的有74家；有治理结构的75家；有转诊通道的79家；有专门机构负责医联体相关工作的78家；信息互联互通（或有信息平台建设）的60家；医保按医联体单元付费（或有医保政策支

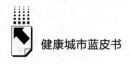

持）的只有 2 家。

2.医联体建设内容

（1）城市（城乡）医联体。20 家城市（城乡）医联体中，9 家出台了医联体章程，10 家建立内部治理架构，11 家开设转诊通道，13 家设有专门机构负责医联体相关工作，13 家派驻管理团队和（或）技术团队到下级医院，5 家具有绩效考核与分配方案，11 家实现信息互联互通。

在所有的 15 家牵头医院中，有 5 家医院牵头构建的医联体在相关制度、架构、章程等的建立方面最为完善，除了未有医保政策支持外，其他均具备；有 2 家医院牵头构建的医联体各方面完善程度较低。

（2）专科联盟。60 个专科联盟中，58 个联盟内部有治理架构，57 家出台了联盟章程并开设转诊通道，54 家有专门机构或人员负责医联体相关工作，38 家创建了信息平台，但仅有 1 家有医保政策支持。

省属医疗机构牵头的专科联盟大多在技术、科研、教学等方面进行指导、交流与合作。如安徽省皮肤性病专科联盟内，牵头医院对下级医院提供慢病管理指导；安徽省心电学专科联盟通过微信公众号等新媒体搭建平台进行联盟内的咨询与交流。

（3）远程医疗协作网。12 家远程医疗协作网中，8 家出台了网络章程，7 家具备治理架构，仅 1 家有医保政策支持。有 11 家同时开设了转诊通道、建立信息平台和专门负责医联体相关工作的机构，有 8 家同时具备网络章程、治理架构、信息平台、转诊通道和专门负责医联体相关工作的机构。

（三）各地市医联体建设情况

1.医联体类型和数量

16 个地级市共建各种形式的医联体 151 家。城市医联体 40 家，其中紧密型 22 家，松散型 18 家；城乡医联体 40 家，其中紧密型 25 家，松散型 15 家；专科联盟 35 家，远程医疗协作网 36 家。

2.医疗机构参与情况

各地市三级医疗机构参与率均较高，有 13 个地市达到 100%，二级医疗机构参与率次之（68.12%），一级医疗机构的参与率最低（53.74%）。有 4 个地市一级医疗机构的参与率低于 10%。民营医疗机构各市参与率均较低，有 5 个地市多年来没有民营医疗机构参与医联体建设（见表 4）。

表 4　2015~2019 年各地市各级医疗机构参与医联体建设情况

单位：%

机构类别	地级市	蚌埠市	安庆市	亳州市	滁州市	淮北市	淮南市	黄山市	六安市	马鞍山市	宣城市	宿州市
三级医院	2015	100.00	100.00	100.00	0	100.00	—	0	100.00	60.00	0	50.00
	2016	100.00	100.00	100.00	0	100.00	—	50.00	100.00	60.00	0	100.00
	2017	100.00	100.00	100.00	100.00	100.00	—	50.00	100.00	100.00	100.00	100.00
	2018	100.00	100.00	100.00	100.00	100.00	—	50.00	100.00	100.00	100.00	100.00
	2019	100.00	100.00	100.00	100.00	66.67	—	100.00	50.00	100.00	100.00	50.00
二级医院	2015	100.00	60.87	66.67	8.33	78.57	66.67	0	60.00	—	100.00	18.75
	2016	100.00	60.87	—	8.33	78.57	62.50	5.88	80.00	—	100.00	18.75
	2017	100.00	60.87	—	66.67	78.57	64.71	5.56	80.00	100.00	100.00	20.83
	2018	100.00	60.87	—	66.67	78.57	76.92	5.56	100.00	100.00	100.00	17.86
	2019	100.00	64.00	—	53.85	78.57	76.92	5.26	100.00	75.00	100.00	15.15
一级医院	2015	56.70	14.46	80.00	0	6.98	33.33	0	80.00	9.17	100.00	0
	2016	57.90	14.37	80.00	0	6.98	33.33	0	80.00	9.17	100.00	1.54
	2017	58.80	14.72	80.00	3.57	6.98	29.41	0	100.00	19.27	100.00	1.54
	2018	63.02	79.75	79.31	5.36	6.98	11.76	0	100.00	19.27	100.00	1.54
	2019	67.46	80.75	79.31	5.36	6.98	35.29	0	100.00	19.27	100.00	1.54
民营医院	2015	10.00	0	0	0	2.64	0.17	0	0.99	0	0.51	0
	2016	9.09	0	0	0	2.64	0.11	0	0.97	0	2.35	0
	2017	6.93	0	0	0	2.64	0.72	0	0.95	0.75	2.23	0
	2018	5.41	0	0	0	3.77	0.24	0	2.65	1.37	2.06	0
	2019	3.89	0	2.32	0	4.15	0.24	0	3.44	2.16	2.00	0.14

数据来源：2020~2021 年开展的安徽省医联体建设效果评估调查。

注："-"表示数据缺失

3. 医联体建设内容

在三类医联体建设中，有 4 个地市构建的所有医联体均制定了内部章程；3 个地市所构建的医联体内部均有治理架构；15 个地市构建的医联体均开设了转诊通道；12 个地市组建的医联体内部均设立专门机构或安排专人负责相关工作；亳州市制定了医联体内部绩效考核与分配方案，并有医保政策支持，且在派驻管理团队和（或）技术团队到下级医院方面也比其他地级市做得更好；铜陵市则在信息化建设方面做得最好。

二 医联体建设成效分析

（一）资源整合和共享基本实现

1. 资源整合稳步推进

2015~2019 年，全省医联体建设在提高药品可及性、起付线减免、统一信息平台、诊疗信息互通、检查检验结果互认、建立共享资源平台、统一采购平台等资源整合方面持续推进（见图 1）。

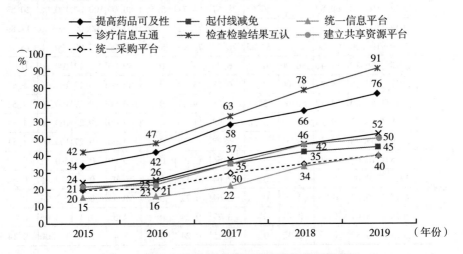

图 1 2015~2019 年实现资源整合的机构数量情况

其中，检查检验结果互认是落实最多的一项举措。截至 2019 年底，在同级医疗机构间实现检查检验结果互认的公立医院增长至 230 家，较 2015 年增长 71.64%；与独立检查检验机构间实现检查检验结果互认的公立医院增长至 139 家，较 2015 年增长 131.67%（见图 2）。

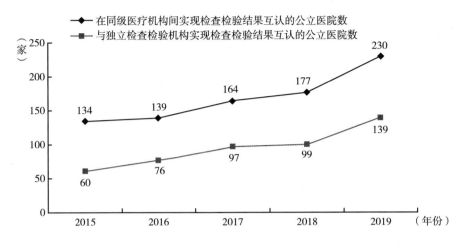

图2 2015~2019年安徽省医疗机构检查检验结果互认情况

分级诊疗信息系统逐步覆盖基层。建立分级诊疗信息系统的乡镇卫生院、社区卫生服务中心分别由2015年的364家、115家增加至2019年的824家、209家，增长率分别达126.37%和81.74%（见图3）。

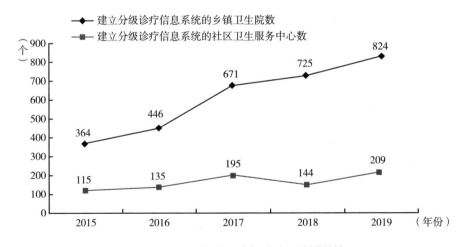

图3 2015~2019年基层分级诊疗系统覆盖情况

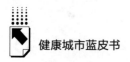
2. 优质医疗资源逐渐下沉

截至 2019 年，牵头医院年平均下派专家人次由 2015 年的 13 人增加至 223 人；年下派专家坐诊天数也在五年内翻了一番，2019 年达 833 天；平均每个牵头医院的医务人员加入下级机构签约服务团队人数由 2015 年的 10 人增至 2019 年的 21 人（见表 5）。

表 5　2015~2019 年样本医联体牵头医院资源下沉情况

项目	2015	2016	2017	2018	2019
年平均下派专家人数（人）	13	75	81	148	223
年平均下派管理人员数（人）	2	4	4	5	8
年下派专家坐诊天数（天）	406	585	722	695	833
平均每个牵头医院的医务人员加入下级机构签约服务团队人数（人）	10	17	19	20	21

数据来源：2020~2021 年开展的安徽省医联体建设效果评估调查。

3. 技术辐射逐步增强

医联体内平均培训费用支出逐年增长，已从 2015 年的 329 万元逐渐增至 2019 年的 549.38 万元，尤以 2018~2019 年的增幅最大（22.78%）；平均每个牵头医院为下级医院提供培训、开展讲座的次数从 2015 年的 32 次增至 2019 年的 108 次；下级医疗机构参与医联体内培训班的人数由 2015 年的 23 人逐渐增至 2019 年的 103 人；另外，下级医疗机构五年共新增三、四类手术 18 种，诊疗能力显著增强（见表 6）。

表 6　2015~2019 年样本医联体内辐射带动情况

项目	2015 年	2016 年	2017 年	2018 年	2019 年
平均培训费用支出（万元）	329.00	353.58	430.22	447.44	549.38
牵头医院帮助下级医院建立新科室数（个）	0	0	1	1	1
牵头医院提供培训、开展讲座的次数（次）	32	29	44	72	108
下级医疗机构参与医联体内培训班的人数（人）	23	39	54	99	103
下级医疗机构三、四类手术新增种类（种）	1	3	6	3	5

数据来源：2020~2021 年开展的安徽省医联体建设效果评估调查。

（二）分级诊疗格局初步形成

医联体组建后，由于明确了各成员单位的功能定位，加之医保等政策的激励引导作用，分级诊疗格局正在逐渐形成。主要体现在三级医院的功能定位逐步回归，县级医院得到了赋能和发展，基层卫生机构服务能力有了一定的提升，双向转诊工作稳步推进。

1. 三级医院的功能定位逐步回归

通过分析样本医联体内 52 家三级医院的各类手术占比、危急重症患者人次数、向下级医疗机构下转病例数等指标，发现三级医院在构建医联体后收治病种结构明显优化，疑难重症救治能力增强。

（1）各类手术人次数占比。从抽取的医联体牵头医院 2015~2019 年各类手术占比来看，自 2015 年以后年平均一、二类手术人次数占比显著下降，由 52.22% 降至 47.30%；年平均三、四类手术人次数占比明显提升，由 39.18% 升至 53.77%（见图 4）。

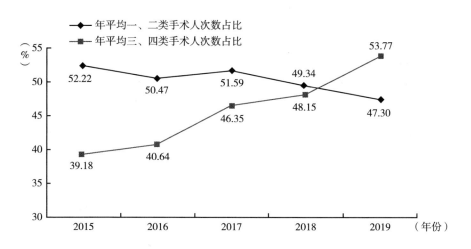

图 4　2015~2019 年样本医联体牵头医院各类手术占比情况

（2）危急重症患者人次数。自 2015 年以来，牵头构建医联体的三级医院在收治危急重症患者人次数方面一直呈逐渐增加趋势。其中，

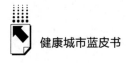

2015～2018 年增幅越来越大，由 9.08% 增至 26.67%。可见三级医院在医联体组建后，收治危急重症患者的比例在提升，其功能定位逐步回归（见图 5）。

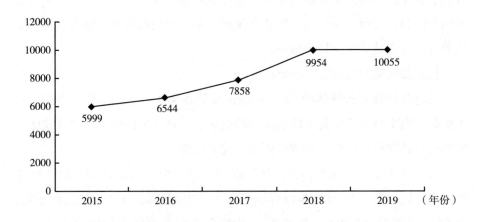

图 5 2015～2019 年三级医疗机构危急重症患者人次数

2. 县级医院得到赋能与发展

通过分析其总诊疗人次、出院人次、三四类手术人次等指标数据，发现医联体成立后，县级医院在牵头医院的技术帮扶与带动下，业务能力得到显著提升。

3. 基层卫生服务能力小幅提升

收集到的 10 个市的基层医疗机构诊疗量数据显示，基层医疗机构诊疗量总体呈不断上升趋势。自 2017 年以来，基层医疗机构的年平均诊疗量由 79041 人次升至 132063 人次，增加幅度也由 24.21% 增至 34.51%。但也有部分地区基层诊疗量下降，可能存在牵头医院虹吸基层病人的情况。

4. 双向转诊工作稳步推进

自组建医联体以后，由二、三级医疗机构下转至基层卫生机构人次数开始逐年增加，且增加幅度较大，2015～2019 年年均增长率达 34.46%。基层上转至上级医院人次数 2015～2018 年持续上升，2019 年略有下降。医联体双向转诊通道较为畅通，上下转诊病人数量逐年增加，但下转病人数量仍低于上转，"上转容易下转难"的问题依然存在（见图6）。

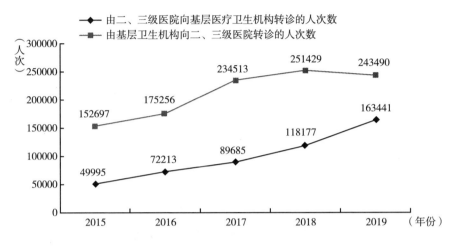

图6　2015~2019年上转及下转患者人次数

（三）整合型卫生服务体系初步建立

基于牵头医院优质医疗资源的下沉以及医防融合机制的建立，安徽省慢性病综合防控初现成效。2015~2019年，安徽省规范化诊疗和管理的糖尿病、高血压患者人数均不断增加，两类慢性病规范化诊疗和管理的患者总数2019年较2015年增长54.01%，规范化诊疗和管理率也处于较高水平，均维持在70%以上。纳入两类慢性病管理的总人数也由2015年的4866632人上升至2019年的7491694人，增长率达53.94%。

（四）患者满意度持续提升

五年间牵头医院和下级医疗机构的患者就医满意度均持续提升。牵头医院患者满意度由2015年的89.40%升至2019年的95.06%；下级医疗机构患者满意度由2015年的87.84%升至2019年的95.63%（见图7）。

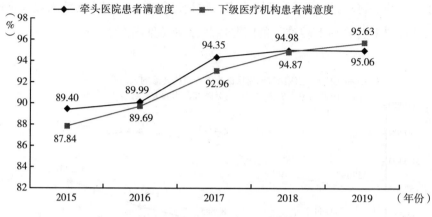

图7　2015~2019年样本医联体患者满意度情况

三　医联体建设中存在的问题

安徽省医联体建设虽已积累了一定的经验、取得了阶段性成效，但是一些深层次问题和障碍仍待破解。主要集中在以下几个方面。

（一）政府主导作用发挥不足

从全省医联体组建情况来看，尚没有形成网格化、区域化管理格局，"各自为政"现象比较突出，部分地区存在"争抢地盘"现象。如省属医院之间组建的专科联盟数量差异很大，除医院自身专科实力外，不排除"先下手为强"的可能；各地市医疗机构参与医联体组建也存在较大差距。此外，部分地区医联体建设形式大于内容，医联体内运行体制机制不健全，无法发挥医联体应有的价值。最后，省属医疗机构牵头组建的医联体占将近全省总数的一半，平均每家牵头组建9个医联体，其所组建的医联体成员单位数量众多且机构地域跨度较大，在一定程度上会影响省属医院教学、科研、疑难杂症攻克等功能业务的开展。以上问题表明安徽省在医联体建设中尚需充分发挥各级政府和卫生行政部门的主导作用，履行管理和指导职能，对医联体的组建进行科学规划和统筹布局。

（二）配套支持政策不够完善

目前，安徽省在推动医联体建设的政策支持方面有了很大进展，但在相应的经费补偿、绩效考核、监管治理等配套政策方面还需进一步完善。一是牵头医院的引领作用缺乏稳定、刚性的制度保障以及经济支持，尤其是对牵头医院的财政支持和补偿不到位。在医联体组建的前两年，牵头医院的积极性比较高，对于成员单位会从技术上积极帮扶、管理上深度参与、人力上无偿输出、硬件上尽力支持，这样一定程度上会影响牵头医院的经济效益，长此以往如得不到合理补偿则会后继乏力。[1] 二是管理体制和激励机制不够健全。牵头医院在医联体运行中起龙头作用，需要一定的决策权和管理权[2]，特别是涉及医联体内部利益分配的绩效考核权，但目前对于医联体运行的整体绩效尚没有建立完善的考核激励机制。三是医联体内部医疗机构的考核制度和医联体目标的诸多方面并不匹配，考核指标与医联体组织联系不够，致使其激励和约束效果较差。四是存在"选择性执行"和"象征性执行"政策的现象，主要表现在政府的监管、双向转诊的执行、政策的宣传等方面。

（三）政府部门之间协同性较差

评估发现，多地在医联体建设中未发挥医保政策的协同作用，医保基金的使用呈现不合理的趋势。从医联体的建设内容上看，省属医院医联体中只有1家有医保政策支持，在地市级医联体中只有4个地市各一家医联体制定了医保配套政策。同时，医保缺少对医联体内双向转诊的激励引导机制，导致牵头医院和病人均不愿转至下级医疗机构。而从地市医保基金的使用情况和病人医保实际报销比例情况来看，市域外使用比例越来越高，基层医疗机构的使用比例越来越低，区域内各级医疗机构的医保实际报销比例也存在逐渐缩小的趋势，这些问题将导致病人外流和无序就医。对此，医保支付政策

---

[1] 宋静、陈小飞：《三级医院参与医联体建设的思考》，《卫生软科学》2018年第11期。

[2] 方鹏骞、李曼琪、李文敏：《试论三级公立医院在医疗联合体中的引领作用》，《中国医院管理》2018年第5期。

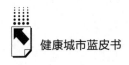

如不进行调整，朝着有利于推动医联体内分级诊疗与服务整合的目标上变革，不仅医联体建设效果大打折扣，还会衍生出新的问题。

（四）信息系统建设相对滞后

随着互联网信息技术的发展，各医疗机构的信息化建设已经较为完善，但医联体内信息共享水平却相对较低。首先，医联体内各医疗机构之间的信息系统大多各成体系、互不兼容，无法完全实现真正意义上的诊疗信息共享。不能真正形成互联互通的信息化网络，机构"信息孤岛"现象便长期存在，患者在转诊过程中容易出现信息空档，从而降低服务效率。其次，信息平台缺乏有效监管，信息安全难以得到保障，极易出现患者信息泄露、信息系统崩溃等问题，给患者和医疗机构造成不必要的损失。最后，医联体内相关信息抓取、统计、分析软件暂不完善，一些数据仅能通过人工进行统计，耗时较长且不够准确。

（五）民营医疗机构的参与积极性较低

在安徽省出台的《关于印发安徽省医疗联合体综合绩效考核工作实施方案（试行）的通知》中，将民营医院参与医联体从"鼓励"直接上升到了"要求"的高度。行政单位以及医联体自身为了达到绩效考核标准，会采取措施拉民营医院"进群"。调研结果发现，省属医院构建的医联体中，专科联盟的民营医院参与数最高（平均每家联盟4.2家），其次为城市医联体的民营医院参与数（平均每家3.8家），远程协作网的民营医院参与数和城乡医联体的民营医院参与数较少（分别为1.7家和1.3家）；但从多个地市的民营医疗机构加入医联体建设的比例来看，还是普遍较低，部分地市无民营医疗机构参与组建医联体。

四　对策与建议

近年来，医联体被寄予厚望，其建设和发展已经上升为国家政策，但就目前来说，其推进工作依旧任重道远，需要政府、相关机构、主管部门等通力合作、全方位参与。建议如下。

（一）坚持政府主导，推进政策协同

医联体建设涉及面广、政策性强，需要各部门、各机构长期协同合作和联动改革。因此，必须坚持政府的主导地位，正视各主体间的冲突，统一各利益相关者的价值认知，实现协同并进、多方共赢的发展目标。财政投入方面，政府可通过设置专项经费、引导资金、以奖代补等形式来引导、鼓励医联体内的各级机构按照各自的职责、职能、任务、分工等各行其是；在信息化建设、学科建设、人才培养、基层硬件设备建设等方面进行专项投入；对于建设成效显著的医联体给予奖励性补贴；等等。在人事薪酬制度方面，对于因医联体建设效果显著而产生的医保基金结余，可探索绩效工资总量外的奖励机制；建立财政补助资金与绩效评价结果挂钩机制，将财政补助经费与医联体内各成员单位完成的工作数量、质量和群众满意度情况挂钩。

（二）调整、优化医保支付政策

医联体内应深化医保支付方式改革，全面推进总额预算包干下的多元复合式医保支付方式，同时拉大不同层级医疗机构的报销比例差距。具体来说，一是针对紧密型医联体，不再实行单个医疗机构医保基金单独结算的方式，而是以医联体为单位，统一基金管理，对同一险种医保基金支出进行预算分配。二是积极发挥医保政策对医疗行为的引导作用，使常见病、多发病下沉到基层，改变无序就医的状态。[1] 三是健全考核体系，引导医联体注重"提高医疗服务质量和绩效"，而非"提高医疗服务数量"，将医保基金的结算支付考核权下放到医联体牵头医院，建立合理的医联体内按绩效分配利益机制，引导牵头医院提升服务能力，优化收入结构，主动控制不合理费用，提高医保基金使用效率。

---

[1] 姚芳等：《某省医联体建设改革效果评价研究》，《卫生经济研究》2021年第3期。

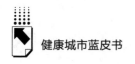
（三）推进医联体内信息一体化建设

整合型健康服务体系依赖于高效的信息系统，要确保医联体的运行效率和长远发展，需加大对信息化的建设投入，通过信息化来整合人、财、物及医疗服务等相关数据，为医联体内部的协同服务、同质服务、高效服务提供信息支撑和决策参考。① 建议医联体内建立互联互通的信息系统并接入区域内的全民健康信息平台，实现业务流程整合、跨系统信息共享，以及医生处方、检查检验结果互认等，打破上下级医疗机构之间"信息孤岛"的困境，为医联体成员之间的信息联通、资源共享、病源转诊及服务下沉等扫清信息障碍。同时，提升医务人员对信息平台各项功能的应用能力，以确保医联体内各诊疗环节均可以通过信息系统顺利开展相应工作。

（四）发挥监督与考核的引领作用

充分利用绩效考核的指挥棒对医联体实行考核与监管。在监管方式上可将传统的对单一医疗机构监管转变为对医联体的整体监管。首先落实《医疗联合体综合绩效考核工作方案（试行）》的相关要求，建立符合各地实际情况的绩效考核方案，对绩效考核结果以适当形式进行公布，并作为医院评审评价、医学中心和区域医疗中心设置的依据。其次，将公共卫生和居民健康改善情况作为对医联体考核的重要内容。最后，加强考核评价结果的应用，将其作为人事任免、评优评先的重要依据，与医务人员的绩效工资、职务晋升等挂钩，更好地发挥考核的激励作用。

（五）围绕"以健康为中心"提供整合型服务

引导医联体内部提供医疗、预防、康复、护理、养老"五位一体"服务，做好"三个结合"，即防治结合、医养结合、全专结合，并积极推进家

---

① 梁园园、江洁、杨金侠等：《美国凯撒医疗集团服务模式对我国医联体建设的启示》，《卫生经济研究》2020 年第 11 期。

庭医生签约服务。首先，医联体内深化医防融合，落实"预防为主"的卫生工作方针，努力实现医卫资源从"初步整合"向"深度融合"转变。其次，强化医疗机构与公共卫生机构的协同联动，通过联合成立"医防融合指导中心"等形式，对下级成员单位的健康促进、慢病管理和妇幼保健服务等基本公共卫生业务提供技术指导、人员培训等，推进医疗服务从"以治病为中心"向"以健康为中心"转变。最后，做实家庭医生签约服务，整合医疗与公共卫生资源，把公卫医师纳入签约服务团队，与全科医生协同推进社区健康促进、慢性病筛查干预及管理等重点任务，提高基层慢性病防控水平。

健康文化与健康产业篇

Healthy Culture & Healthy Industry

B.8

健康传播推动健康中国建设研究

——以融媒体时代为背景

武骁飞 刘铭萱 张 静*

摘 要： 党的十九大报告提出的"实施健康中国战略"，是基于人民对美
好生活的需求，旨在全面提高人民健康水平、促进人民健康发
展，为新时代建设健康中国明确了具体的落实方案。为贯彻
"实施健康中国战略"，积极有效应对当前突出的健康问题，国
家明确了推进健康中国战略的具体措施。强化舆论宣传引导，增
强社会普遍认知，普及健康生活方式，回应社会热点关切，提升
群众的认同度，激发其参与热情，为政策执行营造良好的社会氛
围，是当前健康传播工作重点，也是义不容辞的政治责任和使命

---

* 武骁飞，医学硕士，北京大学第一医院助理研究员，研究方向为健康传播、社会医学与卫生
事业管理；刘铭萱，博士研究生，首都医科大学，研究方向为医学教育、护理健康管理；张
静（通讯作者），公共卫生硕士，北京大学第一医院，党委副书记，副研究员，研究方向为
医院管理与健康传播。

担当。在融媒体时代，健康传播对于推动健康中国建设具有重要影响，新媒体也对健康传播带来了很大影响和挑战，因此要借助健康传播推动健康中国建设，就要做到从以治病为中心向以健康为中心转变、从注重"治已病"向"治未病"转变、从单一行动向社会联动转变。

关键词： 融媒体　健康传播　健康中国

一　融媒体时代健康传播的特点与方式

（一）融媒体时代健康传播的平台

1.官方自媒体平台

自媒体平台是现在社会新闻传播的主流媒体模式，依赖于快捷的网络通信，实现信息快速真实传播的功能。各健康媒体、各医疗机构运营的自媒体平台包括官方网站、微信公众号、微博、客户端、报纸及电视台等。这类传播方式事实上已经具备了"融媒体"的基本特征，能够将一件事情通过多种子途径予以传播，达到"1+1>2"的效果。

2.场景化动态陈列平台

场景化动态陈列平台是利用"寄物于景"的虚拟场景现实化方式，加上信息技术时代的科技手段，以动态陈列方式呈现展品。如医院院区电子屏、电视墙、壁挂式电视、海报栏等。这类传播方式范围相对固定，但较高的到达率是其优势。

3.平面媒体平台

传统媒体是以纸张为载体发布新闻或者资讯，通过单一的视觉、单一的维度传递信息的媒体，平面媒体虽然近年来在销量、受众数量等方面呈现下

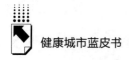

滑趋势，但是作为媒体体系中新闻内容的最主要来源，依然有其不可替代的地位。

4. 垂直型门户网站平台

门户网站是指提供某类综合性互联网信息资源并提供有关信息服务的应用系统。这类网站最初提供较平面化的搜索引擎、目录服务，随着"互联网+"理念的深入发展，门户网站逐渐向"垂直型"特点发展，其注意力往往集中在某些特定的领域或某种特定的需求，提供有关这个领域或需求的全部深度信息和相关服务。

（二）融媒体对健康传播的影响

在这种交互、衍生、多渠道、多维度、全方位的传播中，"融媒体"传播理念和思维的翻转给社会核心价值及健康文化价值的传播带来宣传模式、路径的革新。具体而言，媒体生态环境呈现四大转变。

第一，用以展示文化品牌价值的媒体传播的媒介平台迅速迈入以报纸、杂志、电视、广播为代表的传统媒体，与以门户网站、垂直型社区、App、微信、移动互联网手机端/平板端、互动式电子屏等为代表的新媒体全面融合的新态势，构成所谓"融媒体"生态链。

第二，平台内容的展现形态从文字、图像、声音，质变进阶为动画、视频、HTML5 网络语言等全新形式，多元化趋势更为明显。

第三，由于超媒体技术力量的参与，受众接收信息的渠道，从以单位为地域圆心，以传统大众媒体为载体辅佐的 2.0 时代，逐渐升级为以移动互联网、智能手机、智慧 pad 为终端渠道的 Web 4.0 时代。

第四，传播特性从"大众传播"转化到"分众传播"时代。"互联网+"为健康传播工作带来深刻变革的最直接、最根本的动力是媒体传播格局的改变。而媒体传播格局改变最明显、最突出的表现是更多还原"正面传播比较乏力，负面消息暴走天下"，这就是互联网时代新的舆情挑战。

二 融媒体健康传播效果：以短视频为例

随着融媒体技术的发展和普及，短视频媒体的受众基数和传播效果不断扩大与增强，越来越多的官方媒体、政府及企事业单位开始调整其既往内容传播的方式，积极入驻各大短视频平台，如抖音、快手、哔哩哔哩、央视频、微信视频号等，借助新兴传播媒介，优化特色信息的传播效果。近年来，越来越多的机构也开始通过短视频媒介来展现健康形象、传播健康知识，呈现立体直观、涵盖面广、专业性高和互动性强等特点，短视频平台正逐渐成为健康传播的重要媒介。①

本文主要关注抖音、快手、哔哩哔哩等当下流行的融媒体短视频平台，以各平台上传播医院特色信息的独立账号为研究对象，分析并比较了各传播主体的定位及受众特性、传播效果。

（一）短视频平台内容分析

1. 抖音

（1）平台特性。抖音是目前流量最多的短视频社区之一，通过抖音App，用户可以分享自己的生活，成为内容生产者，也可以纯粹作为观看者，依靠平台推荐获取大量创新性与趣味性并存的优质内容。另外，因为内容时长短，有效信息被高度浓缩，所以具备了较长的用户停留时间，即用户在使用过程中降低了对时间的敏感度，产生较强的沉浸感。

此部分数据均来自 Quest Mobile 于 2020 年发布的《2020 年抖音用户画像报告》，包括抖音平台用户的性别、年龄、地域、兴趣分布四个方面。② 具体见图 1。

---

① 黄征宇、张梦婷：《自媒体时代公立医院开展健康科普实践与思考》，《中国健康教育》2021 年第 9 期。
② 巨量算数：《2020 年抖音用户画像报告》，网易网，https：//www.163.com/dy/article/F8067CL80511ANPT.html。

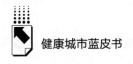

抖音整体人群画像：
男女较均衡，19~30岁TGI高，新一线、三线及以下城市用户TGI高

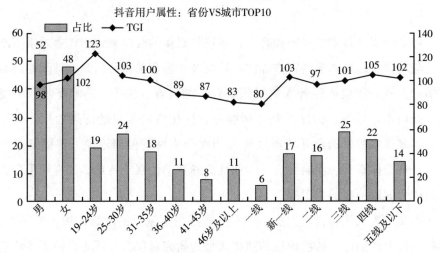

图1 抖音平台用户性别/年龄/地域分布

注：高线城市包括一线、新一线城市和二线城市，低线城市包括三线、四线、五线及以下的城市。

数据来源：QuestMobile，2020年1月。

由图1可知，抖音用户在性别分布上较为均衡。在年龄分布上，25~30岁的用户占据主流，其次是19~24岁和31~35岁，其中19~30岁的TGI高于100，说明其数据高于整体水平，而46岁及以上的用户占比也达到11%，可见抖音对中老年群体的包容度较高，这源自机器推荐的内容分发逻辑，即任何年龄段的用户都可以找到自己喜欢的内容；在地域分布上，新一线及以下城市更加集中，用户群体较大。

由图2可知，健康、医疗、科普相关内容尚未成为抖音用户偏好的视频类型，而受欢迎的内容类型包括演绎、生活、美食等。

（2）数据分析。针对各医院在抖音的入驻情况展开数据分析。在综合排名前20的公立医院中，有60%的公立医院开设了抖音账号，可见抖音已成为公立医院对外宣传的主要传播媒介之一；在其他公立医院和医学科普领域个人账号方面，本文选择了运营较好的深圳龙岗三院、江西中西医结合医

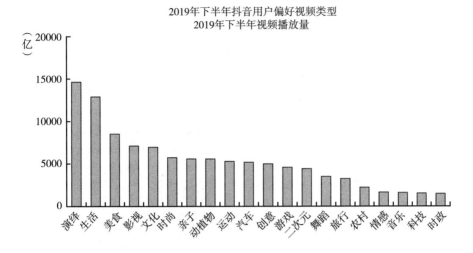

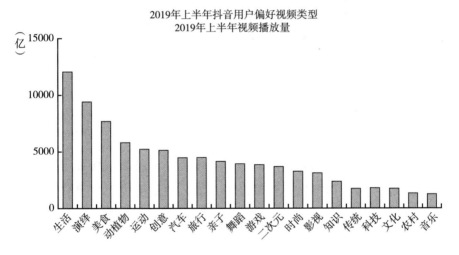

图2 抖音平台用户偏好视频类型分布

院、首都医科大学附属北京中医医院及顶流账号"医路向前巍子""钧州医家黑老师"作为数据补充。

由图3可知，各医院在抖音平台的内容呈现较为广泛，出现最多的是医学科普，其次是院内重点事件、新闻转播、抗疫、工作揭秘、致敬医师系列等。概而言之，主要内容涵盖三大类：一是医学科普，如华西

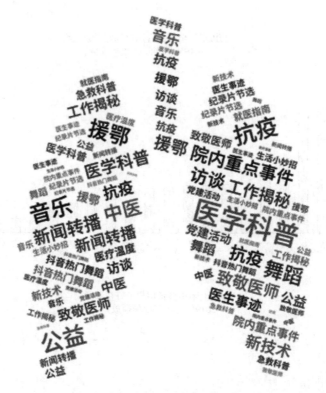

图3 抖音平台所选账号内容分析词

医院设置了辟谣小分队系列；二是热点事性，如抗疫、援鄂等，体现医院救死扶伤的使命和担当；三是医护形象，包括院内重大事件，如新技术、院内活动等，结合抖音特点灵活呈现医务工作者朝气蓬勃、爱岗敬业的职业形象。

相较于其他平台，抖音的内容包装和表现形式往往在传播过程中发挥着更关键的作用。本研究统计的账号中，大量内容（尤其是科普类）均以幽默、接地气的语言，鲜明的节奏，灵动的风格呈现年轻化的趋势。此外，华西医院则非常重视抖音的包装，为此设计了专门的主持人形象，结合四川大熊猫故乡的定位，主持人佩戴熊猫面具，喜感又可爱，在突出地域特征的同时，也明确和提升了医院抖音号的标签化和识别度。

除此之外，抖音账号的运营也需积极借助平台资源，主动参与官方组织的话题活动，实现引流，如中南大学湘雅二医院在其内容标题中携带话题"战胜疫情 dou 行动"、龙岗三院携带话题"dou 是知识点"等，助力流量增长。

2. 快手

（1）平台特性。快手的产品定位是以短视频记录生活的社交平台。在内容分发逻辑上，快手也采用了类似抖音的机器推荐的内容分发模式，通过算法构建模型，来预估用户和内容之间的匹配程度。此外，快手的口号是"拥抱每一种生活"，旨在让每个普通人都拥有展示自我的舞台，因此不着重推荐头部流量，是一款去中心化的产品，即在视频发布初期，随着内容热度提高，曝光机会也会随之提高，此刻"热度权重"起到"择优去劣"的作用，但当视频热度达到一定阈值后，曝光机会将不断减少，给予更多用户平等展示的机会。

此部分数据均来自 Talking Data 于 2018 年 9 月发布的《快手用户人群洞察报告》，包括用户性别、年龄、地域、兴趣分布四个方面。①

由图 4 可知，快手用户的男女性别分布较为均衡；而在年龄分布上，快手超过一半的用户均在 25 岁及以下，占比 62.5%，其次是 26~35 岁，占比 29.2%。

由图 5 可知，快手用户覆盖了流量红利地区，主要聚集于二、三线城市，占比分别为 29.9% 和 24.9%，这也呼应了快手对其用户的定位——"社会平均人"，因此在覆盖面上，快手相较于其他视频平台更占优势，能够满足更多市民的娱乐和表达需求。

由图 6 可知，健康领域的内容在快手的垂直内容领域中占比较小，在 17 个类型中排名第 13，可算作小众品类。但根据 TGI 可以看出，相较于普通的移动互联网平台，用户更倾向于在快手平台消费健康题材的内容（数值超过 100）。

---

① 转引自张轩烨等《公立医院短视频平台运营现状及建议——以"快手"平台为例》，《医学教育管理》2021 年第 3 期。

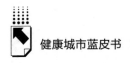

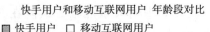

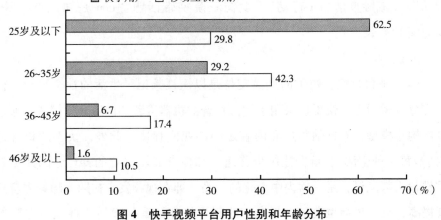

图4 快手视频平台用户性别和年龄分布

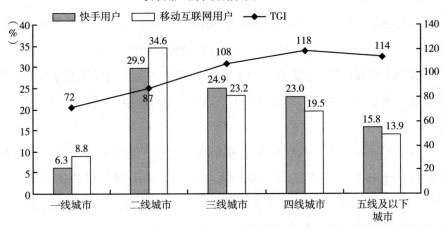

图5 快手视频平台用户地域分布

（2）数据分析。针对各医院在快手的入驻情况展开数据分析，在综合排名前20的公立医院中，有3家入驻了快手，分别是北京协和医院、四川大学华西医院和北京大学第三医院，可见快手尚未成为公立医院宣传的主要传播媒介。此外，选择了陕西中医药大学第二附属医院、济宁医学院附属医院、清河县中心医院及医学科普领域的顶流账号"惠大夫在江湖""骨科田

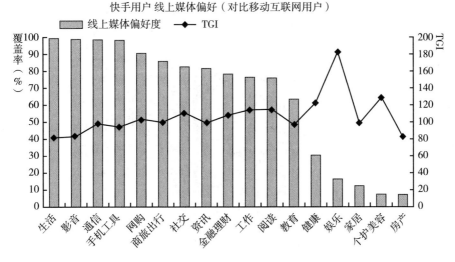

图6 快手视频平台用户内容消费偏好

田医生"作为数据补充。

本文以"账号粉丝量"作为衡量账号运营的标准,从数据来看,运营较好的有陕西中医药大学第二附属医院(关注人数 105.3 万),济宁医学院附属医院(关注人数 91.3 万),四川大学华西医院(关注人数 88.9 万),北京协和医院(关注人数 78.2 万)。

在快手视频平台,抗疫援鄂、医学科普和辟谣、活动讲座直播、新技术是出现频率较高的内容,这也呼应了医疗领域主要的输出内容。同时,快手本身的产品定位是观照每一位普通人的生活,更看重内容传递的温情和人际联结,因此,有温度的题材更能广泛激起用户的情感共鸣。

此外,除了"封面真人出镜+大号加粗文字标题"突出内容重点,为了推动账号年轻化,诸多账号进行了多样化尝试,如陕西中医药大学第二附属医院利用高颜值护士作为宣传达人,介绍医院的员工生活、食堂等日常;济宁医学院附属医院组织年轻员工对快手热门舞蹈歌曲进行改编和演绎,在丰富院内职工生活的同时,也积极塑造了医院年轻化的品牌形象。

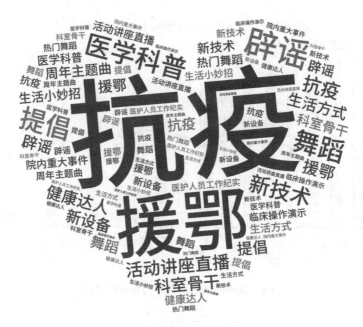

图 7　快手视频平台所选账号内容词

3.哔哩哔哩

（1）平台特性。哔哩哔哩（以下可简称"B 站"）为高度聚集中国年轻一代的文化社区和视频平台，其早期是一个 ACG（动漫、漫画、游戏）内容创作与视频分享网站，经过十余年发展，围绕用户、创作者和内容已构建出一套源源不断生产优质内容的生态系统。当前已成为涵盖 7000 多个兴趣圈层的多元文化社群，在年轻人中具有广泛影响力。其中，在知识学习专区，B 站也正在成为年轻人学习和获取知识的主要阵地。2019 年，B 站泛知识学习类内容的观看用户数突破 5000 万，专业科研机构、企事业单位等官方账号纷纷入驻。

"百度指数"（http：//index.baidu.com）的数据统计来源为用户在百度搜索引擎中对关键词的搜索，在一定程度上代表了该平台的受众分布情况。①

---

① 李宏、魏静瑶：《"固圈"与"破圈"：社交媒体时代哔哩哔哩圈层传播策略》，《编辑学刊》2021 年第 5 期。

根据以"哔哩哔哩"为关键词搜索得出的百度指数，本研究从年龄、性别、地域、兴趣分布、受教育程度和使用习惯这六个方面入手，对B站用户群像予以简要勾勒。

表1　B站视频平台用户年龄分布（2020.7.13~2021.7.12）

年龄范围	占比（%）
≤19岁	16.79
20~29岁	66.1
30~39岁	11.89
40~49岁	4.74
≥50岁	0.47

由表1可知，在B站的使用人群中，20~29岁人群占比最大，为66.1%，由此可见，30岁以下的年轻人是B站的主要活跃用户群体。

表2　B站视频平台用户性别分布

性别	占比（%）
男	70.28
女	29.72

由表2可知，B站消费群体中男性用户占比远超女性，这是基于B站以二次元文化起家，主流用户呈现显著的ACG文化特征，而受ACG宅向文化影响的多为男性，因而在性别分布上呈现较大差异。B站的高频使用人群主要集中在沿海地区和一线城市，这些地区经济发达，人民受教育程度较高、受外来文化影响大，因而也是最早受ACG亚文化影响的地区。

由图8可知，在以上10个内容模块中，医疗健康模块排名第8，表明医疗健康在B站中尚未成为主要的内容消费领域，具有较大的上升空间。

具体到医疗健康模块内部，关注度最高的内容是"疾病"（占比74.68%），其次分别是"药品"和"养生保健"（见图9）。

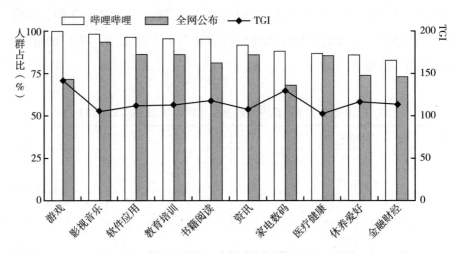

图8　B站视频平台用户在各内容模块的消费偏好

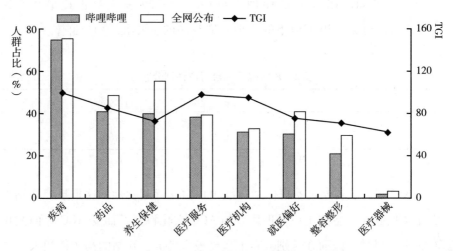

图9　B站视频平台用户在医疗健康模块的消费偏好

综上所述，B站的主要消费人群是30岁以内、生活在沿海地区和一线城市的受过大学本科教育的人群。B站受众对医疗健康领域消费偏好并不突出，具体到医疗健康领域内部，"疾病"是用户最为关心的内容。而根据2020年"丁香医生"发布的《2020国民健康洞察报告》，年轻一代对健康期望值很高，但健康的自评分明显低于其他代际，成为当下对自身健康状况最焦虑的群体，因此年轻人对医疗健康领域的相关信息有明显需求，呈上升态势。

（2）数据分析。在综合排名前 20 的公立医院中，入驻 B 站的有 6 家，包括北京协和医院、四川大学华西医院、上海瑞金医院、北京大学第三医院、中南大学湘雅医院和浙江大学医学院附属第一医院。在其他公立医院及医学科普账号中，选取上海健康医学院、广东省中医院及"刘加勇医生""管道公司职工医院"作为数据补充。

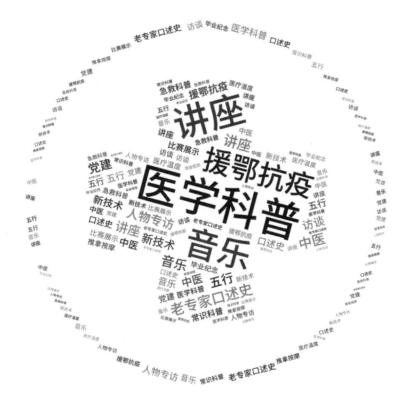

图 10　B 站视频平台所选账号内容词

由图 10 可知，在上述账号的内容模块中，医学科普占比最大，其次是讲座、音乐、援鄂抗疫等，且在内容消费上，医学科普类的视频观看量往往更高，包括医学常识、疾病和急救科普等具体内容。同时，基于平台的娱乐属性，"医疗音乐类"内容消费情况较好，如北京协和医院在医师节活动中发布的原创MV，播放量达到3万次；四川大学华西医院的员工原创音乐MV，也获得了较高的点击量。值得注意的是，单一的讲座类内容观看量较低。在排名领先的公立医院中，北京协和医院依托其历史底蕴，开设了"老专家口述史"专栏，从老教授的从医经历出发，塑造协和医院的品牌形象，凸显其独异性，获得了较高的播放量；而上海瑞金医院另辟蹊径，充分抓住B站用户的特征，在科普频道中选择了一位高颜值的男医生（同时为B站小up主，有一定的粉丝流量基础）作为主讲，利用粉丝黏性和高互动量为账号引流，提升活跃度。

在科普领域具有较高流量的个人账号也有可借鉴之处，以平均播放量在8万次左右的"刘加勇医生"账号为例，其内容主要分为常识科普、医学科普和急救科普三部分。在形式上，均为真人出镜，以精致的脚本和亲切的话语削弱教条感；从时长来看，内容时长均为1分钟左右，符合受众碎片化观看的内容消费习惯；封面通常为真人出镜加黄色打底大号加粗黑字标题，醒目且具有吸引力；在标题方面，通常采用分段式，且问句多，利于提起受众兴趣，产生代入感。另外，在进行内容发布时常常会携带话题，如生物、健康、科学、科普等，启发关注平台官方发起的活动，积极利用平台资源进行引流。

三 做好健康传播的三个转变

1.以治病为中心向以健康为中心转变

要发挥政策实施的最大效应，运用好政策切实为群众办实事。要坚持问题导向，加大基础数据整理收集力度，科学分析研判影响群众健康的主要因素，聚焦群众生活行为方式、生产生活环境和卫生健康服务，围绕重点疾病、重点人群及不同生命周期所面临的健康问题，解决好群众关心的"难点""堵点""痛点"问题，打通政策落实的"最后一公里"，提升群众的获得感、幸福感、安全感。

2. 从注重"治已病"向"治未病"转变

预防是最好的措施。健康是群众关心的民生大事，必须树立"等不起"的紧迫感，"慢不得"的危机感、"靠得住"的责任感，解放思想，创新举措，在为群众提供多样化的健康服务中"快马加鞭"。要认真对待注重预防为主，根据不同人群特点有针对性地开展健康促进和教育，把"每个人是自己健康第一责任人"的理念落到实处，使群众掌握必备的核心健康知识与技能，推进形成自主自律的健康生活方式，努力使群众不生病、少生病、晚生病，提高生活质量。

3. 从单一行动向社会联动转变

坚持"大卫生、大健康"理念，把健康融入所有政策。注重动员个人、家庭、社会行动起来，找准落实政策的突破口和结合点，围绕重点健康影响因素、重点疾病、重点人群，采取融媒体手段、知信行等模式，普及健康知识和技能，全民参与、共担责任，共享健康中国行动的成果。

B.9
中国健康产业的相关实践及未来趋势

冯文猛 孙 迪*

摘 要： 近年来，随着收入水平提升、医疗技术进步、疾病负担转变以及居民健康意识的增强，我国健康产业迎来了快速发展。调研发现，实践中的健康产业发展可分为以治疗疾病为核心的传统意义上的医疗卫生服务的发展和以提供健康管理主动提升健康水平的非医疗类健康产品和服务的发展两大部类。对医疗机构数量、医务人员规模和卫生费用变化的分析显示，近些年传统意义上的医疗卫生服务发展迅速，但实践中仍然面临"重治疗轻管理"的问题。非医疗类健康产品和服务在实践中快速发展，并在健康食品、健康管理等方面取得了明显进展，但仍面临质量参差不齐、部分领域发展不充分等多方面的制约。未来需要综合施策，推动医疗卫生服务体系重心向健康管理继续转移，积极推进非医疗类健康产品和服务的发展。

关键词： 健康产业 老龄化 医疗改革

自20世纪80年代，为解决医疗卫生领域面临的"看病难、住院难、手术难"的突出矛盾，我国逐步采用了以市场化模式解决医疗卫生服务领域中有效供给不足的问题，并逐步形成了以公有制为主体，多种形式、多种渠

---

* 冯文猛，博士，国务院发展研究中心研究员，研究室主任，主要研究方向为人口问题、医疗健康、农村发展和城镇化、收入分配和社会保障等；孙迪，北京和睦家医院院长助理，和睦家北京区市场及销售部门总监，主要研究方向为大健康产业。

道的办医格局。在秉承公益性基础上，医疗卫生服务的产业属性也逐步增强。进入 21 世纪后，在生活条件改善、居民健康意识增强以及医疗技术进步的共同推动下，我国居民的健康需求迅速增长，健康产业迎来了迅猛发展。梳理健康产业的发展现状，厘清发展面临的突出问题，推动健康产业迈向高质量发展，事关人民群众日益增长的美好生活需要的满足，也关乎经济长期可持续发展与社会和谐稳定。

一 健康产业的发展背景

（一）健康和健康产业界定

健康是人的基本需求。随经济社会发展，人类对健康的认识不断深化。人类早期对健康的认识，主要关注疾病发生导致身体机能的下降和功能的损失。随着医疗技术进步和人类认识水平的提升，人类对健康的认识逐步从单一维度开始走向多个维度，并在实践中将医疗和健康逐步区分开来。

20 世纪 40 年代，人类对健康的认识达到了新高度。按照世界卫生组织（WHO）1946 年给出的定义，健康不仅为疾病或羸弱之消除，而系体格、精神与社会之完全健康状态。从这一定义出发，健康包括了身体健康、心理健康和社会健康三个维度。中国国内对健康的相关界定，也采用了类似划分办法。在近些年制定且不断更新的各类健康的相关标准中，基本也都沿用了上述多维度的做法。

在对健康影响因素的研究中，人们多采用了分析主要疾病负担的做法。在人类发展历史上，影响健康的疾病（死亡）模式发生了显著变化。近些年，包括中国在内的多个国家中，慢性非传染性疾病逐步成为影响健康的主要因素。① 对慢性非传染性疾病的预防、治疗、管理等逐步成为这些国家医

---

① 比如，《中国死因监测数据集 2016》相关数据显示，当前由脑血管病、缺血性心脏病、慢性阻塞性肺疾病（COPD）、肺癌、肝癌等慢性病引发的死亡占到了 88%。

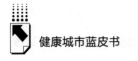

药卫生体制改革的主要方向。改革的核心，是从疾病治疗为主逐步转化为对慢性疾病进行干预和管理。

在引发慢性病的主要诱因中，饮食、运动、吸烟等个人生活方式占60%，遗传、环境等因素占22%，制度、阶层、人口、经济、文化、心理、卫生保健服务等占10%，医疗条件只占8%。① 这一发现让人们对健康的关注从医疗扩充到更为广阔的领域。对包括医疗体系在内的多个领域主动实施干预，减少疾病的发生，让人们不得病、少得病成为健康领域的发展方向，也成为健康产业发展的着力点。

对健康和医疗的关系以及如何定义健康产业，需要考虑以下原则：健康不等同于医疗，因此健康对象不仅限于患病人群；在类别划分上，健康既可以分为身体健康和精神健康，并可延展至社会健康，也可以分为被动健康和主动健康；健康产业可以界定为以提升全人群、全生命周期健康福祉水平为目的的生产产品和创造服务的活动，内容涵盖医疗产品、医疗器械、保健产品、保健器具、营养食品、休闲健身、健康咨询、健康管理等多个领域。

在实践中，面对健康产业的迅猛发展，为更好地把握发展状况，2019年4月，国家统计局颁布了《健康产业统计分类（2019）》，首次从统计部门对健康产业的定义和分类做出界定。其中，将健康产业定义为"以医疗卫生和生物技术、生命科学为基础，以维护、改善和促进人民群众健康为目的，为社会公众提供与健康直接或密切相关的产品（货物和服务）的生产活动集合"。

统计局对健康产业的界定，是以《"健康中国2030"规划纲要》等有关健康产业的发展要求和《国民经济行业分类》（GB/T4754-2017）为基础的。在内容上，将产业分为医疗卫生服务，健康事务、健康环境管理与科研技术服务，健康人才教育与健康知识普及，健康促进服务，健康保障与金融服务，智慧健康技术服务，药品及其他健康产品流通服务，其他与健康相关

----

① 资料来源：世界卫生组织。

服务，医药制造，医疗仪器设备及器械制造，健康用品、器材与智能设备制造，医疗卫生机构设施建设，中药材种植、养殖和采集 13 个大类。[①]

（二）把握健康产业发展的时代背景

在人类历史上，健康长期以来一直是作为个人私人消费品存在的。19 世纪末 20 世纪初，随着现代国家概念的逐步出现，越来越多的国家开始把健康作为一项公共产品或准公共产品进行提供。实践中健康产业的发展，同生活水平提升、医疗技术进步、医药卫生体制完善等多个因素相关联。整体上，经济的发展和社会的进步为健康产业发展提供了直接基础。

2017 年党的十九大报告提出"中国特色社会主义进入新时代"[②] 的重大判断。这一新的历史方位为健康产业发展提供了总的前提。到 2021 年，中国人均 GDP 水平达到 12551 美元，接近高收入国家门槛，城镇化水平达到 64.72%，仍处在城镇化快速发展的时期。全面小康社会的实现，带来了居民生活水平的大幅提升，也带来了居民消费结构的升级。在人均消费支出增长的同时，消费内容发生了变化，城镇地区先后经历了以食物和服装、耐用消费品、住房、汽车的消费为主体的变化阶段，消费支出更加多元化，健康、旅游、文化等占据越来越重要的地位，农村居民的消费内容也在发生变化。总体上，居民消费中食品占比日益下降，但健康等类的消费在快速增长，医疗保健消费支出成为继食品烟酒、居住、交通和通信、教育之后的第五大项目。

进入 21 世纪后，影响中国发展的又一变化是人口老龄化的快速发展。到 2021 年末，中国 60 岁及以上老年人口规模达到 2.67 亿人，在总人口中占比达到 18.7%。随着新中国成立后第二次人口生育高峰期出生人口陆续进入老年期，"十四五"时期中国的人口老龄化将迎来更为迅猛的发展。当前，我国健康风险主要集中在 40 岁及以上的中老年人特别是老年人当中[③]，

---

① 资料来源：国家统计局。

② 《十九大以来重要文献选编》（上），中央文献出版社，2019，第 9 页。

③ 冯文猛等：《"十四五"时期养老工作需重点关注三个问题》，国务院发展研究中心网站，https：//www.drc.gov.cn/DocView.aspx？chnid＝386&leafid＝1339&docid＝2902877。

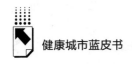

老年人群规模的增加，带来了健康需求的显著增长，人口老龄化在未来的进一步发展，将继续推升对健康及关联产业的强大需求。

（三）近年来推动健康产业发展的政策脉络

面对健康产业发展的强劲需求，近些年，政府加大了政策建设力度，以优化健康产业的发展环境，推动健康产业更为快速的发展。

在新医改基础上，2013年9月，国务院颁发《关于促进健康服务业发展的若干意见》，从宏观视角提出推动健康服务业发展的重大意义，指出健康服务业是深化医改、改善民生、提升全民健康素质的必然要求，是进一步扩大内需、促进就业、转变经济发展方式的重要举措，对稳增长、调结构、促改革、惠民生、全面建成小康社会具有重要意义。其中，对健康服务业的界定为：以维护和促进人民群众身心健康为目标，主要包括医疗服务、健康管理与促进、健康保险以及相关服务，涉及药品、医疗器械、保健用品、保健食品、健身产品等支撑产业，覆盖面广，产业链长。明确的重要领域包括：医疗服务、健康养老服务、健康保险、中医药医疗保健服务、多样化健康服务、健康服务业相关支撑产业六个方面。在具体目标上，从《关于促进健康服务业发展的若干意见》提出到2020年，健康服务业总规模达到8万亿元以上，成为推动经济社会持续发展的重要力量。

党的十八届五中全会提出推进健康中国建设，为到2030年前我国健康领域的发展提供了顶层设计。2016年召开的全国卫生与健康大会提出大力发展健康产业，以健康需求为牵引推动供给侧结构性改革，促进健康与相关产业融合发展。《"健康中国2030"规划纲要》则提出了到2030年健康产业规模达到16万亿元以上的预期目标。

2016年颁布的《"十三五"国家战略性新兴产业发展规划》中，从高性能医疗设备与核心部件开发、发展医学装备、加快医疗器械产品创新和产业化、加速发展体外快速准确诊断筛查设备和材料等多个具体领域进行布局。

2022年5月，国务院办公厅印发《"十四五"国民健康规划》，提出到

2025 年末，健康服务业总规模高于 11.5 万亿元，对健康产业从推动医药工业创新发展、促进高端医疗装备和健康用品制造生产、促进社会办医持续规范发展、增加商业健康保险供给、推进健康相关业态融合发展五方面提出了具体发展规划。

二　健康产业的相关实践及面临的问题

依据《"健康中国 2030"规划纲要》中的有关内容，到 2035 年，我国健康产业领域将构建起完善的现代健康产业体系，形成一批具有世界影响力和创新能力的健康企业集团、一批特色鲜明品质高端的健康产业聚集区、一批具有全球健康资源和要素配置能力的区域。健康产业将成为国民经济的战略性支柱产业和未来发展的新引擎。中国也将成为全球健康产业科创中心、全球健康服务中心，健康产业竞争力与创新能力位居世界前列，研发、产品、服务、标准制定在全球健康市场有重要影响力。健康产业社会效益显著，各类人群健康服务得到全面覆盖和充分保障，国民健康水平位居世界前列。

实践中的健康产业发展，是以居民需求为导向展开的。从大类上划分，可以分为以治疗疾病为核心的传统意义上的医疗卫生服务和以提供慢性病健康管理主动提升健康水平为核心的非医疗类健康服务两大部分。在市场机构进行的产业链分析中，健康产业有时也被划分为提供药品/耗材和医疗器械的上游药械制造（医药工业）部门、提供产品的流通与分销服务的中游药械流通部门、直接面向患者提供医疗服务与产品的下游医疗服务/零售药店部门以及产业支持类机构或企业部门。①

虽然不少业界咨询机构尝试对各类产业规模做出分析，但从既有结果看，受健康产业定义刚提出不久在应用中存在诸多分歧、部分统计数据无法

---

① 如提供监督管理功能的监管部门、培训医务人员研发医疗技术的科研院校、连接上下游产业的信息化平台部门、包含医保支付与商保支付的医保支付部门，以及产业链、融资租赁、地产等多种产业支持部门。

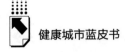

获取等多方面因素影响，对非传统意义上的以提供慢性病健康管理主动提升
健康水平为核心的非医疗类健康服务产业规模的分析预测，往往无法给出相
对准确的数值。这类产业分析的重点，是梳理各细分领域的基本状况和发展
趋势。

（一）传统意义上的医疗类健康服务发展迅速

从产业角度衡量以提供疾病治疗服务为核心的传统意义上的医疗卫生服
务发展，可从医疗机构数量、医务人员数量以及医疗卫生费用规模三个维度
展开。

自2009年新医改启动以来，我国医疗卫生机构数量迅速增长，卫生机
构总数从2009年的92万所增至2020年的102万所，11年间增长了
10.87%。其中，民营卫生机构数量从2009年的46万所经调整增至2020年
的48万所，占比从2009年的49.73%降至2014年的44.71%后进一步增长
至2020年的47.06%（见图1）。

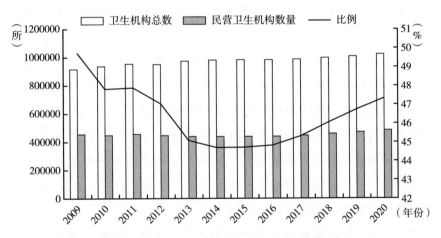

图1　2009~2020年卫生机构数量及民营卫生机构占比变化

资料来源：国家统计局。

随着卫生机构数量增长，卫生机构床位数也从2009年的442万张迅速
增至2020年的910万张，11年间增长了105.88%，每千人口医疗机构床位

数从 2009 年的 3.31 张增至 6.46 张。卫生人员数量从 2009 年的 778 万人增
至 2020 年的 1347 万人，11 年间增加了 73.14%。

从消费额度看，卫生总费用从 2009 年的 1.75 万亿元增长至 2020 年的
7.22 万亿元，11 年间增长了 312.57%，年均增长 28.41%。卫生总费用占
GDP 的比重从 2009 年的 5.08% 增长至 2020 年的 7.10%（见图 2）。人均卫
生费用从 2009 年的 1314.3 元增长至 2020 年的 5112 元。

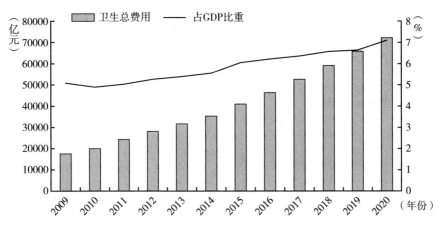

图 2　2009~2020 年卫生总费用及占 GDP 比重变化

资料来源：国家统计局。

11 年间我国卫生总费用的快速增长，既有个人卫生支出消费增长的因素，
更是政府大幅加大投入、积极完善医疗保障制度建设的结果。自新医改启动
以来，政府持续加大对医疗卫生领域的投入。人均基本公共卫生服务经费补
助标准从 2009 年的 15 元提高到 2020 年的 74 元，政府财政支出中卫生支出的
比重从 2009 年的 6.31% 增长至 2020 年的 8.41%。卫生总费用中个人支出占比
也从 2001 年 59.97% 的高点降至 2020 年的 27.65%，同期社会卫生支出从
24.10% 增至 41.94%，政府卫生支出占比从 15.93% 增至 30.40%（趋势见图 3）。

医疗机构、医务人员以及卫生总费用的变化，共同反映出新医改以来以
提供疾病治疗服务为核心的传统意义上的医疗卫生服务取得了快速发展，在
机构数量逐步增加的同时，就业人员规模和消费额度呈现惊人的快速增长。

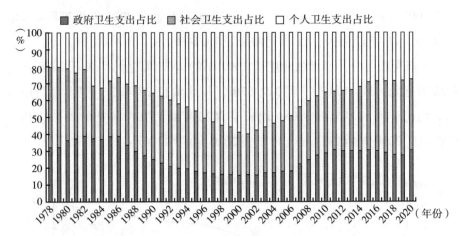

图3 1978～2020年卫生总费用中不同部门支出占比变化

资料来源：国家统计局。

（二）非医疗类健康产品和服务全面发展

除在传统意义上的以治疗疾病为核心的医疗卫生服务外，近些年，以提供慢性病健康管理、主动提升健康水平为核心的非医疗类健康服务呈现快速发展势头。

四方面因素的出现共同推动了非医疗类健康服务的发展。一是随着疾病主要负担转为慢性病以及人们对影响健康状况要因认识的深化，人们越来越多地意识到，进行早期干预，做好健康管理是应对慢性病的主要手段，健康问题的解决更多需要从疾病治疗体系之外入手，个人在这一过程中可以发挥关键作用。二是生活条件的改善，让人们在满足基本生活需要的同时开始关注自己的健康问题，更多的健康需求被逐步释放出来。三是在相关部门的积极宣传和大力倡导下，居民的健康素养近些年有了明显提升①，为个人合理进行健康消费、自我做好"健康第一守门人"奠定了坚实基础。四是觉察到巨大的潜在市场需求，越来越多的企业和各类主体开始投身到非医疗类健

---

① 国家卫生健康委的相关数据显示，我国居民健康素养水平从2012年的8.8%提升到2021年的25.4%，农村居民的健康素养水平也从2012年的7.13%提升到2021年的22.02%。

康产品和服务的开发中来，借助材料技术进步、信息技术发展、城镇化的推进，各类新产品和新服务的供给不断出现。

从近些年的实际情况看，当前实践中的非医疗类健康产品和服务可以分为健康管理、健康食品、健康用品、健康金融、健康旅游、健康养老六项内容。一项全国问卷调查[①]显示，居民近一年中使用过各种类型的非医疗类健康产品或服务的比例达到八成以上。其中，使用过健康食品的比例最高，达到 76.8%；其次为使用过健康用品的比例，为 54.6%；再次是使用过健康管理的比例，为 28.3%。与之相对，使用过健康金融的比例仅为 5.5%，各领域发展存在明显差异（见图 4）。

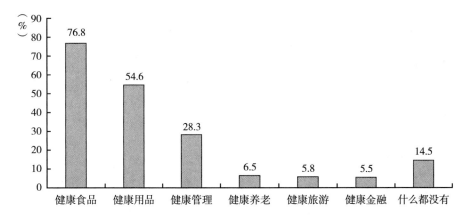

图 4　一年中居民使用过非医疗类健康产品的比例

资料来源：2020~2021 全国问卷调查。

近些年，健康管理服务在城镇地区成为越来越多的人所接触的内容。调查发现，购买过健康管理服务的受访者占比为 52.2%，接受过健康管理服务的占比为 59.0%，一部分的健康管理服务是家人或其他来源提供。接受健康管理服务的主要原因，是自身健康需要，占 81.2%；其次为防范家人

---

① 问卷调查在 2020 年下半年到 2021 年上半年进行，采用基于全国重点企业的滚雪球抽样模式，最终在大陆地区 31 个省份完成了针对 7151 名消费者和针对 2329 名从业人员的有效问卷调查。

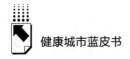

疾病/生命风险，占 60.6%。随年龄增长，由于自身健康需要接受健康管理服务的比例越来越高，在 35 岁及以下、36~45 岁、46~55 岁、56 岁及以上的人群中，这一比例分别为 71.2%、77.8%、82.1%、87.7%。

在非医疗类健康产品和服务消费中，健康食品的接受度最高。随着生活水平的提升，从吃饱转为吃好吃健康成为越来越多居民的选择。调查受访者中购买过健康食品的人群占 83.3%，使用过健康食品的占 83.4%。女性购买过健康食品的比例显著高于男性，城镇居民购买过健康食品的比例显著高于农村居民。使用健康食品的主要原因在于自身健康需要，占 91.4%。其中，认为健康食品有增强免疫力功能的占到 96.7%，认为健康食品具有辅助降血脂功能的也占到 56.9%。

尽管非医疗类健康产品和服务发展呈现全面迸发势头，但其规模同传统意义上的以治疗疾病为核心的医疗卫生服务发展相比依然不大。当前，我国健康产业发展的主导，依然是以治病为核心的医疗产品和服务。

（三）我国健康产业发展面临的突出问题

虽然近些年健康产业发展取得了明显进展，但同满足居民日益增长的健康生活需求相比，仍然存在不小差距。无论传统意义上的以治疗疾病为核心的医疗卫生服务产业，还是非传统意义上的以提供健康管理和追求主动健康为核心的非医疗类健康产品和服务的发展，都面临着一些亟待解决的突出问题。

以治疗疾病为核心的传统意义上的医疗服务发展中的问题，突出表现在五个方面。在药品领域，虽然药品行业近些年有了很大发展，但生产企业"多、小、散、乱"的问题依然突出，研发投入不高、创新力不足仍是影响企业发展的重要问题。在医疗器械生产领域，虽然近些年也进展显著，出现了一些有竞争力的企业，但整体上这一领域的高端市场仍以外资为主，国内企业的研发和创新能力仍待进一步提升。在医疗卫生服务体系建设领域，当前仍然是以治疗为中心，大医院发挥着主导作用，前端预防和后期康复两个体系整体上还没有很好地建立起来，从以治疗为中心向健康管理为中心的转化依然需要大力推进。在中医领域，虽然近些年进展明显，但仍存在使用发展西医的模式来做中医的问题。同时，如何建立更为科学的效果评价机制，也是中医亟待解决的另一问题。在使用新技术领域，近些年互联网+医疗、互联网+医药、互联网+医保的发展均展现了巨大的潜力，医疗大数据、信息技术、医疗信息器械生产有了迅猛发展，国产品牌的发展也有了一定基础，但产品整体的成熟度仍然不高，且使用中数据安全和个人隐私保护的问题也亟待解决。

以提供健康管理主动提升健康水平为核心的非医疗类健康产品和服务发展中的问题，突出表现在五个方面。

在健康教育领域，虽然近些年发展迅猛，但存在核心知识缺乏、传播内容质量参差不齐、平台管理混乱等多类问题，甚至还存在不少欺诈行为，亟须进行规范整顿，实现有序发展。

在营养品开发和供给领域，保健品和食品分别面临着不同问题。保健品市场虽然需求很大，部分居民个体的消费额度也很高，但当前市场上提供的保健品质量参差不齐，高质量产品整体匮乏，高端市场产品生产仍以美国、英国等国家为主，我国在原料生产和加工流程上与其仍有一定技术壁垒。食品市场近些年迅速发展，居民需求很大，各地根据自身资源禀赋也在积极开发地方特色的营养食品，但规模化、品牌化的生产尚未形成。

健康用品领域，以老年人为主要对象的康辅器具获得了快速发展，使用中购买和租赁两种模式都在逐步推广，特别是慢病监测和管理用具开发得到了积极推进，但存在多、小、散、乱的问题，同质化程度较高，需要进一步提升质量。

休闲健身领域，发展主要体现在体检、健身以及健康旅游三方面。体检整体上快速推进，城镇地区以各类形式①迅速在不同人群中推动体检的普及，农村地区则主要采用对老年人实施免费体检的方式加以推进，但当前面临着围绕体检开发的附加值产品尚不充分、体检结果的后续应用有待完善等

---

① 比如以自费方式在连锁经营的体检机构进行的相对高端的体检模式以及部分地区出现的使用社会医保以健康管理中心等为平台对区域内全部居民提供体检的普惠模式等。

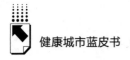

问题。健身方面，开始在城镇地区逐步盛行，从年轻人到老年人健身活动都开始普及，当前面临的突出问题是规范化的健身内容相对缺乏，部分地区价格偏高依然是一个制约因素。此外，部分地区大众设施相对匮乏，对健身的普及构成了障碍。近些年，健康城市虽然逐步增多，但整体仍面临发展不足的问题。健康旅游上，"候鸟式"养老的出现，为越来越多的老年人依据季节选择适宜地区进行生活提供了支持，诸如温泉疗养等一些特色模式的出现，为健康旅游提供了更多选择。随着交通、信息沟通便捷度的提升，部分居民还出现了跨国医疗的情况，且数量呈现逐年上升趋势。整体上，健康旅游发展的空间还比较大，依然有待开发更多模式，提升发展水平。

智慧健康领域，主要体现在信息技术的广泛应用和人工智能产品的日渐普及，但管理效能有待提升。实践中，信息技术的普及为传统应用场景提供了新的操作模式；依托健康大数据的集合效用，部分城市已经开启智慧健康城市建设；在居民生活中，远程诊疗设备和服务模式不断出现，为居民在家中进行健康管理提供了更多选择。虽然智慧健康产品和服务发展呈现多头并进的态势，但受制于同医疗卫生服务体系衔接不畅、产品设备性能不高且存在部分产品高度同质等，智慧健康领域的发展质量仍有待提升。

三　推动健康产业发展的建议

全面建成小康社会之后，中国已进入了全面推进社会主义现代化强国建设的新时代。无论是居民健康需求的更好满足，还是经济长期可持续发展的新生动力获取，健康产业在未来的发展中都将发挥越来越重要的作用。要实现健康产业的高质量发展，需要综合施策，解决两大部类发展当前面临的突出问题。

（一）推动医疗卫生服务体系重心向健康管理继续转移

《"健康中国2030"规划纲要》为医疗卫生服务体系的未来转型提出了方向。从以疾病治疗为中心逐步转向以慢性病预防和健康管理为中心，是对医疗卫生服务体系转型提出的总方向，也是推进以治疗疾病为核心的传统意义上的医疗卫生服务领域发展的直接举措。要实现上述目标，需要从四方面入手推动相关工作。

一是强化疾病治疗中的前期预防和后期康复建设。针对慢性病发生周期长、后期康复护理需求大的特点，进一步加大前端干预和后期康复的机构建设，扩大相关领域医务人员培养规模，尽快补齐前端和后端的供给短板。同时，积极推进疾病早期筛查和干预技术的研发，加大康复护理技能的开发力度，提升两端建设的医疗技术支撑能力。

二是继续大力推进基层服务能力建设。充分认识慢性病管理主要依托社区的现实，积极推进分级诊疗和医联体建设，以强基层实现对居民慢性病管理的有效托底，助力居民形成合理的就医行为，更多依托基层医疗卫生机构完成常见病、多发病的治疗和管理。通过定期实施培训、借助远程诊疗等智慧手段，提升基层医务人员针对慢性病、多发病的诊疗和健康管理能力。依托全科医生建设和家庭医生签约等机制，协同推进医保制度改革，加大基层医疗卫生机构对慢性病的诊断、治疗和管理。

三是积极探索对慢性病干预和健康管理的新模式。针对居民中常见的高血压、糖尿病等流行度高的疾病，探索有效的早期筛查机制和干预机制，降低人群的患病概率。依托三级医院、基层医疗卫生机构、社区、家庭等多方协作机制，探索实施常见慢性病有效管理的作用机制。针对阿尔茨海默病等诊疗率低但增长迅速的疾病，推进相关医务人员队伍建设，探索适宜的诊断和照护机制。

四是以老年人为重心积极推进医养结合到康养结合的转变。结合老年人是主要健康风险人群的特点，积极推进针对老年人的医疗和养老的结合。在现有医养结合试点基础上，积极推动主动健康理念的落地，探索从医养向康养拓展的有效模式。

（二）积极推进非医疗类健康产品和服务发展

高度重视非医疗类健康产品和服务在提升居民健康水平、创造经济发展新生动力中发挥的关键作用，立足市场机制，更好地发挥政府作用，从三方

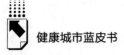
面入手大力推进相关产品和服务的发展。

一是在确保安全和有效的前提下，结合重点领域发展，考虑以税收、金融、财政等支持手段，大力鼓励企业和各类主体积极进行创新，丰富产品供给种类，提升产品质量，提供更多服务模式。二是政府做好市场规则制定、产品和服务质量监管、数据平台搭建等基础服务性工作，引导产业规范发展，逐步提升发展质量。三是通过加大社会宣传、扩大干预范围，进一步增强和提升居民的健康意识和健康素养，进一步培育居民形成合理的健康需求，更好地将潜在需求变为有效需求。

健康人群篇
Healthy Population

B.10

中国居民健康素养水平现状
及提升策略[*]

李英华 李长宁[**]

摘　要： 健康素养是健康的重要决定因素，是经济社会发展水平的综合评
　　　　　价指标。提高全民健康素养是提升全民健康水平最根本、最经
　　　　　济、最有效的措施之一，"居民健康素养水平"成为《"健康中
　　　　　国2030"规划纲要》《健康中国行动（2019—2030年）》的成
　　　　　效评价指标。我国从2012年开展了全国居民健康素养监测工作，
　　　　　截至2021年底，连续完成10年的监测任务。监测结果显示，我
　　　　　国城乡居民健康素养水平呈现稳步提升态势，从2012年的
　　　　　8.80%提升至2021年的25.40%，但仍有较大提升空间，同时存

---

[*] 本文所有数据源于国家卫生健康委宣传司、中国健康教育中心2012~2021年所编写的《中国居
民健康素养监测报告》。

[**] 李英华，博士，研究员，中国健康教育中心监测与评估部主任，主要研究方向为健康教育与
健康促进、健康素养；李长宁，中国健康教育中心党委书记、主任，研究员，主要研究方向
为健康促进与健康教育、人力资源管理。

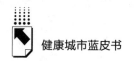

在城乡、地区及人群间的不平衡。认真贯彻落实党中央决策部署，扎实推进健康中国建设，从政府、社会、个人三方发力，大力开展健康促进与健康教育，大力推进将健康融入所有政策、积极开展健康促进场所建设、广泛开展健康知识普及、做好健康素养促进重大项目、加强适宜技术研究与总结、强化健康教育专业体系建设和能力建设等，是提升公众健康素养的有效策略和措施。

关键词： 健康人群　健康素养　健康生活方式

健康素养是指个人获取和理解基本健康信息和服务，并运用这些信息和服务做出正确决策，以维护和促进自身健康的能力。世界卫生组织指出，健康素养是健康的重要决定因素，是预测人群健康状况的较强指标，与人均期望寿命、生命质量高度相关；提升公众健康素养可有效减少健康不公平，显著降低社会成本；提升慢性病患者的健康素养可显著改变其健康结局，减少病残和死亡。

党和政府高度重视健康素养促进工作。特别是党的十八大以来，以习近平同志为核心的党中央把全民健康作为全面小康的重要基础，强调把人民健康放在优先发展的战略位置，从经济社会发展全局统筹谋划加快推进健康中国建设，把提升健康素养作为增进全民健康的前提，把提高全民健康素养作为提升全民健康水平最根本、最经济、最有效的措施之一，并将"居民健康素养水平"纳入多项考核，作为衡量国家基本公共服务水平和人民群众健康水平的重要指标。

一　中国居民健康素养水平现状及变化趋势

从 2012 年起，国家卫生健康委每年组织开展全国居民健康素养水平动态监测，截至 2021 年底，连续完成 10 年的监测任务。中国居民健康素养监测范围覆盖全国（不包括港、澳、台地区）31 个省（自治区、直辖市）的 336 个监测点（县/区）。监测对象为非集体居住的 15~69 岁常住人口，每年监测 7 万~8 万人。

（一）中国居民健康素养总体水平及变化趋势

2012 年中国居民健康素养水平为 8.80%，2021 年提升至 25.40%，增长幅度为 16.60 个百分点，平均年增长幅度为 1.84 个百分点，平均年增长速度为 12.50%，呈现稳步提升的态势。2016 年以后提升幅度明显增大，与健康中国建设、脱贫攻坚等一系列重大制度的实施密切相关。

从城乡分布来看，城市居民健康素养水平从 2012 年的 11.79% 提升至 2021 年的 30.70%，增长幅度为 18.91 个百分点，平均年增长幅度为 2.10 个百分点，平均年增长速度为 11.22%。农村居民健康素养水平从 2012 年的 7.13% 提升至 2021 年的 22.02%，增长幅度为 14.89 个百分点，平均年增长幅度为 1.65 个百分点，平均年增长速度为 13.35%。呈现平均年增长幅度城市>农村，但平均年增长速度农村>城市的特征（见图 1）。

从地区分布来看，东中西部地区居民健康素养都有明显提升。东部地区居民健康素养水平从 2012 年的 10.31% 提升至 2021 年的 30.40%，增长幅度为 20.09 个百分点，平均年增长幅度为 2.23 个百分点，平均年增长速度为 12.77%。中部地区居民健康素养水平从 2012 年的 8.59% 提升至 2021 年的 23.83%，增长幅度为 15.24 个百分点，平均年增长幅度为 1.69 个百分点，平均年增长速度为 12.00%。西部地区居民健康素养水平从 2012 年的 6.86% 提升至 2021 年的 19.42%，增长幅度为 12.56 个百分点，平均年增长幅度为 1.40 个百分点，平均年增长速度为 12.26%。呈现平均年增长幅度东部>中部>西部，平均年增长速度东部>西部>中部的特征（见图 2）。

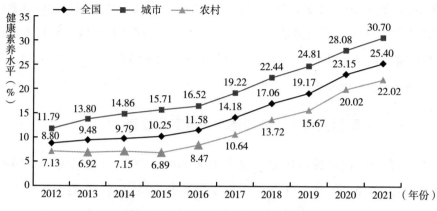

图1　2012~2021年城乡居民健康素养水平变化情况

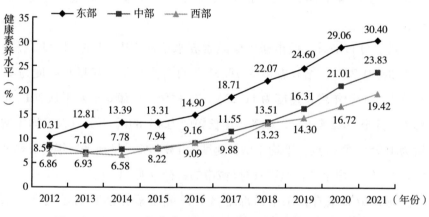

图2　2012~2021年东中西部地区居民健康素养水平变化情况

（二）不同人群健康素养水平变化趋势

2012~2021年不同人群健康素养水平均有提升。从性别分布来看，男性增幅为17.2个百分点，平均年增长幅度为1.85个百分点，平均年增长速度为12.25%；女性增幅为15.98个百分点，平均年增长幅度为1.84个百分点，平均年增长速度为12.74%。男性平均年增长幅度和平均年增长速度与女性相差不多（见图3）。

从年龄分布来看，25~34岁组增幅最大，为25.23个百分点，平均年增长幅度为 2.80 个百分点，平均年增长速度也最快，为 14.26%；65～69 岁组增幅最小，为 4.97 个百分点，平均年增长幅度为 0.55 个百分点，平均年增长速度也最慢，为 7.31%（见图 4）。

从文化程度分布来看，大专/本科及以上人群增幅最大，为 29.60 个百分点，平均年增长幅度为 3.29 个百分点，平均年增长速度为 9.64%；初中人群平均年增长速度最快，为 11.03%。不识字/少识字人群健康素养水平一直处于最低水平，平均年增长幅度为 0.11 个百分点，平均年增长速度为3.81%（见图 5）。

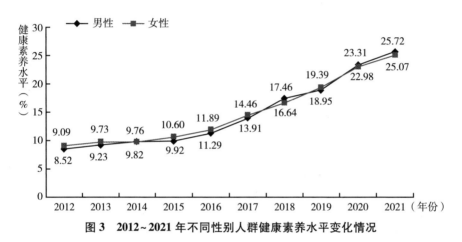

图 3　2012～2021 年不同性别人群健康素养水平变化情况

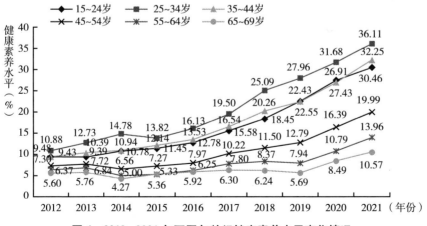

图 4　2012～2021 年不同年龄组健康素养水平变化情况

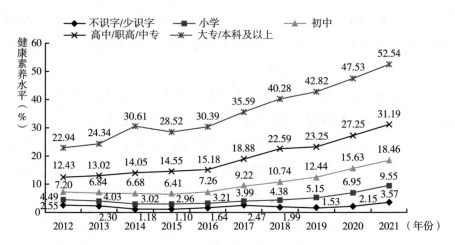

图 5　2012~2021 年不同文化程度居民健康素养水平变化情况

（三）三个方面健康素养水平

根据知—信—行理论，将健康素养划分为三个方面的素养，即基本知识和理念素养、健康生活方式与行为素养、基本技能素养。2012~2021 年，全国居民三个方面健康素养水平均有显著提升。

基本知识和理念素养由 2012 年的 18.96% 提升为 2021 年的 37.66%，提升了 18.70 个百分点，平均年增长幅度为 2.08 个百分点，平均年增长速度为 7.92%。

健康生活方式与行为素养由 2012 年的 11.22% 提升为 2021 年的 28.05%，提升了 16.83 个百分点，平均年增长幅度为 1.87 个百分点，平均年增长速度为 10.72%。

基本技能素养由 2012 年的 12.29% 提升为 2021 年的 24.28%，提升了 11.99 个百分点，平均年增长幅度为 1.33 个百分点，平均年增长速度为 7.86%。

呈现平均年增长幅度为基本知识和理念素养>健康生活方式与行为素养>基本技能素养，平均年增长速度为健康生活方式与行为素养>基本知识和理念素养>基本技能素养的特征（见图 6）。

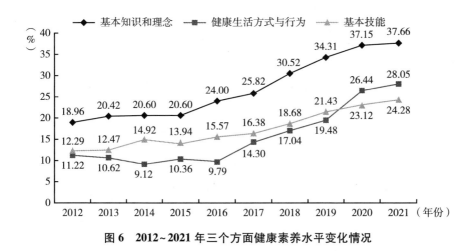

图6　2012~2021年三个方面健康素养水平变化情况

（四）六类健康问题素养水平

以公共卫生问题为导向，将健康素养划分为六类健康问题素养，即科学健康观素养、传染病防治素养、慢性病防治素养、安全与急救素养、基本医疗素养和健康信息素养。2012~2021年，全国居民六类健康问题素养水平均有显著提升。

安全与急救素养水平由2012年的42.80%上升为2021年的56.41%，提升了13.61个百分点，平均年增长幅度为1.51个百分点，平均年增长速度为3.12%。

科学健康观素养由2012年的31.87%上升为2021年的50.01%，提升了18.14个百分点，平均年增长幅度为2.02个百分点，平均年增长速度为5.13%。

健康信息素养由2012年的18.16%上升为2021年的35.93%，提升了17.77个百分点，平均年增长幅度为1.97个百分点，平均年增长速度为7.88%。

传染病防治素养由2012年的17.53%上升为2021年的27.60%，提升了10.07个百分点，平均年增长幅度为1.12个百分点，平均年增长速度为5.17%。

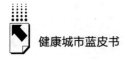

慢性病防治素养由 2012 年的 9.07%上升为 2021 年的 26.67%，提升了
17.60 个百分点，平均年增长幅度为 1.96 个百分点，平均年增长速度
为 12.73%。

基本医疗素养由 2012 年的 9.56%上升为 2021 年的 26.05%，提升了 16.49 个
百分点，平均年增长幅度为 1.83 个百分点，平均年增长速度为 11.78%。

全国居民六类健康问题素养水平，平均年增长幅度：科学健康观素养>
健康信息素养>慢性病防治素养>基本医疗素养>安全与急救素养>传染病防
治素养；平均年增长速度：慢性病防治素养>基本医疗素养>健康信息素养>
传染病防治素养>科学健康观素养>安全与急救素养（见图 7）。

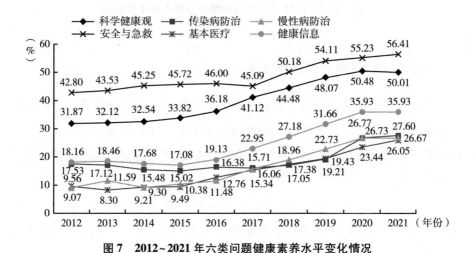

图 7 2012~2021 年六类问题健康素养水平变化情况

二　监测取得的主要成效

中国居民健康素养监测取得了多方面成效，掌握了我国城乡居民健康素
养水平现状及其影响因素，监测结果推动了一系列重大项目、政策的出台，
推动了健康素养促进工作的广泛开展。

（一）获得了我国城乡居民健康素养水平及分布特征

通过连续 10 年的健康素养监测，获得了我国城乡居民健康素养评价的一手数据资料，掌握了城乡居民健康素养水平现状、分布特征及发展趋势，发现了城乡居民健康知识与技能的薄弱短板及薄弱环节。监测结果推动了 2014 年《全民健康素养促进行动规划（2014—2020 年）》、2016 年《关于加强健康促进与教育的指导意见》等文件的出台。

（二）为国家制订卫生健康政策提供重要依据

2012 年，"居民健康素养水平"纳入《国家基本公共服务体系建设"十二五"规划》和《卫生事业发展"十二五"规划》，成为一项衡量国家基本公共服务水平和人民群众健康水平的重要指标；2014 年成为《全民健康素养促进行动规划（2014—2020 年）》重要考核指标，同年，被纳入卫生统计报表一级指标；2015 年成为"医改"成效的监测指标；2016 年成为《"十三五"卫生与健康规划》《"健康中国 2030"规划纲要》主要发展指标之一；2018 年，成为《全国健康城市评价指标体系（2018 版）》指标之一；2019 年成为《健康中国行动（2019—2030 年）》的结果性指标；2022 年，成为《"十四五"国民健康规划》的主要发展指标。

（三）推动了一系列健康促进项目的实施

健康素养监测结果推动了健康中国行、健康素养促进行动等一系列重点项目的实施。以监测结果为主要参考，对 2008 年出版的《中国公民健康素养——基本知识与技能（试行）》进行修订，形成《中国公民健康素养——基本知识与技能（2015 年版）》，成为各级医疗卫生机构面向城乡居民普及健康知识的重要依据。上述这些工作又进一步推进了居民健康素养水平的提升。

（四）推动我国健康教育队伍的能力建设

经过 10 年的连续监测，为各省培养了一批掌握大型人群调查、健康教

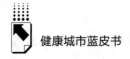

育评价与干预等相关理论与方法的业务骨干，能够承担起监测的调查培训、现场指导、质量控制、数据分析、论文和报告撰写工作，提升了健康教育机构能力，推动了我国健康教育事业发展。

（五）推动了多部门、多系统的相关领域研究

健康素养评价技术和健康素养监测技术被直接应用于"中国公民环境与健康素养调查"、"中国公民中医养生保健素养调查"、军人健康素养规范，以及中国居民营养素养、老年人健康素养、癌症防治素养等研究与实践。此外，中国疾病预防控制中心慢病中心利用健康素养监测数据构建《中国心血管健康指数（2017）》。

（六）提升我国健康教育工作的国际影响力

中国健康素养监测工作得到世界卫生组织及国际同行的肯定。2016年，世界卫生组织主办的第九届全球健康促进大会上，国家卫生健康委原副主任崔丽受邀介绍了"中国健康素养促进行动"，中国健康教育中心主任李长宁受邀做了"中国居民健康素养监测"专题报告。大会议题简报中专门推介了中国健康素养促进项目。

2015年12月5日，世界卫生组织在上海召开健康素养国际研讨会。世界卫生组织总部慢病预防司司长道格拉斯·巴彻（Douglas Bettcher），英国南安普顿大学副校长、健康素养研究奠基人Don Nutbeam认为"中国的健康素养监测和促进工作走在了世界前列"。2018年9月18日，中国健康教育中心主任李长宁受邀在首届世界公众科学素质促进大会上做了"中国健康素养研究与实践"专题报告。

三　提升公众健康素养面临的主要问题

健康素养的提升受到多方面因素的影响，既包括个人受教育程度、健康知识与技能水平、卫生服务利用能力等因素的影响，也包括政策、

环境等外部因素的影响，呈现一定的复杂性。因此，提升公众健康素养水平，需要从多方发力。目前，在公众健康素养促进工作中，要关注以下几方面的问题。

（一）城乡居民健康素养水平仍有较大提升空间

尽管近年来我国居民健康素养水平呈逐年上升趋势，特别是推进健康中国建设以来，健康素养提升幅度明显增加，同时，新冠肺炎疫情防控也进一步促进了公众健康素养的提升，特别是传染病防治素养。但是，应该清醒地看到，我国公众健康素养整体水平仍然不高，有待提升空间较大，城乡、地区以及人群间的不均衡较为明显。在具体的某一方面健康素养中，还存在行为和技能素养明显低于知识和理念素养，基本医疗素养、慢性病防治素养、传染病防治素养等还处于较低水平等问题。此外，吸烟、酗酒、缺乏锻炼、不合理膳食等不健康生活方式比较普遍，人民群众自觉维护和提升自身健康水平的意识和能力还有待进一步提升，这都是健康素养促进工作应该关注的重点问题。

（二）多部门协作有待进一步加强

健康素养促进是一项社会系统工程，需要政府、社会成员部门及个人的共同努力。党和政府出台了一系列政策，对提升公众健康素养做出了很好的顶层设计和制度性的安排，对政府、社会和个人均提出了具体的工作内容、任务及目标要求。近年来，跨部门行动不断增强，但总体来看，部门协作常态化机制尚未形成，有些政策的落实和衔接方面还相对薄弱，尚未形成强有力的健康促进合力。各部门对"大健康 大卫生"理念的理解和贯彻落实力度有待于进一步提升，健康影响评估制度建设尚处于探索起步阶段，将健康融入所有政策的实践与期望还有较大差距。将健康融入国民教育体系尚未实现，全国健康促进学校的建设比例仍然不高。健康社区和健康家庭的比例与目标仍有较大差距，健康机关、健康社区和健康企业等健康单位建设比例还较低等。

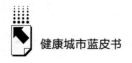

（三）健康传播和健康科普水平有待提升

健康科普是普及健康知识和技能、倡导健康生活方式和行为的重要手段。把健康科普信息传播好，让群众"看得到、听得懂，用得上"，是对健康科普工作的基本要求。当前，我国健康科普工作存如下主要问题。一是社会上的健康科普信息质量参差不齐，给公众选择带来很大困扰。二是专业机构和专业人员的健康科普能力需进一步提升，有些信息过于专业化和书面化，信息呈现形式创新不足，传播力、影响力有待加强。三是国家层面的监管有待加强，一些传播平台对传播内容的主体责任履行不到位，传播监管机制有待健全。四是对互联网新媒体和大数据等新技术的运用不充分，健康传播和健康科普的效果评价较为薄弱等。此外，国家健康科普资源库还在建设中，医疗机构、医务人员开展健康科普激励机制尚未有效建立等，都会制约健康科普工作的开展。

（四）健康教育体系服务能力有待提高

对比健康中国建设对健康促进与教育的任务要求，当前健康教育体系所能承担的工作任务和现有人员数量、工作能力相比，还存在较大差距。一方面健康教育专业机构人员数量绝对不足，"十三五"中期评估显示，全国健康教育专业机构人员配置率为 0.76 人/10 万人口，不足《"十三五"全国健康促进与教育工作规划》提出的"到 2020 年全国健康教育专业机构人员配置率达到 1.75 人/10 万人口"目标的一半；另一方面专业人员结构有待进一步优化，人员待遇普遍偏低，无法吸引和留住专业人才，对现有人员的系统规范化培训不足。此外，基层医疗卫生机构健康教育服务能力不足，医院、学校、机关、社区、企事业单位普遍缺乏健康教育职能部门，直接影响了健康促进与教育工作的质量和成效。

四 进一步完善健康素养促进工作的对策建议

健康素养的提升离不开党中央的坚强领导，离不开各级政府、各社会成员部门和公众的共同努力。党中央国务院把提升公众健康素养作为增进全面健康的前提，为公众健康素养提升做了很好的顶层设计及制度安排，当前的工作重点就是抓落实。各地各级要坚持问题导向、需求导向和目标导向，立足工作实际，做好党中央国务院各项决策部署的落实工作。

（一）认真贯彻落实党中央决策部署，扎实推进健康中国建设

党的十九大报告提出："实施健康中国战略……强调坚持预防为主，倡导健康文明生活方式，预防控制重大疾病。"① 各地各级要进一步贯彻落实新时期卫生与健康工作方针，强化政府、社会、个人责任，加快推动卫生健康工作理念、服务方式从以治病为中心转变为以人民健康为中心，建立健全健康教育制度，普及健康知识，引导群众建立正确健康观，加强早期干预，形成有利于健康的生活方式、生态环境和社会环境，延长健康寿命，为全方位全周期保障人民健康、建设健康中国奠定坚实基础。

无论是《"健康中国2030"规划纲要》还是《健康中国行动（2019—2030年）》中，均把普及健康生活，开展健康知识普及放在首位，提升公众健康素养既是其重要的工作内容，也是建设成效的重要评价指标。党中央和国务院为提升全民健康素养做出了一系列制度安排，从全方位干预健康影响因素、维护全生命周期健康、防控重大疾病三个方面发力，开展15个专项行动，将提升健康素养作为增进全民健康的前提。健康中国行动推进委员会的建立强化了多部门协作，鼓励个人和家庭积极参与健康中国行动，落实个人健康责任，养成健康生活方式。各单位特别是各学校、各社区（村）要充分挖掘和利用自身资源，积极开展健康细胞工程建设，创造健康支持性环境。凝聚政府、社会、个人力量，形成健康促进的强大合力。

（二）以健康促进场所建设为切入点，提高健康素养促进工作成效

健康理念、行为和生活方式的形成，不仅需要健康知识的普及，还需要

---

① 《十九大以来重要文献选编》（上），中央文献出版社，2019，第34页。

健康支持性环境的创建。场所健康促进是"将健康融入所有政策"的具体实践，各类场所构成了健康中国的微观基础，集合了政策、环境、服务、人群等健康要素，是施政决策的发力点和着力点。实践证明，开展场所健康促进，采取综合措施，是维护和促进人民群众健康、提升居民健康素养的有效途径。调查显示，首批全国健康促进试点县区居民的健康素养水平明显高于全国平均水平。要大力推进健康学校建设，将健康教育纳入国民教育体系，让儿童青少年从小养成健康生活方式，一生受益。各地要统筹推进卫生城市、健康城市、健康县区、健康村镇等工作的开展，加强健康促进学校、医院、机关和事业单位、企业、社区和家庭等场所建设，总结经验和适宜技术，加强交流与学习，通过行业引领与示范，扩大健康促进场所的覆盖面，提高健康素养促进工作成效。充分利用爱国卫生运动工作平台，广泛开展健康科普，倡导文明健康、绿色环保生活方式，让健康文明的生活方式融入百姓日常生活。

（三）针对重点地区、重点人群，大力开展健康教育适宜技术研究

充分认识健康素养在城乡、地区、人群间的差异，进一步加强理论和实践研究，总结健康素养提升的策略、方法和技术，有针对性地开展工作。各地要因地制宜，结合当地特点和资源，充分发挥主动性和创造性，在健康教育理论指导下进行探索和创新，形成适合各地特点的健康教育优秀实践模式。以维护全生命周期健康为目标，加强重点人群健康教育工作。以学校、社区和家庭为基础，以儿童青少年为目标人群，引导儿童青少年从小养成健康生活方式，预防近视、肥胖等疾病。以家庭、社区、医院、养老机构为基础，以老年人及照护者为目标人群，加强老年期疾病管理、心理健康等方面的健康教育，探索老年人健康教育适宜技术和方法。以工作场所为基础，以职业人群为目标人群，以职业健康危险因素、职业相关疾病和心理健康为重点，进一步加强健康机关、健康企业等健康单位的建设，增强劳动者健康意识和法律意识，促进职业人群健康。以国家基本公共卫生服务项目为基础，以农村居民为重点人群，以健康观念、卫生习惯、健康知识传播为重点，增

强农村居民的健康意识，培养良好的个人卫生习惯，提高农村居民健康水平。要大力开展多部门协作，针对脱贫地区、流动人口、留守儿童、残疾人等特殊人群实施有针对性的干预。

（四）加大健康科普力度，规范科普信息生成与传播

大力普及健康知识与技能，规范科普信息生成、发布与传播，是健康促进与教育工作的重要内容，是提升居民健康素养水平的重要措施。建议进一步加强健康科普工作的统筹协调，建设并不断完善健康科普资源库和健康科普专家库，为全社会提供权威的健康科普信息资源，打造国家级权威健康科普信息平台，建立有效、可持续的工作机制，激励医院和医务人员发挥专业特长开展健康科普工作。继续开发针对不同内容、不同传播渠道和不同传播形式的健康科普技术指南和规范，细化重点工作环节和技术要点，推动健康科普工作规范化开展。注重发挥各类媒体的作用，优势互补，全方位多渠道开展健康知识传播。各专业机构以及相关社会组织发挥各自特长，结合本地区特点，针对当地健康问题，因地制宜开展健康传播活动。倡导公众树牢个人是自己健康第一责任人的理念，关注自身和家人健康，主动学习健康知识和技能，践行健康生活方式，把新冠肺炎疫情期间养成的好习惯、好做法坚持下去，提高对健康相关信息的获取、理解、甄别和应用能力。

（五）进一步完善健康教育体系建设，加强机构能力建设

党中央高度重视人民健康，重视健康教育工作。《国务院关于实施健康中国行动的意见》指导思想中进一步明确"建立健全健康教育体系"。目前，省市县健康教育专业体系还不完善，市县级建制不全，严重影响了健康教育工作的开展，影响到健康中国行动的实施和落地。专业人员数量严重不足，人员结构不合理，业务能力亟待提升，需要通过持续的体系建设和能力培训逐步改善。加强健康教育专业人员能力建设标准的推广与应用，为健康教育专业人员的入职标准、规范化培养等提供科学、具体、可行的路径。加强医院、公共卫生机构、学校、社区、企事业单位等职能部门的健康教育能

力建设，推动不同场所健康教育与健康促进工作自主、可持续发展，更好地满足健康中国建设的需要，推动健康中国行动目标的实现。加强农村地区、中西部地区，尤其是脱贫地区健康教育专业机构能力建设，提升基层医疗卫生机构健康教育服务能力和水平。逐步建立健全以健康教育专业机构为技术核心，以基层医疗卫生机构、医院、其他专业公共卫生机构健康教育职能部门为基础，以学校、机关、企事业单位健康教育职能部门和媒体健康传播力量为延伸的健康教育工作体系。

B.11

健康城市建设推动健康中国行动创新模式
癌症综合防控试点实践及启示[*]

张勇　赵方辉　胡尚英　赵雪莲　胡嘉玮[**]

摘　要：　癌症的疾病负担日趋严重，具有诸多危险因素，防控形势严峻复杂。宫颈癌是女性健康的重要威胁，然而其病因明确，三级预防措施有效，是目前最有可能实现防控突破的癌种之一。2021年度，各地区初步建立政府主导、部门协同、专业机构支持、社会共担的工作机制，以宫颈癌防控为突破口逐步完善癌症三级预防体系。部分试点地区完成年度目标，在宫颈癌三级预防的工作中取得突出成果和政策性突破，形成癌症防控的创新服务模式。然而，癌症防控工作仍面临许多挑战，包括HPV疫苗接种率低、癌症筛查覆盖率低、癌症防控信息平台建设不完善等。未来应进一步促进将癌症防控融入政府政策，推进疫苗免费或定额补贴接种，提高癌症筛查精准度、可及性和业务水平，完善基于个案的信息系统建设，实现信息系统的

---

* 本文为中国医学科学院医学与健康科技创新工程项目"宫颈癌精准筛查技术的研发评价和综合防控策略的探讨"（2021-I2M-1-004）的阶段性成果。

** 张勇，国家癌症中心党委书记，中国医学科学院肿瘤医院党委书记、副院长，主任医师，硕士生导师，主要研究方向为公共卫生、肿瘤预防学、卫生事业管理；赵方辉，博士，国家癌症中心、国家肿瘤临床医学研究中心、中国医学科学院北京协和医学院肿瘤医院流行病学研究室主任，教授，博士生导师，主要研究方向为肿瘤流行病学、人群防治与健康促进；胡尚英，博士，国家癌症中心、国家肿瘤临床医学研究中心、中国医学科学院北京协和医学院肿瘤医院流行病学研究室，副研究员，主要研究方向为肿瘤流行病学、人群防治与健康促进；赵雪莲，博士，国家癌症中心、国家肿瘤临床医学研究中心、中国医学科学院北京协和医学院肿瘤医院流行病学研究室，助理研究员，主要研究方向为肿瘤流行病学、人群防治与健康促进；胡嘉玮，国家癌症中心、国家肿瘤临床医学研究中心、中国医学科学院北京协和医学院肿瘤医院，主要研究方向为公共卫生、肿瘤流行病学。

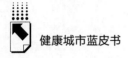

互联互通等，最终促进试点工作的高效持续推进和创新模式的不断完善。

关键词： 健康城市　健康中国　癌症综合防控

一　背景

癌症是危害人群健康的首要疾病之一，给社会带来沉重的负担，防控形势严峻。2020年，中国癌症新发病例456.9万例（见图1），死亡300.3万例（见图2），均位居世界第一①，且分别是我国城市和农村居民的第一和第三位死因。② 癌症综合防控是健康中国建设的重要内容，也是实现健康中国目标的重要保证。我国近一半的癌症死亡是由潜在可改变的环境因素及生活方式所致，而且目前的技术手段可以早期发现大部分常见癌症，早期治疗效果好，因此通过政府领导，多部门协作，落实癌症综合防控策略可以有效预防和减轻癌症疾病负担，为此健康中国行动将癌症作为重点防控疾病。《"健康中国2030"规划纲要》提出针对高发地区重点癌症开展早诊早治工作。《健康中国行动（2019—2030年）》和《健康中国行动——癌症防治实施方案（2019—2022年）》（国卫疾控发〔2019〕57号）提出，落实癌症防控行动，完善癌症防控体系，采取三级预防措施，遏制癌症发病率和死亡率上升趋势；到2022年和2030年，总体癌症五年生存率分别不低于43.3%和46.6%，癌症防控核心知识知晓率分别达70%和80%，高发地区重点癌种早诊率达55%并持续提高，农村适龄妇女宫颈癌筛查县区覆盖率分别达80%和90%，基本实现癌症高危人群定期参加防癌体检。

---

① Sung H., Ferlay J., Siegel R. L., et al., "Global Cancer Statistics 2020: GLOBOCAN Estimates of Incidence and Mortality Worldwide for 36 Cancers in 185 Countries", *CA: A Cancer Journal for Clinicians*, 2021, 71 (3): 209-249.

② 国家卫生健康委员会：《2021中国卫生健康统计年鉴》，中国协和医科大学出版社，2021。

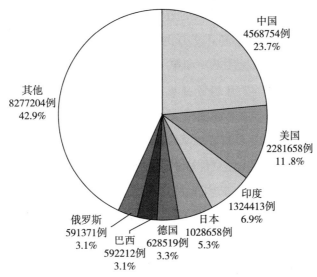

图 1　2020 年全球癌症发病人数及百分比

资料来源：Sung H. , Ferlay J. , Siegel RL, et al. , "Global Cancer Statistics 2020：GLOBOCAN Estimates of Incidence and Mortality Worldwide for 36 Cancers in 185 Countries", *CA：a cancer journal for clinicians*, 2021, 71（3）：209-249。

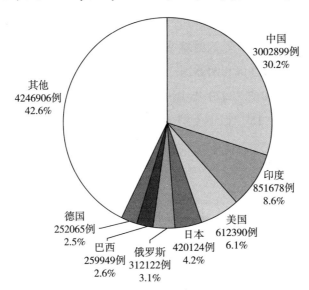

图 2　2020 年全球癌症死亡人数及百分比

资料来源：Sung H. , Ferlay J. , Siegel RL, et al. , "Global Cancer Statistics 2020：GLOBOCAN Estimates of Incidence and Mortality Worldwide for 36 Cancers in 185 Countries", *CA：a cancer journal for clinicians*, 2021, 71（3）：209-249。

宫颈癌是影响我国女性健康的重大疾病。2020年，中国宫颈癌新发和死亡病例分别为11.0万例和5.9万例，仅次于印度，位居中国女性癌症发病和死亡顺位的第六（见图3）和第七位（见图4）；而且近年来中国宫颈癌的发病率和死亡率呈上升趋势（见图5）。[1] 2019年，中国宫颈癌伤残调整生命年（DALYs）居所有癌症第十一位，女性癌症第五位，且1990~2019年其疾病负担排位未见下降。[2] 然而，宫颈癌是最有可能实现防控突破的癌种之一。其病因明确，几乎全部由高危型HPV持续感染所导致；具有清晰明确的三级预防措施，通过HPV疫苗接种、筛查与早诊早治、规范诊疗，可有效预防和管理。WHO于2020年发布《加速消除宫颈癌全球战略》[3]，强调到2030年实现下列"90-70-90"目标，将有可能在21世纪将全球的宫颈癌发病率降低至4/10万以下，实现公共卫生问题层面的宫颈癌消除目标，即90%的女孩在15岁之前完成HPV疫苗接种，70%的妇女在35和45岁之前各接受一次高精度的筛查，90%癌前病变和宫颈癌确诊病例得到有效治疗和管理。中国也承诺全力支持《加速消除宫颈癌全球战略》。[4]

近十几年来中国在HPV疫苗、宫颈癌筛查技术研发方面蓬勃发展，人群防控工作也取得一定成效，但离WHO消除宫颈癌目标仍有较大差距。当前，中国已上市三款进口和两款国产HPV疫苗，但HPV疫苗接种仍未纳入国家免疫规划中，2018~2020年中国9~45岁女性HPV疫苗累计估算接种率仅2.24%[5]，其中15岁以下女孩的接种率不足1%。2009年启动针对全国

[1] Zheng R., Zhang S., Zeng H., et al., "Cancer Incidence and Mortality in China, 2016", *Journal of the National Cancer Center*, 2022, 2 (1): 1-9.

[2] Qiu H., Cao S., Xu R., "Cancer Incidence, Mortality, and Burden in China: A Time-trend Analysis and Comparison with the United States and United Kingdom Based on the Global Epidemiological Data Released in 2020", *Cancer Communications* (*London, England*), 2021, 41 (10): 1037-1048.

[3] World Health Organization, "Global Strategy to Accelerate the Elimination of Cervical Cancer as a Public Health Problem", https://www.who.int/publications/i/item/9789240014107.

[4] 《中国支持〈加速消除宫颈癌全球战略〉》，新华网，http://www.xinhuanet.com/health/2020-12/11/c_1126847561.htm。

[5] 宋祎凡、刘晓雪、尹遵栋等：《2018~2020年中国9~45岁女性人乳头瘤病毒疫苗估算接种率》，《中国疫苗和免疫》2021年第5期。

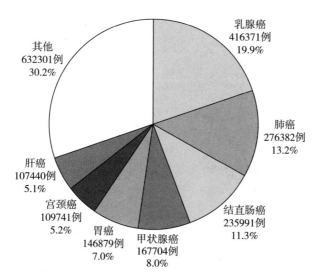

图 3 2020 年中国女性癌症发病人数及百分比

资料来源：Sung H., Ferlay J., Siegel RL, et al., "Global Cancer Statistics 2020: GLOBOCAN Estimates of Incidence and Mortality Worldwide for 36 Cancers in 185 Countries", *CA: a cancer journal for clinicians*, 2021, 71（3）: 209-249。

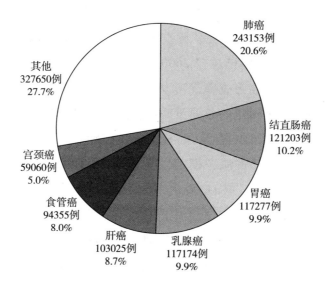

图 4 2020 年中国女性癌症死亡人数及百分比

资料来源：Sung H., Ferlay J., Siegel RL, et al., "Global Cancer Statistics 2020: GLOBOCAN Estimates of Incidence and Mortality Worldwide for 36 Cancers in 185 Countries", *CA: a cancer journal for clinicians*, 2021, 71（3）: 209-249。

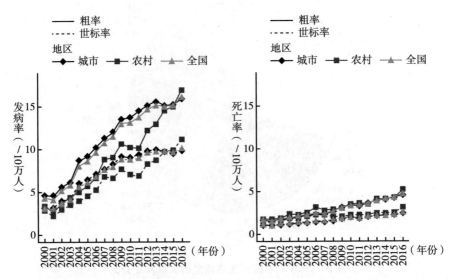

图5 2000~2016年中国宫颈癌发病率和死亡率趋势（左图为发病率，右图为死亡率）

资料来源：参见 Zheng R., Zhang S., Zeng H., et al., "Cancer Incidence and Mortality in China, 2016", *Journal of the National Cancer Center*, 2022, 2（1）: 1-9。

农村妇女的宫颈癌和乳腺癌免费筛查项目，2019年被纳入国家基本公共卫生服务，截至2020年已覆盖2600多个县（市、区），然而，2015年35~44岁女性的宫颈癌筛查率仅36.9%。[①] 因此，迫切需要在全国范围内落地落实宫颈癌三级预防的各项策略和措施，而健康城市因其党委政府领导、多部门协作的组织优势，将成为实施癌症综合防控的有力抓手和平台，形成可借鉴推广的服务模式，助力实现加速宫颈癌消除以及健康中国目标。

为形成健康城市建设推动健康中国行动有效的工作模式，全国爱卫办、健康中国行动推进办以妇幼健康促进行动、癌症防控行动为重点，以宫颈癌为突破癌种，遴选15个试点地区（北京石景山区、天津西青区、鄂尔多斯、沈阳、上海闵行区、无锡、宁波、马鞍山、厦门、济南、郑州、深圳、

---

① Zhang M., Zhong Y., Zhao Z., et al., "Cervical Cancer Screening Rates Among Chinese Women—China, 2015", *China CDC Weekly*, 2020, 2（26）: 6.

重庆沙坪坝区、成都、西安），于 2021 年起开展健康城市建设创新模式试点工作，探索可借鉴、可推广的癌症综合防控策略模式。

二　创新模式试点工作内容与目标

（一）推动将健康中国具体目标转化为城市党委政府职责任务

试点工作的首要目标是形成党委领导、政府主导、部门协作、专业机构支持、全社会重视、人人参与的癌症综合防控工作机制。落实"大卫生，大健康"理念，推动试点地区将健康融入所有政策，上下联动，点面结合，实现健康中国癌症防控相关任务落实和目标达成。

（二）形成可借鉴推广的综合防控服务模式

试点工作通过在试点地区落实癌症综合防控策略，实现癌症一级预防、筛查和早诊早治、规范治疗管理的三级预防措施，形成可借鉴推广的癌症综合防控服务模式，从而降低癌症发病率，提高 5 年生存率。

1. 开展健康教育及社会宣传

针对适龄女性、癌症高危人群、癌症防控相关的专业技术人员、疾病控制人员、卫生管理人员、社区工作者、社会团体等群体开展形式多样的健康宣教，协调多部门广泛开展癌症防控相关政策和核心知识信息宣传教育，形成全社会关心支持癌症防控的良好氛围。

2. 以宫颈癌为突破口探索癌症综合服务模式，达成三级预防目标

推进试点地区适龄女孩 HPV 疫苗接种、适龄女性宫颈癌筛查管理和患者规范治疗。到 2025 年，试点地区常住人口中 15 岁之前适龄女孩 HPV 疫苗人群接种覆盖率达 90% 以上；35~64 岁妇女宫颈癌筛查覆盖率得到提高，尤其是 35~45 岁妇女接受宫颈癌筛查的比例达 70% 以上；宫颈癌及癌前病变患者规范治疗率达 90% 以上。

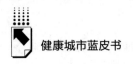

（三）推进健康中国指标的科学评价

针对试点癌种防控效果制定科学有效的评价指标并进行跟踪评价；试点地区根据各自情况制定细化指标，形成地方性评价体系，开展定期自评。在进一步扩展试点、扩充癌种的工作中不断优化指标体系，推动完善健康中国评价体系。

三　创新模式试点工作推进与成效

（一）工作机制不断完善，工作体系逐步建立

国家层面和试点地区形成有效的工作机制，保障试点工作稳步推进。国家形成了以《健康城市建设推动健康中国行动创新模式试点工作方案》（全爱卫办函〔2021〕5号）为总体纲领，以《健康城市建设推动健康中国行动创新模式试点工作宫颈癌综合防控技术指导方案》为指导依据，以《健康城市建设推动健康中国行动创新模式试点（癌症防控）工作评估方案(2022版)》（全爱卫办函〔2022〕4号）为评价标准的工作实施体系，成立了由全国爱卫办、健康中国行动办、国家卫健委相关司局、国家癌症中心和癌症防控专业人员组成的领导组、专家组、工作组和试点工作管理办公室，协助和督促各地区开展创新模式试点工作，并定期对试点地区工作成效进行评估。试点地区形成疫情常态化下的政府主导、部门协同、专业机构支持、社会共担、个人主动的癌症防控工作机制，成立以政府、卫生行政等多部门协同参与的领导小组，出台工作技术方案，为试点工作推进提供有力保障。部分地区开展覆盖管理人员和癌症防控相关专业技术人员的培训，提高试点地区癌症防控工作的统筹管理能力和业务水平。

（二）夯基垒台稳步推进，试点工作成效初显

各地区通过健康促进、疫苗接种、癌症筛查、规范诊疗的三级预防措施

落实试点工作。2021 年度，以宫颈癌防控为重点的工作取得阶段性成果。

1. 健康教育效果突出，癌症防控知识知晓情况较好

各试点地区通过新闻发布会、宣传活动、主题日、讲座、课程、科普文章、专题节目等多种形式，以电视、广播、微信、网站、易拉宝、手册等载体为渠道，面向适龄女性、癌症高危人群及公众进行癌症防控的健康教育宣传。居民健康素养和防癌意识显著提高。2021 年，9 个试点地区的适龄女性宫颈癌防控核心知识知晓率已达 80%以上。

2. 政策有效落地，疫苗接种覆盖率显著提升

试点地区逐步开展 HPV 疫苗接种工作，目标人群多为 13~14 周岁女孩，部分地区扩大至 13~18 周岁或 9~14 周岁；多限定为当地户籍或在校女孩。接种地点多为定点医疗机构或附近社区卫生服务中心。部分试点地区采用免费或补助政策为适龄女孩接种国产二价疫苗，或扩大至进口二价和四价疫苗，接种率已达到较高水平。2021 年底，两个试点地区目标人群接种覆盖率已达到 90%以上，3 个试点地区超过或接近 70%。

3. 稳步推进筛查，部分地区筛查覆盖率有所提高

试点地区宫颈癌筛查目标人群多为 35~64 周岁女性，部分地区扩展至 30~64 周岁。筛查方法多为 HPV 检测或细胞学检测。2021 年底，两个试点地区的目标人群宫颈癌筛查覆盖率已达 70%以上。

4. 闭环管理逐步完善，规范诊疗成效突出

试点地区以宫颈癌诊疗为抓手，规范地区癌症诊疗路径，建立癌症筛查机构与各级医疗卫生机构的双向转诊绿色通道，完善诊疗、康复、疼痛管理、长期护理、营养和心理支持等闭环管理工作。2021 年底，10 个试点地区的宫颈癌及癌前病变人群治疗率已达 90%以上，两个试点地区接近 90%。

四　创新模式试点工作经验

各试点地区从政策制定、三级预防体系优化和信息系统建设方面着手，提出多项创新举措。尤其是一些试点地区在癌症防控相关政策制定方面取得

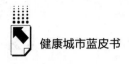

突破性进展，为健康城市建设推动健康中国行动的工作提供可借鉴、可推广的实践经验。

（一）将卫生政策纳入政府工作职责，促进癌症防控工作落实

部分试点地区将 HPV 疫苗免费接种和宫颈癌筛查纳入政府民生工作，推动健康中国工作转化为城市政府职责任务。5 个试点地区实施 HPV 疫苗免费接种政策，两个试点地区实施定额补助政策，使得目标人群 HPV 疫苗接种率大幅提高。部分地区对困难的癌症患者实施救助政策，有效提高癌症治疗的可及性。

（二）建立多部门协作机制，提高防控工作效率

建立多部门协作机制可有效发挥整体效能。部分地区建立 HPV 疫苗接种门诊与学校的定点沟通协作机制，协同多个部门和多种社会组织共同推进癌症筛查和医疗辅助工作，提高工作效率。

（三）充实癌症防控工作内涵，完善三级预防体系构建

部分试点地区以健康城市癌症防控试点工作为契机，充分完善地区癌症三级预防体系和医疗机构建设，如设立 HPV 疫苗接种咨询门诊，由专科医生提供科学指导意见；在具备条件的医院设置肿瘤科，开展宫颈癌筛查和常见多发癌种的一般性诊疗。

（四）探索信息平台建设，推动科学指标评价

9 个试点地区已具备宫颈癌筛查个案信息系统，有效提高随访和管理工作效率，为科学评价癌症防控工作奠定基础。部分试点地区建立"互联网+"医疗保健服务；开发宫颈癌自助互联网预约管理系统；对接体检机构与医疗卫生机构的信息管理系统，完善三级预防的全链条信息平台；率先基于健康大数据信息平台开展指标评价，尝试建立地区性评价体系。

五 问题与挑战

试点工作在 2021 年度产生了一定成效，部分地区取得了政策性突破，但在疫苗接种、癌症筛查和信息系统建设工作等方面仍存在一些亟待解决的共性问题。

（一）HPV 疫苗接种率低，影响因素诸多

2021 年度，5 个试点地区的适龄女孩 HPV 疫苗接种覆盖率已达较高水平，提示试点工作的推进可有效提高接种率。但接种工作仍面临许多挑战。中国未将 HPV 疫苗接种纳入国家免疫规划，且在人群知晓率低和接种意愿阻碍因素诸多[1]等多重影响下，其覆盖率不容乐观。部分试点地区出于疫苗采购价格高、经费筹集困难等原因，疫苗接种工作推进较慢或尚未开展，目标人群接种覆盖率尚处于较低水平，达到适龄女孩 90% 接种率的目标有较大挑战。

（二）癌症筛查质量参差不齐，筛查覆盖率有待提高

中国已将宫颈癌筛查纳入国家基本公共卫生服务项目和国家大病救治范围。然而，2015 年，35~64 周岁女性的宫颈癌筛查覆盖率仅 31.4%。[2] 尽管 WHO 和国家卫健委都推荐 HPV 检测作为首选的初筛方式，但截至 2018 年，在国家筛查项目中，HPV 检测使用比例仅为 8.59%。[3] 在试点工作中，由于体检和医疗机构能力不均、筛查技术精度较低等问题，目标人群筛查覆盖率尚处于较低水平，且筛查质量参差不齐。

---

[1] Hu S., Xu X., Zhang Y., et al., "A Nationwide Post-marketing Survey of Knowledge, Attitude and Practice Toward Human Papillomavirus Vaccine in General Population: Implications for Vaccine Roll-out in Mainland China", *Vaccine*, 2021, 39 (1): 35-44.

[2] Zhang M., Zhong Y., Zhao Z., et al., "Cervical Cancer Screening Rates Among Chinese Women—China, 2015", *China CDC Weekly*, 2020, 2 (26): 6.

[3] 赵艳霞、马兰、任文辉等：《2009~2018 年中国农村妇女宫颈癌检查项目数据分析》，《中华医学杂志》2021 年第 24 期。

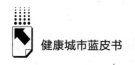

（三）信息系统建设不完善，难以进行科学评估

试点地区癌症防控个案信息系统信息收集的规范性和完整性不够；各级各类机构之间信息孤立，常规性筛查与机会性筛查信息尚未整合，无法建立科学评估体系，难以对试点工作成效进行有效评估。

六 建议与展望

（一）落实防癌政策，融入政府职责

各地区以健康城市建设等各类项目为契机，结合当地癌症及危险因素流行情况和医疗卫生服务现状，将当地各类高发癌种的早期筛查作为民生项目，督促用人单位落实职工卫生安全防护和定期体检，联合多个部门及社会机构对家庭困难的癌症患者实施大病救助政策。有条件的地区可加快 HPV 疫苗接种等安全有效的一级预防手段纳入地区免疫规划的进程。

（二）提高疫苗接种率，做好病因预防

1. 优化筹资结构，实施疫苗集采

可通过与供应方进行价格谈判、政府公开招标集采等方式，降低疫苗采购价格。各地区政府可与多个部门和各类社会组织进行协商，拓宽筹资渠道，保证疫苗接种工作推进的可持续性。可依据财政情况调整支付结构，例如采用各级政府按比例承担疫苗购置费，接种者个人承担冷链运输、储存、接种等费用，提高支付结构合理性，促进接种覆盖率进一步提升。

2. 针对各类人群，加强健康教育

采取多种载体和形式进行健康教育宣传，增强人群参与癌症防控的意识和意愿。组织专家和医务人员进入校园，重点针对适龄女孩及监护人进行宫颈癌预防的健康宣教，提高认知理解，减少疫苗犹豫；针对学校教师和校医、社区卫生服务中心人员、医院医护人员进行宣教，提升该类人群对

HPV 疫苗的认知水平以及对适龄女孩的推荐意愿。

3. 促进部门协作，提高工作效率

试点地区可建立以学校为中心、所在地社区卫生服务中心或医疗机构为执行单位的工作机制。中小学可为适龄女孩建立接种名单，在学生与家长知情、同意、自愿的原则下，组织学生到学校所在地区的具有疫苗接种资质的医疗机构或卫生服务中心进行接种，并做好随访管理工作。

（三）提高筛查精度，提升业务水平

各地区应组织专家，依据更新的癌症筛查指南推荐，制定并定期完善本地区癌症筛查和诊疗方案。可在充分验证临床效果、考核成本效益的基础上引进精准度更高、可及性更强的筛查和诊断技术，如依托新冠肺炎疫情期间建立的 PCR 平台，进一步推广 HPV 检测作为宫颈癌的首选筛查方式。定期组织管理和专业技术人员培训，进行督导质控、专家指导并开展评估，提高各级各类体检机构、医疗卫生机构的业务能力水平并保障同质化。

（四）规范诊疗路径，完善体系构建

以宫颈癌等高发癌种防控为契机，充分完善地区癌症三级预防体系和机构建设，设置专科门诊进行规范化诊疗和随访管理。对于经济不发达或偏远地区，可依托临近医疗资源发达地区，建立医疗联合体、医疗共同体、专科联盟和远程医疗协作网络，以及双向转诊绿色通道。通过人员培训、人才培养、学术交流、技术支援、远程会诊、义诊宣教等形式，促进优质资源向欠发达地区下沉，提升医疗服务水平的同质性，提升医疗资源配置的公平性，提高区域癌症防控水平。

（五）建立信息系统，促进互联互通

建议深化医疗行业与信息行业的沟通，加强信息化建设经费投入及人才队伍建设。明确关键变量，尽快建立或完善癌症筛查和管理的个案信息系统，在此基础上制定监测、管理与评价的数据集标准和质量控制标准，提高

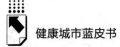

信息的完整性和准确性，促进个体化的健康随访管理与防控工作成效的科学评价。在数据互联互通方面，应加强疾控中心、医院、妇幼系统、接种门诊、筛查机构与体检中心、基层医疗卫生服务中心等各级各类机构之间、健康促进项目之间、实施环节之间的信息对接、集成和共享，整合癌症常规性筛查与机会性筛查信息，利于随访管理并开展癌症人群防控的科学研究。

（六）总结经验，形成模式，全国推广

当前，各试点地区以宫颈癌为突破口建立了工作机制，取得阶段性成效并初步形成具有借鉴价值的癌症防控经验。在此基础上，将进一步扩大试点工作覆盖地区，并新增乳腺癌和肝癌等高发癌种作为试点癌种。在扩点扩面的工作中进一步优化癌症综合防控的工作机制和发展创新政策，针对我国重点癌种形成可借鉴、可推广的癌症综合防控创新服务模式，并向全国进行推广，实现健康中国癌症防控目标。

案 例 篇
Case Studies

B.12
苏州健康城市建设发展研究报告

卢 永　史宇晖　刘俊宾*

摘　要： 苏州市积极参与健康城市建设，从偏重环境卫生治理向全民健康管理转变，从粗放式管理向精细化治理转变，积极探索开展健康城市建设，并不断发掘自身特点进行创新。从2016年至今，苏州市在历次全国爱卫办组织开展的健康城市评价中均取得佳绩，并呈现逐年进步的态势。总结苏州市健康城市建设经验，主要表现在主动承担健康责任、科学规划指导、开展广泛的社会动员合作、关注健康的公平性、创新驱动健康城市全方位建设五个方面。在新时期，苏州健康城市建设也面临诸多挑战，这些挑战主要来自人口老龄化、快速城镇化、生活方式转变、人民群众日益增长的美好生活需求等方面。因此，苏州市应继续秉承"将健康融入所有政策"的基本理念，始终把人

---

* 卢永，中国健康教育中心健康促进部主任，研究员，主要研究方向为健康促进与健康教育；史宇晖，博士，北京大学公共卫生学院副教授，主要研究方向为健康促进与健康传播；刘俊宾，苏州市爱国卫生运动与健康促进委员会办公室副主任。

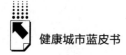

民健康放在优先发展的战略地位，促进全民健康的制度体系更
加完善，健康领域发展更加协调，健康生活方式得到普及，健
康服务质量和健康保障水平不断提高，健康产业繁荣发展，基
本实现健康公平。

关键词： 健康中国　健康苏州　健康城市

一　组织实施情况

（一）建设思路

苏州市主要遵循两条建设思路，首先参照 WHO 健康城市建设的标
准要求和我国健康城市建设的指导意见及基本原则，制订建设方案，
并随着 WHO 和国家建设标准的完善和更新，不断改进苏州市的建设
方案。

其次，根据从实际出发的原则，开展苏州市健康城市建设的需求评估和
效果评估，利用评估结果指导健康城市建设方案制订。

（二）发展历程及重要事件

目前，国内主流学术界认为中国健康城市建设主要经历了三个阶段，即
从 20 世纪 90 年代开始的项目试点阶段；21 世纪第一个十年的探索发展阶
段；21 世纪第二个十年的全面发展阶段。[1] 自国家项目试点阶段开始，苏州
市就积极参与到健康城市建设中，始终跟进 WHO 和我国的健康城市理念与
建设策略发展（见图 1 和图 2）。

---

[1]　王彦峰等：《中国健康城市实践与发展对策分析研究》，载王鸿春、解树江、盛继洪主编
《中国健康城市建设研究报告（2016）》，社会科学文献出版社，2016。

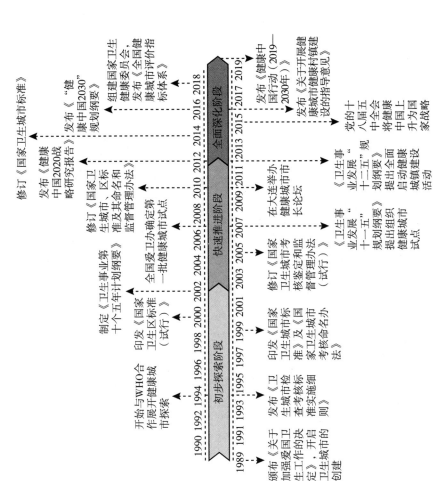

图 1　我国健康城市建设不同阶段的重要事件

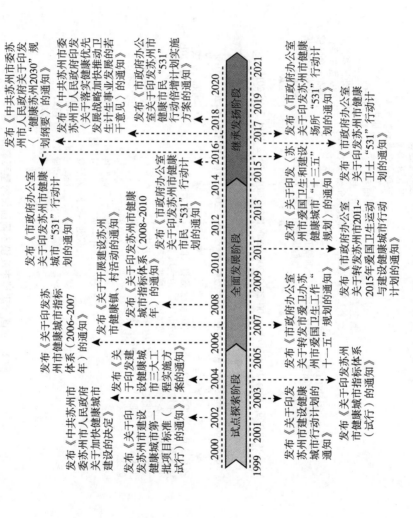

图2 苏州健康城市建设不同阶段的重要事件

苏州市健康城市建设历经如下阶段。

1. 试点探索阶段 (1999~2002年)

苏州市于1998年在江苏省地级市中率先建成国家卫生城市,在全国和省爱卫办的大力支持和指导下,自1999年起,将健康城市建设作为巩固提升国家卫生城市水平的有效载体加以探索推进。

在这一阶段中,为解决健康城市建设经验不足、建设方法和目标不明晰等主要问题,选择健康城市试点单位,通过试点建设摸索总结健康城市建设经验。此外,承办了WHO健康城市讲习班,借鉴国内外经验,编印建设健康城市系列丛书和相关指导手册,制定了11类健康细胞标准,2001年将开展健康城市建设列入了苏州市第九次党代会决议报告。

2. 全面发展阶段(2003~2015年)

在这一阶段,苏州健康城市建设中的主要问题为市民对健康城市知晓及参与度低、健康服务体系薄弱、健康城市城乡发展不均衡、健康城市理论指导不够、环境健康问题、居民健康素养水平不高等。为此,通过搭建健康城市领导组织架构、实施健康宣传工程、开展多部门及社区层面健康城市项目建设、成立健康城市研究所、实施10项健康城市行动计划等主要手段,开启了苏州健康城市的全面发展建设阶段。

3. 继承发扬阶段(2016年至今)

作为全国38个健康城市试点城市之一,"十三五"期间,市委、市政府印发《"健康苏州2030"规划纲要》,时隔14年后再次从市委、市政府层面对健康城市建设工作进行动员部署。

二 建设成效

经过近20年的努力,苏州市健康城市建设取得显著成效,全域健康治理水平不断提升(见图3。)

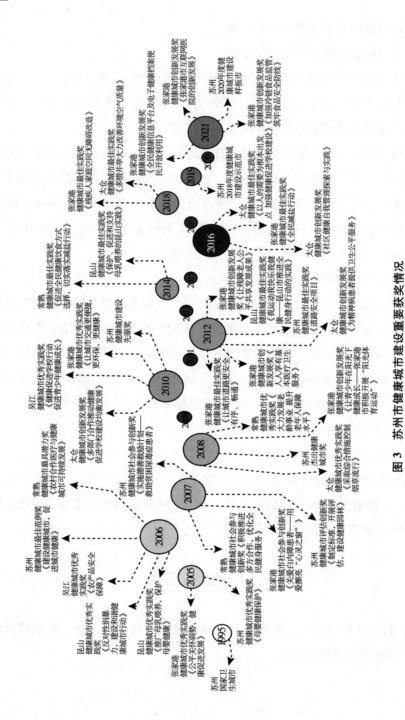

图 3　苏州市健康城市建设重要获奖情况

（一）健康人群发展状况

至 2020 年，苏州市居民人均期望寿命达到 84.04 岁，较 1999 年（77.32 岁）增加 6.72 岁，20 年来苏州人均期望寿命呈现稳步增加的趋势。2020 年苏州婴儿死亡率、5 岁以下儿童死亡率以及孕产妇死亡率分别为 1.87‰、2.85‰和 4.58/10 万，与 1999 年比较均有较大下降。2020 年苏州市城乡居民达到国民体质测定标准合格以上的人数比例为 96.22%。

在疾病控制中，重大慢性病过早死亡率由 2002 年 14.66% 下降至 7.28%，18~50 岁人群高血压患病率由 2008 年的 20.69% 下降至 12.14%，甲乙类传染病发病率由 1999 年 330.32/10 万下降至 118.7/10 万。

为实现《"健康中国 2030"规划纲要》，国务院办公厅发布了《健康中国行动（2019—2030 年）》，提出了 15 个重大专项行动和考核目标，其中也包括与健康人群发展相同的考核指标。至 2020 年苏州市的人均期望寿命、婴儿死亡率、5 岁以下儿童死亡率、孕产妇死亡率、城乡居民体质测定合格以上的人数比例均已达到健康城市建设的国家目标值及 2022 年健康中国行动目标值要求。苏州市健康人群指标发展状况见表 1。

表 1　苏州市健康人群指标发展状况

指标	2017 年 309 个城市水平	2017 年苏州市水平	2018 年 314 个城市水平	2018 年苏州市水平	2018 年全国水平	2020 年苏州市水平	2020 年国家目标值	2022 年健康中国目标值
人均期望寿命	78.80	83.04	79.15	83.54	77.00	84.04	77.30	77.70
婴儿死亡率（‰）	2.94	2.05	2.88	2.33	6.10	1.87	7.50	≤7.5
5 岁以下儿童死亡率（‰）	3.94	3.08	4.07	3.35	8.40	2.85	9.50	≤9.5
孕产妇死亡率（1/10 万）	9.80	7.38	8.88	8.94	18.30	4.58	18.00	≤18
城乡居民达到《国民体质测定标准》合格以上的人数比例（%）	91.54	96.35	91.94	95.60	89.60	96.22	90.60	≥90.86
甲乙类传染病发病率（1/10 万）	217.19	102.48	205.06	153.97	220.51	118.70	—	—

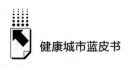

续表

指标	2017 年 309 个 城市水平	2017 年 苏州市 水平	2018 年 314 个 城市水平	2018 年 苏州市 水平	2018 年 全国水平	2020 年 苏州市 水平	2020 年 国家 目标值	2022 年 健康中国 目标值
重大慢性病过早死亡率(%)	13.78	8.30	13.56	7.65	17.36	7.28	16.65	—
18~50 岁人群高血压患病率(%)		13.53		12.11		12.14	—	—
肿瘤年龄标化发病率变化幅度(%)	1.87	-1.88	2.34	1.57	-1.48	-1.76	—	—

资料来源：全国水平值及其他城市水平值来自李长宁、卢永《中国健康城市评价报告（2018年）》，载王鸿春、曹义恒主编《中国健康城市建设研究报告（2020）》，社会科学文献出版社，2020。

2020 年苏州市人均期望寿命（84.04 岁），高于全国平均水平（78.33岁）及北京（82.43 岁）、上海（83.67 岁）；与世界发达国家相比，仅次于日本（84.3 岁）；婴儿死亡率持续降低，2020 年苏州市为 1.87‰，低于全国（5.4‰）、上海市（2.66‰）和北京市（1.98‰）同期数据，同时也低于世界一些发达国家；孕产妇死亡率随着二孩政策全面放开，近年出现波动，但 2019 年及 2020 年持续下降，目前控制在 4.58/10 万，依然在低水平区间，全国水平为 16.9/10 万，北京为 4.98/10 万，上海为 3.66/10 万，总体上三大人群健康水平指标均已达到发达国家水平（见图4~图9）。

（二）健康环境发展状况

加强水环境治理，实施古城区河道、农村黑臭河道等水质提升工程。提高生活污水处理能力，加强水源地保护。实施蓝天工程，加大节能减排力度。实施绿化工程，形成以公园绿地为重点、道路绿化为网络、小区绿化为依托、街头绿化为亮点的城市园林绿化格局。加大市容环境执法力度，打造最干净、最整洁城市。健全数字城管体系，网格化、精细化管理不断强化，加大环卫基础设施建设力度，优化提升环卫收运体系，农村建立户集、村收、镇转运、县处理的生活垃圾收运模式，生活垃圾集中收运率达 100%，生活垃圾无害化处理达到 100%，农村无害化卫生厕所普及率为 99.99%。

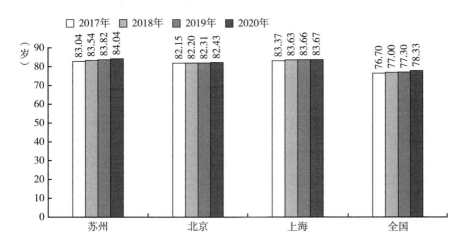

图4 苏州与全国及其他城市人均期望寿命的比较

注：人均期望寿命为2019年数据，婴儿死亡率为2018年数据，孕产妇死亡率为2017年数据。

资料来源：苏州市数据来自苏州市卫生健康委报告，北京、上海数据来自政府网站，全国数据来自国家卫生健康委卫生与健康统计年鉴，世界其他国家2000年数据来自中国卫生统计年鉴，其他数据来自世界卫生组织网站，图4~图9同。

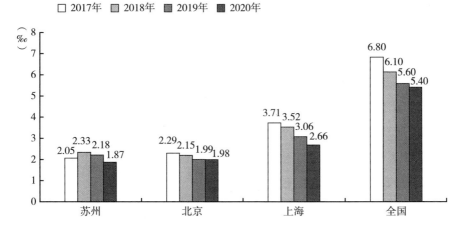

图5 苏州与全国及其他城市婴儿死亡率的比较

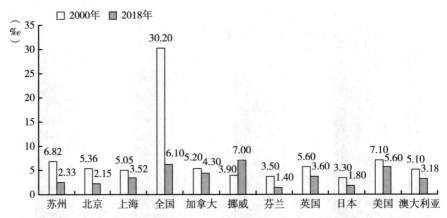

图6 2000年和2018年苏州与全国、国内部分城市以及其他国家婴儿死亡率比较

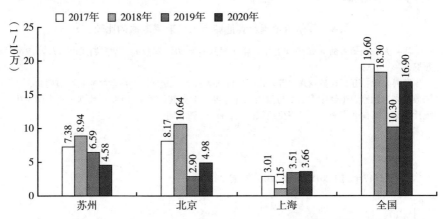

图7 苏州与全国及其他城市孕产妇死亡率的比较

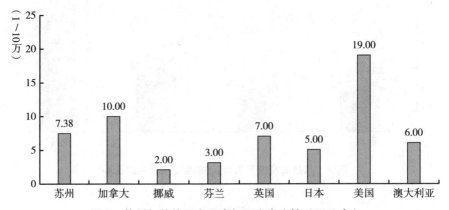

图8 苏州与其他国家孕产妇死亡率比较（2017年）

　　加强卫生创建，全市省级卫生镇全覆盖，国家卫生县城（乡镇）比例达 97.96%，省级卫生村比例达到 99.9%。人均公园绿地面积由于人口增加等因素，目前略低于国家目标值（见表 2）。

表 2　苏州市健康环境指标发展状况

指标	2017 年 309 个城市水平	2017 年苏州市水平	2018 年 314 个城市水平	2018 年苏州市水平	2018 年全国水平	2020 年苏州市水平	2020 年国家目标值
空气质量优良天数占比（%）	78.08	71.50	80.68	73.70	79.30	84.40	80.00
重度及以上污染天数（天）	7.69	1.00	6.87	6.00	8.03	1.00	8.76
水质达标率（%）	95.20	100.00	97.25	100.00	89.85	100.00	95.00
集中式饮用水水源地安全保障达标率（%）	96.30	100.00	98.93	100.00	90.90	100.00	93.00
生活垃圾无害化处理率（%）	99.04	100.00	99.62	100.00	98.20	100.00	100.00
公共厕所设置密度（座/平方公里）	2.95	2.81	3.37	4.06	2.75	5.01	3.00
无害化卫生厕所普及率（农村）（%）	—	99.90	—	99.96	—	99.99	—
人均公园绿地面积（平方米/人）	13.14	14.52	13.80	13.32	14.10	13.29	14.60
病媒生物密度控制水平（%）	26.91	100.00	25.63	100.00	—	100.00	—
国家卫生县城（乡镇）占比（%）	7.02	91.84	7.03	93.88	3.90	97.96	5.00

　　资料来源：全国水平值及其他城市水平值来自李长宁、卢永《中国健康城市评价报告（2018年）》，载王鸿春、曹义恒主编《中国健康城市建设研究报告（2020）》，社会科学文献出版社，2020。

（三）健康社会发展状况

　　社会保障体系不断健全，城乡养老保险、居民医疗保险、最低生活保障指标全面并轨。深入开展食品安全集中整治，建成覆盖城乡的食品安全监测预警体系和肉类流通追溯体系，加大食品安全抽检力度，全市每千人食品抽检批次数达到 7.67。全市餐饮行业量化分级管理全覆盖，其中动态等级优秀率 29.66%，良好以上 89.43%。实施全民健身工程，建成"10 分钟体育健身圈"。全市人均公共体育设施面积达 3.75 平方米/人，每千人拥有社会体育指导员数近 4.17 人，为广大市民和群众提供免费的健身指导服务和体质监测服务（见表3）。实施老年人免费健康体检，加快推进养老服务。实施流动人口健康促进，在流动人口集宿区、集中务工企业、流动人口子女学校实行健康促进干预，引导企业开展健康促进企业创建活动，关注员工的身心健康。

表 3　苏州市健康社会指标发展状况

指标	2017 年 309 个城市水平	2017 年苏州市水平	2018 年 314 个城市水平	2018 年苏州市水平	2018 年全国水平	2020 年苏州市水平	2020 年国家目标值
基本医保住院费用实际报销比(%)	59.94	71.68	63.82	85.85	—	87.71	75.00
城市人均体育设施用地面积（平方米/人）	2.27	3.30	2.58	3.39	1.46	3.75	1.80
每千人拥有社会体育指导员人数（人/千人）	2.42	3.59	2.56	4.02	1.50	4.17	2.30
职业健康检查覆盖率(%)	72.16	98.60	78.00	95.15	—	98.95	90.00
食品抽样检验 3 批次/千人（批次/千人）	3.79	6.92	4.45	6.80	—	7.67	4.00
学生体质监测优良率(%)	34.97	39.20	35.46	40.25	—	44.99	50 (2022 年)
每千名老年人拥有养老床位数（张/千人）	31.78	37.80	33.23	46.50	29.90	43.50	35.00
健康社区覆盖率(%)	—	57.57	—	66.86	—	77.78	—
健康学校覆盖率(%)	—	83.50	—	83.43	—	94.45	—
健康企业覆盖率(%)	—	11.99	—	14.17	—	24.19	—

资料来源：全国水平值及其他城市水平值来自李长宁、卢永《中国健康城市评价报告（2018年）》，载王鸿春、曹义恒主编《中国健康城市建设研究报告（2020）》，社会科学文献出版社，2020。

（四）健康服务发展状况

苏州市不断深化医药卫生体制改革，完善四级医疗卫生服务网络，每万人口全科医生数为 3.82 人；每万人口拥有公共卫生人员数为 2.38 人，尚没有实现国家目标值，未来还需要继续提升公共卫生人员配置及人员能力建设。

调整完善医疗资源的规划布局，鼓励社会资本办医，到 2020 年，卫生健康支出占财政支出比重为 5.98%。全面优化提升妇幼健康服务，实施出生缺陷社会化干预，推行一站式免费婚检，孕产妇系统管理率及儿童健康管理率均超过国家目标值（见表4）。

积极推进卫生信息化建设，苏州市医疗健康大数据中心项目入选 2020 年智慧江苏重点工程，加快推进健康苏州云平台门户建设。

表4　苏州市健康服务指标发展状况

指标	2017年309个城市水平	2017年苏州市水平	2018年314个城市水平	2018年苏州市水平	2018年全国水平	2020年苏州市水平	2020年国家目标值
严重精神障碍患者规范管理率(%)	83.24	91.84	87.92	92.93	82.70	94.54	80.00
儿童健康管理率(%)	92.41	97.64	92.53	96.75	92.70	96.84	90.00
孕产妇系统管理率(%)	92.00	94.43	91.51	91.15	89.90	92.52	90.00
每万人口全科医生数(人/万人)	2.04	2.27	2.61	3.67	2.22	3.82	2.00
每万人口拥有公共卫生人员数(人/万人)	6.61	2.54	6.62	2.51	6.34	2.38	8.30
每千人口医疗卫生机构床位数(张/千人)	5.75	6.24	6.01	6.43	6.03	5.86	<6
提供中医药服务的基层医疗卫生机构占比(%)	83.65	97.30	88.32	98.50	95.20	96.92	100.00
卫生健康支出占财政支出的比重(%)	8.15	5.84	8.39	5.88	7.07	5.98	—

资料来源：全国水平值及其他城市水平值来自李长宁、卢永《中国健康城市评价报告（2018年）》，载王鸿春、曹义恒主编《中国健康城市建设研究报告（2020）》，社会科学文献出版社，2020。

（五）健康文化发展状况

2020 年苏州居民健康素养水平已达 38.96%，15 岁以上人群吸烟率下降至 21.79%，经常参加体育锻炼人口比例上升至 42.8%。着力打造了由权威媒体、权威专家形成的多元化健康传播矩阵。开展公共场所和工作场所控烟工作，医疗卫生机构控烟率保持在 100%，开展"无烟城市-盖茨中国控烟项目"，在市委、市政府大院等多个行政机关和事业单位开展机关工作人员控烟工作。

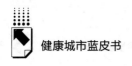
表5　苏州市健康文化指标发展状况

指标	2017 年 309 个城市水平	2017 年苏州市水平	2018 年 314 个城市水平	2018 年苏州市水平	2018 年全国水平	2020 年苏州市水平	2020 年国家目标值
居民健康素养水平(%)	15.47	25.39	17.93	27.62	17.06	38.96	20.00
15 岁以上人群吸烟率(%)	23.60	24.99	23.12	24.29	26.60	21.79	25.00
经常参加体育锻炼人口比例(%)	37.58	35.00	39.34	40.00	33.90	42.80	30.63
媒体健康科普水平(分)	3.43	4.00	3.44	4.00	1.96	4.00	4.00
注册志愿者比例(%)	10.72	12.54	11.87	13.43	8.60	21.47	13.00

资料来源：全国水平值及其他城市水平值来自李长宁、卢永《中国健康城市评价报告（2018年）》，载王鸿春、曹义恒主编《中国健康城市建设研究报告（2020）》，社会科学文献出版社，2020。

三　苏州市在全国健康城市评价中的成绩

从2016年至今，全国爱卫办组织开展了3次全国范围的健康城市评价工作，苏州市在历次评价中均取得佳绩，并呈现逐年进步的态势。

（一）2016年参评情况

2016年，全国爱卫办委托中国健康教育中心牵头开展了首次探索性的全国健康城市评价工作，全国共有247个城市参评，评价的主要结果在第九届全球健康促进大会上向全球进行公布，中国的健康城市建设工作得到国际社会的普遍肯定。苏州市在本次评价中取得了很好的成绩。从健康城市综合指数来看，苏州市位列所有参评城市的第3名，在地级及以上城市中排名第1。

（二）2019年参评情况

2019年，全国爱卫办委托中国健康教育中心牵头开展了2018年度全国健康城市评价工作，全国共有314个城市参评。本次评价使用的是2018年全国健康城市评价指标体系（全国爱卫会于2018年正式印发），收集了参评城市2017和2018两个年度的评价数据。苏州市在本次评价中取得了很好的成绩。从健康城市综合指数来看，苏州市 2017 年数据综合得分为 72.88 分，2018 年数据综合得分为 73.52 分，2018 年综合得分位列所有参评城市的第 2 名，在地级及以上市中排名第 1，超出平均分约 10 分。

（三）2021年参评情况

2021 年，全国爱卫办委托中国健康教育中心牵头开展了 2020 年度全国健康城市评价工作，全国共有 312 个城市参评。本次评价使用的是 2018 年全国健康城市评价指标体系，收集了参评城市 2020 年度的评价数据。

苏州市在本次评价中取得全国最好成绩。苏州市健康城市综合指数得分为 76.35 分，位列地级及以上市（含直辖市辖区）的第 1 名；县级市排名前 10 的城市中，苏州市的占到 4 个，包括张家港市、太仓市、常熟市和昆山市，分别位列县级市的第 1 名、第 2 名、第 3 名和第 9 名。从健康城市分指数来看，在 312 个参评城市中，苏州市健康环境指数排名第 19，健康社会指数排名第 3，健康服务指数排名第 272，健康文化指数排名第 9，健康人群指数排名第 6，总体来看，健康人群指标，即结果指标排名靠前，健康社会、健康文化、健康环境等建设领域发展较好，健康服务排名相对靠后。具体见图 9 和图 10。

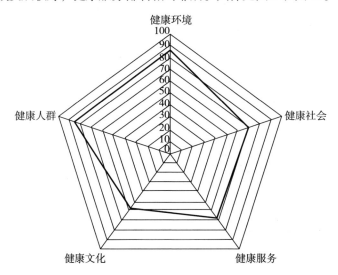

图 9　苏州市健康城市各分指数得分情况

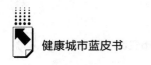

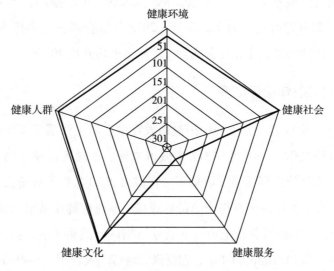

图 10　苏州市健康城市各分指数排名情况

从具体指标来看，苏州市较为领先的指标有基本医保住院费用实际报销比、居民健康素养水平、重大慢性病过早死亡率、人均预期寿命、每千人拥有社会体育指导员人数、肿瘤年龄标化发病率变化幅度等；相对落后的指标有每万人口拥有公共卫生人员数、卫生健康支出占财政支出的比重、孕产妇系统管理率、人均公园绿地面积、环境空气质量优良天数占比、重度及以上污染天数等。

四　特色与亮点

（一）主动承担健康责任

1. 政府主动承担健康责任

将健康融入所有政策是党委政府健康优先理念的具体体现，进入"十三五"时期，苏州市卫生健康支出占财政支出的比重 1999 年为 5.73%，至 2020 年为 5.98%（见图 11）。

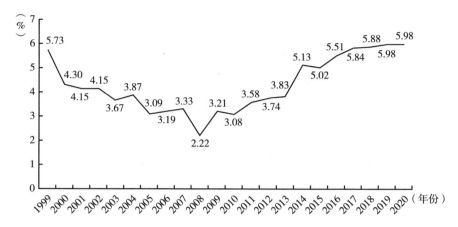

图 11　1999～2020 年苏州市卫生健康支出占财政支出的比重

资料来源：历年苏州市统计年鉴。

2. 相关部门主动承担健康责任

为保障健康城市各项目标任务的实施，苏州市成立了市长担任组长的建设健康城市领导小组，37 个政府部门参加。领导小组下设办公室和健康社会、健康环境、健康人群、健康服务、宣传教育、督察 6 个专业委员会，具体负责健康城市项目的实施。在建设健康城市的实践中，按照"政府组织、部门共建、行业促进、市民参与"的建设健康城市工作机制，建设健康城市领导小组各成员单位、区（市）政府及各街道（乡镇）根据市政府统一部署，结合各自的职责和任务，制订具体的实施方案，将健康城市专项经费列入年度预算，提供必要的人力、物力和财力保障，确保健康城市目标任务及时而有效的完成。

（二）科学规划指导

1. 积极参与国际健康城市发展

2003 年，在世界卫生组织西太区办事处举行的"健康城市地区网络咨询会"上，苏州市和与会的代表共同发起成立健康城市联盟，并当选为过渡时期执委会委员。2003 年 12 月，苏州市向联盟秘书处递交了由市长签名的健康城市联盟成员申请表和相关申请文件，于 2004 年 3 月被健康城市联盟正式批准为联盟创始成员。2004 年在第一届健康城市联盟成员大会上，苏州市当选为联盟执委会委员城市和联盟会员事务委员会主席。2005 年，苏州市和香港中文大学健康教育和健康促进中心、澳门健康城市委员会合作，在苏州共同举办"2005 苏港澳健康城市论坛"。来自英国、加拿大、荷兰、日本和中国香港、澳门以及内地的 10 多个城市代表 118 人出席了会议。2006 年，举办第二届世界健康城市联盟大会，来自世界各地 20 多个国家和地区的城市市长共同签署发表《健康城市市长苏州宣言》。

2. 与国内科研机构合作

在成为全国健康城市试点市以后，依托苏州市健康城市研究所，先后完成"苏州市健康城市诊断""苏州市健康城市发展策略研究""健康城市建设中的健康促进能力"等十多项课题研究，组织编写了《现代健康城市发展研究——苏州健康城市建设范例》《健康城市科学管理体系——张家港市健康城市建设》。此外，苏州市卫健委还不断对取得的成绩和不足进行总结和思考，陆续发表《健康城市建设案例——世界卫生组织健康城市苏州获奖案例（2005~2016）》①《新时期健康苏州建设策略》②《苏州市健康城市建设实践与思考》③ 等，提升了自身健康城市科学管理水平。

此外，苏州市主动融入长三角一体化发展国家战略，签订了《上海市卫生健康委员会—苏州市人民政府长三角卫生健康一体化发展战略协作协议》，积极打造具有区域特点、中国特色、体现世界发达国家卫生健康发展水平的"沪苏健康"模式。与南京医科大学深入合作，签订了《苏州市人民政府和南京医科大学战略合作发展协议书》，共同推动南京医科大学姑苏学院、南京医科大学附属苏州医院、苏州市公共卫生高等研究院建设。

---

① 谭伟良主编《健康城市建设案例——世界卫生组织健康城市苏州获奖案例（2005~2016）》，中国社会出版社，2017。
② 谭良伟：《新时期健康苏州建设策略》，载王鸿春、曹义恒主编《中国健康城市建设研究报告（2020）》，社会科学文献出版社，2020。
③ 卜秋、刘俊宾：《苏州市健康城市建设实践与思考》，载王鸿春、解树江、盛继洪主编《中国健康城市建设研究报告（2016）》，社会科学文献出版社，2016。

3.为健康城市发展制定指标体系

为科学评估健康城市建设成效，苏州市在早期即开始了对健康城市指标体系的研究与探索。苏州市的健康城市指标体系共分为核心指标、基本指标和发展指标3个板块122条。核心指标有10条，主要反映苏州社会经济发展和健康水平；基本指标有105条，包括健康服务、健康环境、健康社会、健康人群、健康食品、健康场景、市民满意度和政府推动8个方面；发展指标有7条，主要反映健康城市未来发展关注的重点。考虑到影响健康的社会决定因素的不断变化，苏州市的健康城市指标前期确定为两年修订一次[①]，后调整为3~5年修订一次。此外，还对公众参与[②]、卫生机构健康促进能力[③]、场所评估策略与方法[④]、城市治理[⑤]等方面与科研机构共同研究思考，基于苏州的城市规划及健康影响因素制定策略措施，实现精细化管理，精准服务。

4.注重需求评估和效果评估

为全面、系统、及时地反映健康城市发展状况和社会决定因素对健康的影响，苏州市重视对健康城市的需求评估、过程评估、效果评估以及特色评估。苏州市健康城市评估的具体内容主要包括三个方面：①过程评估：通过检查资料记录了解各项活动是否开展以及开展情况等；②效果评估：通过随机现场问卷调查、现场检查，了解居民满意度、参与度、居民的健康知识、行为和健康状况、环境改变情况、卫生服务情况以及存在问题的程度；③特色评估：通过对特色项目的创新性、有效性、可推广性、解决实际问题的程度进行评估。评估方法主要采取查阅资料、专题访谈、市民问卷调查和现场观察等。

---

① 谢剑峰：《苏州市健康城市指标体系研究》，硕士学位论文，苏州大学，2005。

② 宋言奇、杨墨：《苏州健康城市建设中公众参与问题研究》，《江苏卫生保健》2012年第4期。

③ 高翔等：《苏州市各级卫生机构健康促进能力研究》，《健康教育与健康促进》2011年第4期。

④ 黄敬亨：《苏州市建设健康城市的场所评估策略与方法》，《中国健康教育》2006年第4期。

⑤ 赵秀萍：《基于合作治理的苏州健康城市建设研究》，硕士学位论文，同济大学，2008。

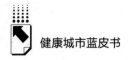

通过每年推出不同的建设工程，实施项目推进，进行项目管理，重点逐步解决影响健康的社会决定因素，如在全面发展阶段实施了"健康服务"工程、"平安苏州"工程、"母婴关爱"工程、"健康食品"工程和"生态环境"工程等。2016年起在苏州大力开展的健康城市"531"行动计划、健康市民"531"行动计划、健康市民"531"行动倍增计划、健康场所"531"行动计划、健康卫士"531"行动计划即是重点围绕健康生活、健康保障及公共卫生薄弱环节等采取的综合性干预措施，重点解决"无病要防、急病更急、慢病要准"的健康需求。

（三）开展广泛的社会动员合作

健康城市建设之初，成立了苏州市健康促进会，是苏州市第一个以促进健康城市建设为根本宗旨的群团组织，下设宾馆、园林、医院、商场、餐饮业、车船业、文体娱乐业、快餐业、焙烤业、饮水业10个分会。促进会的主要职责：一是以经济发展为目标，增强社团组织的服务意识；二是以健康促进为重点，加快社团组织的开拓创新；三是以评估指导为载体，加快社团组织的机制建设；四是以健康单位为抓手，发挥社团组织的指导作用；五是以规范服务为要求，扩大社团组织的广泛协作。

（四）关注健康的公平性

妇幼健康体系不断完善，2020年市政府办公室印发《苏州市关于促进3岁以下婴幼儿照护服务发展的实施意见》，加快推进婴幼儿照护服务体系建设，全市共有68家托育机构完成备案，设置托位4651个。

养老服务业不断完善，全市建有164家养老机构，各类养老床位数83544张，日间照料中心2143个，助餐点2193个；区域性养老服务中心已基本建成40家，43个镇（街道）已经启动该项工作，占镇（街道）总数的89.2%；养老护理员18685名，其中持有专业资格证书者13597名，持证率达到72.8%，位居全省前列。启动长期护理保险第二阶段试点工作，进一步拓展惠及人群、提高待遇标准，充分保障失能人员的护理需求。截至

2020 年 10 月底，大市范围累计享受待遇 5.29 万人次，支付待遇 3.71 亿元，全市共有 94 家住院护理服务机构，72 家居家护理服务机构，11 家评估机构，实现了造福群众、发展产业的双赢效果，为有效应对老龄化社会挑战提供了苏州模式。

苏州市健康城市建设始终坚持城乡一体理念。自健康城市起步以来，各县市同步推进。2007 年起，又开展了健康镇村建设。截至目前，省级卫生镇实现全覆盖，国家卫生镇比例达到 93.75%，省级卫生村比例达到 99.9%。苏州市作为江苏省唯一的城乡一体化发展综合配套改革试点地区，被人社部确认为全国首个统筹城乡的社保典型示范区，城乡一体在未来仍然是健康城市建设的根本原则。

这些项目都体现了以人为本及保障和改善民生的需要，也使健康城市建设受到了市民的大力支持。

（五）创新驱动健康城市全方位建设

2020 年以来，苏州市多部门联动，除传统媒体外，积极利用线上平台开展全媒体健康知识普及，倡导文明健康、绿色环保的生活方式，助力打赢疫情防控阻击战、总体战、人民战争。主要方式有：开设健康"云门诊"，苏州市卫生健康、宣传、广电等部门联合，充分利用当地主流新媒体，在"看苏州"手机应用上开设"大医生在线-云门诊"健康教育栏目；开启健身"云课堂"，苏州市体育局针对疫情期间无法户外健身的问题，积极打造全民健身"云课堂"，开通线上教学、视频教学；开展心理"云服务"，利用"心理云医院"平台，成立云平台心理援助专家工作组；推出线上"新冠肺炎疫情心理健康知识库"，专业工作者和市民可以通过目录、热门索引标签或是直接搜索关键词，方便、快捷地找到所需的疫情心理援助或自我调适知识；推进苏州市"互联网+健康教育联播平台"建设，将健康教育数字化、动态化、智慧化；推进健康素养在线评估学习，组织开展"争做防疫小卫士"中小学生健康自测、"答题赢免费消杀"爱国卫生运动和健康素养有奖竞赛等活动，全市参与人群超过 50 万人次；精准推送科学防疫知识，

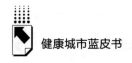

联合苏州联通分公司，在微信朋友圈确定目标人群，精准推送特定的健康科普知识。

五 挑战与展望

苏州健康城市建设在新时期也面临诸多挑战。2020 年底苏州市户籍人口 722.6 万人，常住人口达 1274.96 万人，60 岁以上人口 216.24 万人（占 16.96%，85 岁以上老人占 1.13%），市区建成面积达 481.33 平方公里。苏州面临人口老龄化速度快、快速城镇化、产业结构变化、国际国内人口流动活跃等多种健康影响因素叠加交织的问题。

（一）人口老龄化

2020 年底苏州市 60 岁以上人口占比为 16.96%，85 岁以上老人占比为 1.13%。联合国规定，60 岁及以上人口超过 10% 或 65 岁及以上人口超过 7% 为老年型社会。人口老龄化带来了诸多健康问题。一方面，传统的综合医院和专科医院因其医疗服务的局限性和费用高昂，在满足大量老年人的特殊医疗保健需求方面力不从心；另一方面，老年人患病率高，卫生资源消耗量大，社会经济负担加重。而生理功能衰退、身体免疫力下降等不可逆转的退行性变化出现，使老年人慢性病患病率远远高于其他年龄组，卫生服务需要数量显著增加（2020 年每千名老年人口拥有养老床位数为 43.5 张，排列 312 个参评城市第 51 位，2020 年全国平均水平为 31.1 张/千人）。老年人因失能失智而需要特殊护理，更使卫生服务需要的结构类型发生了重要的改变。

（二）快速城镇化

2020 年苏州市户籍人口 722.6 万人，常住人口 1274.96 万人，市区建成面积 481.33 平方公里。目前苏州市健康城市指标体系中卫生健康支出占财政支出的比重（2020 年为 5.98%，排列 312 个参评城市第 282 位，2020 年全国平均水平为 7.82%）、人均公园绿地面积（2020 年为 13.29 平方米/人，排列

312 个参评城市第 212 位，2020 年全国平均水平为 14.78 平方米/人）、环境空气质量优良天数占比（2020 年为 84.4%，排列 312 个参评城市第 191 位，2020年全国平均水平为 87%）、重度及以上污染天数（2020 年为 1 天，排列 312 个参评城市第 180 位，2020 年全国平均水平为 4.39 天）等指标相对落后。随着工业化、城镇化进程的不断加快，苏州市迁入人口持续增加。社会人口特征的变化带来了疾病谱的改变，也带来了卫生保健工作重点转移等新问题，如每万人口拥有公共卫生人员数（2020 年为 2.38 人，排列 312 个参评城市第 290 位，2020 年全国平均水平为 6.56 人/万人）、孕产妇系统管理率（2020 年为 92.52%，排列 312 个参评城市第 225 位，2020 年全国平均水平为92.7%）也相对较低，对社会卫生服务能力提出了新的要求。

（三）生活方式转变

苏州市居民健康素养水平、重大慢性病过早死亡率、人均预期寿命、每千人拥有社会体育指导员人数、肿瘤年龄标化发病率变化幅度等指标在全国处于较前位置。2019 年苏州市人均期望寿命为 83.8 岁，2000 年至 2019 年增长约 6.24 岁，日本 2019 年人均期望寿命为 84.3 岁，2000 年至 2019 年增长约 3.3 岁。10 年间，苏州市的人均期望寿命增长速度高于日本。

苏州市前五位疾病死因为心脑血管疾病、恶性肿瘤、伤害、呼吸系统疾病、内分泌营养和代谢疾病，成为制约健康期望寿命继续增高的重要因素。主要健康问题已不再是来自营养不良、劳动条件恶劣、卫生设施落后，而主要是社会环境改变后带来的不良的行为生活方式，如吸烟（15 岁以上人群吸烟率 2020 年为 21.79%，排列 312 个参评城市第 135 位）、酗酒、不良的饮食和睡眠习惯、缺乏运动（经常参加体育锻炼人口比例 2020 年为 42.8%，排列312 个参评城市第 121 位，2020 年全国平均水平为 37.2%）、意外伤害等不健康的生活方式不仅会导致慢性非传染性疾病的发生，还会加剧患者的病情和影响治疗的效果，给人民群众的健康带来严重危害。为保持人均期望寿命及健康期望寿命的持续增长，如何应对由于社会经济发展、城镇化速度加快带来的生活方式的转变，成为健康城市可持续发展的重要挑战。

B.13
湖州健康城市建设发展研究报告

郑平明 吴小青 张 黎 赵宇丽*

摘　要： "绿水青山就是金山银山"理念不仅是湖州生态文明建设的根本
遵循，也贯穿于全民全程健康促进的具体实践。以人为本、文明
绿色、预防为先、改革赋能是湖州市近年来，特别是"十三五"
时期以来践行"一切为了人民健康"价值导向的缩影。在疫情
防控常态化背景下，湖州坚持以"两山"理念为指引，以打造
健康中国先行示范区为目标，不断推动健康中国战略落地落实，
形成了一系列有效的措施，取得了阶段性成效。健康湖州建设的
主要做法是：以人为本，把维护人民健康权益摆在突出位置；文
明绿色，把筑牢健康四大基石嵌入工作日常；预防为先，把构建
健康安全屏障列入基础重点；改革赋能，把积蓄健康内生力作为
必抓事项。目前存在的主要问题有，健康融入所有政策还不充
分，健康素养水平提升还不均衡，绿色宜居环境打造还不够，健
康支持设施覆盖还不够。基于此，接下来应进一步丰富健康细胞
"点"的配置，进一步强化部门健康"线"的牵引，进一步做优
区县特色"面"的统筹，进一步突出健康行动"柱"的支撑。

关键词： "两山"理念　健康城市　浙江湖州

---

* 郑平明，浙江省湖州市卫生健康委党委委员、副主任，主要研究方向为健康促进和爱国卫生
工作；吴小青，浙江省湖州市卫生健康委健康促进与评价处处长，主要研究方向为健康促进
和爱国卫生工作；张黎，浙江省湖州市卫生健康发展中心健康促进与评价科干部，主要研究
方向为健康城市建设发展工作；赵宇丽，浙江省湖州市卫生健康发展中心健康促进与评价科
干部，主要研究方向为健康城市。

"绿水青山就是金山银山"是 2005 年 8 月时任浙江省委书记习近平在浙江湖州安吉考察时提出的科学论断。习近平总书记又深刻指出："健康是幸福生活最重要的指标，健康是 1，其他是后面的 0，没有 1，再多的 0 也没有意义。"① 绿水青山、健康幸福二者都是人民群众普遍关注的重要民生事项，且存在紧密的内在联系。

湖州市位于浙江北部、太湖南岸，是环太湖地区唯一因湖得名的城市，市域面积 5820 平方公里。辖吴兴、南浔两个区，德清、长兴、安吉三个县和南太湖新区，常住人口 340.7 万，系全国文明城市、全国首个地市级生态文明先行示范区、全国城市综合实力百强城市、国家历史文化名城、国家卫生城市。

本文主要对近年来湖州市贯彻落实健康中国战略的现状和成效进行分析，并从遵循"绿水青山就是金山银山"理念（以下简称"两山"理念）推动健康湖州建设事业的角度，总结相关经验做法，以期为进一步深化健康城市建设，满足新形势下人民群众更加均衡充分的健康服务需求，促进健康获得感、安全感和幸福感持续提升提供参考。

一 "十三五"健康湖州建设主要指标执行情况

"十三五"以来，特别是全国卫生与健康大会召开以后，湖州市委市政府坚定执行健康中国国家战略，并将"两山"理念持续融入健康湖州建设，不断加大对健康城市建设的支持和投入，率先提出了打造"健康中国先行示范区"的工作目标，致力于实现"在湖州看见美丽中国""在湖州享受健康生活"的共同愿景。截至 2020 年末，全市人均期望寿命、居民健康素养水平等主要健康指标保持浙江省内领先，接近或达到高收入国家水平，并被全国爱卫办评为"2020 年度健康城市建设样板市"（排名全国第三），为湖州高水平全面建成小康社会打下坚实的健康基础。

---

① 习近平：《健康是幸福生活最重要的指标》，《人民日报》2021 年 3 月 24 日。

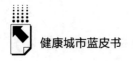
（一）人均预期寿命

人均预期寿命可以反映出国民生活质量、健康指数的高低。2016~2020年，湖州市人均预期寿命逐年增长，2020年较2019年提升1.32岁，增至83.30岁，居浙江省内地市首位，提前达到《"健康浙江2030"行动纲要》≥79.50岁的计划目标（见图1）。

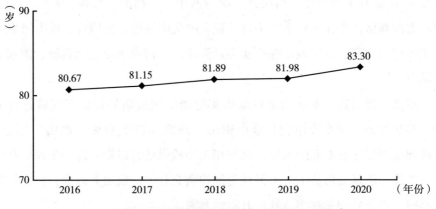

图 1　湖州市人均预期寿命增长情况（2016~2020 年）

资料来源：湖州市疾病预防控制中心统计发布的《湖州市人群健康状况监测报告》。

（二）居民健康素养水平

通过广泛的健康科普活动，健康理念和基本知识与技能日益深入人心，"十三五"期间湖州市居民健康素养水平逐年提高，2020年较上一年提高6.01个百分点，增至34.57%，提前达到《"健康浙江2030"行动纲要》≥32%的计划目标（见图2）。

根据2021年度全市健康素养水平调查结果，湖州市该指标已达到39.90%，比同年全国居民健康素养平均水平高出16.75个百分点，并比上一年度又有新的提高。某种程度上可以认为，湖州市通过一系列宣教活动和实践倡导，本市居民的健康素养水平迅速提升。

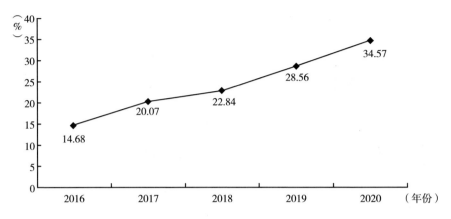

图 2　湖州市居民健康素养水平情况（2016~2020 年）

资料来源：2016~2020 年湖州市居民健康素养水平数据引自《2020 年健康浙江建设发展报告》。

（三）5 岁以下儿童死亡率

作为衡量儿童健康水平的一个重要指标，"十三五"期间，湖州市 5 岁以下儿童死亡率呈下降趋势，2020 年下降至 2.23‰，不到全国平均水平（7.5‰）的 1/3（见图 3）。

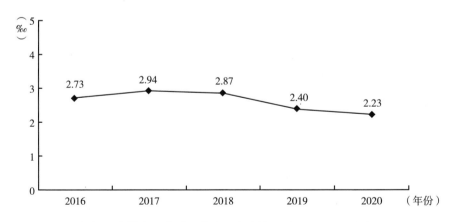

图 3　湖州市 5 岁以下儿童死亡率情况（2016~2020 年）

资料来源：国家卫健委。

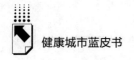
（四）法定报告传染病发病率

湖州市法定报告传染病中，病毒性肝炎和结核病整体呈现逐年下降趋势，2020 年分别降至 23.24/10 万、36.14/10 万（见图 4）。

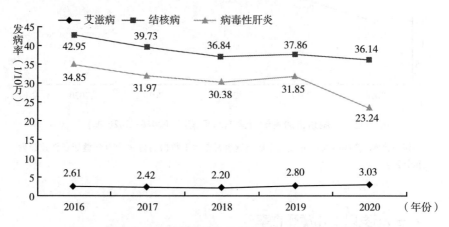

图 4　湖州市法定报告传染病发病率情况（2016～2020 年）

资料来源：《湖州市人群健康状况监测报告》。

（五）国民体质监测合格率

"十三五"以来，湖州市国民体质监测合格率逐年上升，2019 年较 2018 年上升 0.80 个百分点，至 93.40%，并在 2020 年度达到 93.80%，高于全省均值 0.3 个百分点（见图 5）。作为第 19 届杭州亚运会的协办城市之一，国民体质监测合格率被认为是重要的参考指标。

（六）人均体育场地面积

在构建更高水平的全民健身公共服务体系中，人均体育场地面积是一个比较直观的数据指标。近年来，湖州市人均体育场地面积有所增加，2020 年达到 2.65 平方米（见图 6），高于浙江省人均值（2.56 平方米）。

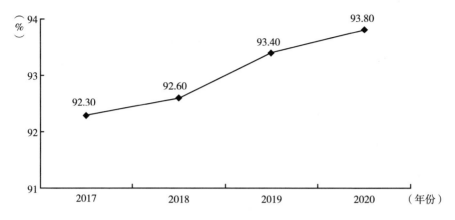

图 5　湖州市国民体质合格率情况（2016~2020 年）

资料来源：2017~2020 年湖州市国民体质合格率数据，由浙江体育科学研究所官网发布。

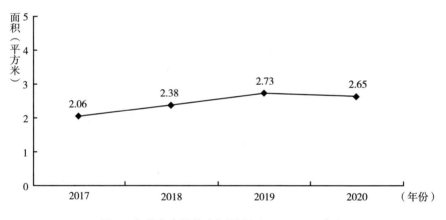

图 6　湖州市人均体育场面积（2017~2020 年）

资料来源：2017~2020 年湖州市人均体育场地面积数据，由浙江体育科学研究所官网发布。

（七）设区市城市日空气质量达标天数比例

2020 年，湖州市城市日空气质量达标天数比例为 87.7%（见图 7），延续了自 2016 年以来逐年改善的良好势头，已经达到《"健康浙江 2030"行动纲要》和《"健康中国 2030"规划纲要》（2020 年要求达到 80%）；PM2.5 年均浓度为 26 微克/米^3，远低于省定目标值（35 微克/米^3）。

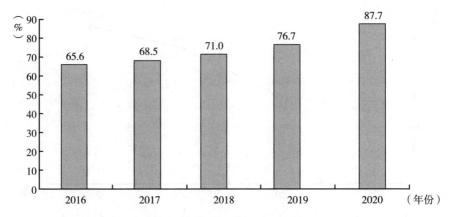

图7　湖州市城市日空气质量达标天数比例情况（2016～2020年）

资料来源：2016～2020年湖州市城市日空气质量达标天数比例数据引自《2020年健康浙江建设发展报告》。

（八）城市生活垃圾无害化处理率

湖州市全力打好生活垃圾治理攻坚战。2016年以来，全市城市生活垃圾无害化处理率保持在100%（见图8），提前达到《"健康浙江2030"行动纲要》《"健康湖州2030"行动纲要》设定的2020年目标值（99.5%）。

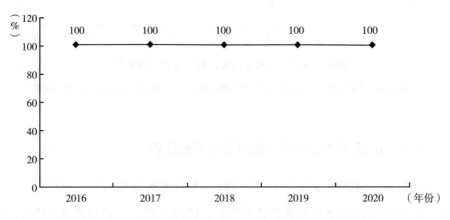

图8　湖州市城市生活垃圾无害化处理率情况（2016～2020年）

数据来源：2016～2020年湖州市城市生活垃圾无害化处理率数据引自《浙江城市建设统计年鉴》。

（九）农村生活垃圾分类处理建制村覆盖率

自"垃圾分类就是新时尚"提出以来，湖州市将其作为美丽乡村建设的重要一环，农村生活垃圾分类处理与减量处理的行政村比例从 2018 年的 63.5%上升到 2020 年的 93.2%（见图 9），保持年均近 15 个百分点的增幅；农村生活垃圾收运处置体系逐渐完善，工作取得明显成效。

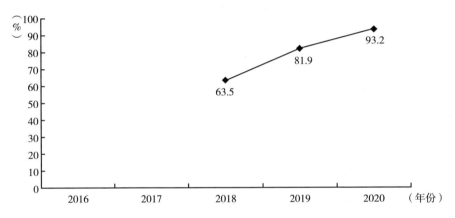

图 9　湖州市开展农村生活垃圾分类与减量处理的行政村比例情况（2016～2020 年）

资料来源：2016～2020 年湖州市农村生活垃圾分类处理建制村覆盖率数据引自《2020 年健康浙江建设发展报告》。

（十）县以上城市建成区绿地率

湖州市大力开展绿地增量行动，推进各类公园绿地建设，提升布局均衡性。2020 年，湖州市县以上城市建成区绿地率为 42.72%（见图 10），较 2016 年增长 0.41 个百分点。

（十一）国家卫生乡镇创建

作为爱国卫生运动的传统项目，湖州市高度重视并有序推进国家卫生乡镇创建工作。截至 2020 年底，全市累计创建国家卫生乡镇 30 个，建成率达 68.18%（见图 11）。湖州市新一轮（2020～2022 年）国家卫生乡镇创建工

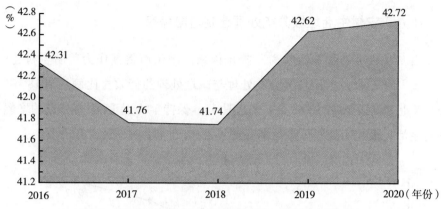

图 10　湖州市城市建成区绿地率情况（2016~2020 年）

资料来源：2016~2020 年湖州市县以上城市建成区绿地率数据引自《浙江城市建设统计年鉴》。

作正处于积极推进阶段，余下 14 个乡镇全部启动创建，力争在"十四五"期间实现 100%覆盖。

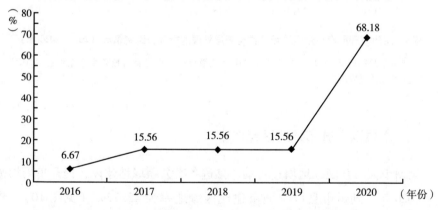

图 11　湖州市国家卫生乡镇创建情况（2016~2020 年）

资料来源：2016~2020 年湖州市国家卫生乡镇创建数据引自《2020 年健康浙江建设发展报告》。

（十二）重大慢性病过早死亡率

湖州市规范慢性病患者及高危人群管理，重点推进高血压、糖尿病高危人群管理。"十三五"期间，全市重大慢性病过早死亡率逐年下降，2020年度为9.27%（见图12），比2016年下降2.12个百分点，下降趋势明显。

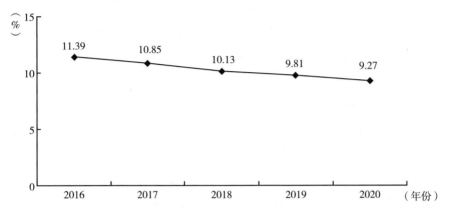

图12 湖州市重大慢性病过早死亡率情况（2016～2020年）

资料来源：数据来自历年《湖州市人群健康状况监测报告》，由湖州市疾病预防控制中心统计发布。

二 健康湖州建设主要做法

绿水青山既是自然财富、生态财富，又是经济财富、社会财富，得益于多年全市域坚持贯彻"两山"理念，在保护好生态环境的基础上，湖州经济社会实现快速发展，GDP增速、地方财政收入增速等均保持全省领先水平，并适时提出了"在湖州看见美丽中国"的城市品牌，在地市竞争中辨识度日益显现。同时，湖州始终紧盯人民健康这个最重要的幸福指标，以"健康也是生产力"的意识行动自觉，围绕健康水平、健康生活、健康服务、健康环境、健康保障、健康产业和健康治理7个维度，提出了"在湖州享受健康生活"的愿景目标，大力推进健康城市样板市创建，以此作为城市综合竞争力的重要组成，其间探索了很多鲜活的工作经验和特色做法。

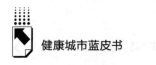

（一）以人为本，把维护人民健康权益摆在突出位置

国民健康不仅是民生问题，也是重大的政治、经济和社会问题。湖州市委市政府把人的生命安全和身体健康作为健康城市建设的根本出发点，施行了一系列工作举措，努力构建党政统领、部门协同、各方联动、全民参与的健康共建模式。

1. 高规格的组织领导体系

提高领导规格被认为是强化组织牵引的一项重要机制，因此，湖州较早成立以市委、市政府主要领导任组长的健康湖州建设领导小组，每年将健康湖州建设的重点事项写入市委全会报告、市政府工作报告，健康建设考核结果作为区县党委政府和有关市级部门领导干部履职实绩的重要依据，并确立了分管副市长每两个月召开一次联席会议的工作机制，定期会商研判并推进健康城市建设重点事项，以此凝聚全市上下齐心促健康的共同意志。

2. 争先的目标规划引领

在规划、部署和推进重点工作中，湖州要求各级各部门秉持"保五争三拼第一"的干劲争先创优。围绕健康湖州建设，较早出台《健康中国先行示范区建设三年行动计划（2020—2022 年）》《湖州市全人群全生命周期健康管理办法》，提出"到 2025 年建成健康中国先行示范区"的目标，明确"医学高地、医改标地、康养福地、人居宝地"建设总规划。将健康城市建设工作写入《湖州市国民经济和社会发展第十四个五年规划和二〇三五年远景目标纲要》。编制《湖州市卫生健康事业发展"十四五"规划》《湖州市体育事业发展"十四五"规划》《湖州市健康产业发展"十四五"规划》等 18 个事涉健康的相关专项规划，筑实大健康政策支持环境。

3. 融合性的共建互促局面

近年来，湖州大力推进全国文明城市、全国文明典范城市、美丽城镇、美丽乡村、国家卫生城市、生活垃圾分类工作示范市等建设，并始终执行一体化的多创融合，多项指标呈现交叉渗透、建提两促的互动局面，部门之间也打破边界壁垒，常态化地主动提供多跨互援。2021 年 5 月，市委、市政府还专题发布了覆盖医疗改革、健康产业、心理健康、环境质量、食品安全等领域的"健康湖州十大工程",探索构建具有湖州特色的健康之环。

4. 全民参与的健康知识普及

全市倡导"每个人都是自己健康第一责任人"理念,并努力让每位市民参与其中、受益其中。普惠性宣教方面,由市级媒体常年开设"健康湖州"系列节目、栏目和公益广告,破解"疫苗犹豫"等群众关切。全市域开建互动式的健康体验馆,健康素养进文化礼堂活动覆盖全部 796 个行政村。针对性的宣教方面,撰写《湖州市农村群众健康知识普及工作调研报告》,为消除基层健康教育薄弱环节提出意见。2021 年 5 月专门成立"湖州市健康志愿者协会"。创新性宣教方面,在本省率先试点"健康银行"积分管理模式,变被动灌输为个人主动获取,引导市民关注自身健康。

(二)文明绿色,把筑牢健康四大基石嵌入工作日常

健康的生活方式,首要的是筑牢健康四大基石,即合理膳食、适量运动、控烟限酒和心理平衡。湖州市把夯实四大基石作为推进全民健康的重要事项来抓。

1. 引导合理膳食

湖州一方面通过每年的"全民营养周""520 中国学生营养日"等重要节点,开展内容丰富、形式多样的宣传活动;另一方面组建全市"营养教育讲师团",让营养专业技术人员进行膳食科普。特别是先后在德清县、南浔区等地试点,立足村社一级开展营养教育和干预活动。以德清县洛舍镇砂村为例,创新营养健康积分制,并发布了全国首个指导乡村开展营养健康工作的地方标准。经过三年努力,砂村居民超重肥胖率由 2018 年的 44.5%下降到 2021 年的 28.2%,高血压控制率由 81.3%上升到 90.2%,营养健康知识知晓率、行为形成率由 28.6%、21.8%上升到 45.0%、40.5%。

2. 支持适量运动

湖州曾被国家体育总局授予"中国极限运动之都"荣誉称号,以适量运动促进健康越来越成为湖州市民的普遍共识。截至 2020 年底,全市行政村已

实现体育设施全覆盖。2021 年，湖州落地全国首个城市运动码——"湖州运动码"，实现对用户运动身份的认证、运动码积分体系的构建以及"一码入场"运动场馆预订等一站式服务办理，得到了周苏红、许亚萍等体育界大咖的力推，最终入围 2021 年全国健康促进优秀案例。市体育局与市第一医院共同打造了全省首家"运动康复中心"，并建成青少年"竖起脊梁"服务站、"明目正视"服务站、"燃烧脂肪"服务站等阵地。湖州专门推出"社会体育指导员精英计划"，并建成 100 个"运动加油站"，开展精准科学健身指导。

3. 推动控烟限酒

湖州市落实控烟限酒举措，首先，从党政机关、医疗卫生机构、学校、公共场所禁烟全覆盖入手，同时积极推进最小单元——"无烟家庭"建设（已挂牌 1 万余户），并连续 3 年举办全市戒烟大赛；其次，以抓节点、用媒体、开讲座、推义诊等形式，广泛开展控烟限酒宣传；最后，以《湖州市文明行为促进条例》为依据，建立起"曝光台"，发布公共场所禁烟控烟违法行为和典型案例。修订《湖州市烟草制品零售点合理布局规定》，对校园周边等不符合经营距离标准的零售许可证进行注销等。2021 年度，湖州工作场所和公共场所控烟暗访综合评分居省内 11 个地市首位。

4. 维护心理平衡

心理健康日益成为现代社会一个突出的社会问题。湖州从实现心理疾病早期识别干预的角度，开设"南太湖心航"心理健康服务平台，突出"一号"（"南太湖心航"微信服务号）、"一栏"（市级媒体专栏）、"一线"（24 小时咨询热线）、"一课堂"（心理健康云课堂）服务载体，提供知识科普、心理测评、心理辅导、咨询干预服务。同时，聚焦青少年因家庭关系、学业压力等心理困扰，开通"2251885"（爱爱我要帮帮我）青少年心理援助热线，迄今为止已对 14 名企图自杀的青少年成功进行干预和救治。

（三）预防为先，把构建健康安全屏障列入基础重点

防为主、防为上，无论在安全生产领域、生态环保领域还是健康促进领域，都是至关重要的一条准则。湖州市重视影响健康因素的前端预防，推动从以治病为中心转变为以人民健康为中心，努力为市民构建生命安全和身体健康的屏障。

1.守牢疫情防控底线

疫情就是命令，防控就是责任，自 2020 年 1 月起，湖州第一个调整响应级别，系当时全省确诊病例最少的地市，并率先实现全市域低风险。围绕助力复工复产，编制《复工企业和重点场所防控指引》，创新"一册三环五机制""保姆式 5 招"服务小微企业，配套建立企业防疫指导、驻点健康管理、群众心理辅导"三个千人团队"，广受企业好评。进入常态化阶段后，又率先编发地市一级《防疫实战手册》（分"部门版"和"公众版"），成功阻击了省内外多轮疫情对本市的冲击，未发生社会面传播。湖州一直是全省疫情相对平稳也是群众生产生活影响最小的地市之一。

2.关注特殊人群服务

湖州始终关注"一老一小"群体的健康服务。针对妇幼健康，推进一体化出生缺陷综合防治体系建设，在全省率先做到优生"九免"全覆盖，婴儿死亡率连续多年保持低位。针对学生健康，全市做到了中小学校按要求全部配备卫生专业技术人员，"明眸皓齿"关爱让学生总体近视率近三年每年均下降 1 个百分点以上。针对老年健康，率先发布《医疗照护服务规范》地方标准，完善以机构为支撑、社区为依托、居家为基础的老年护理服务网络，在全市二级及以上公立综合性医院均设置老年医学科，重点老年人群家庭医生签约服务率达 94.36%。

3.提升绿色环境质效

作为"两山"理念诞生地，湖州有着非同一般的对绿色环境的执着，并形成了一种全民意志，贯穿于各行各业，各级政府也有着天然的动力去打好"蓝天、碧水、清废、净土"保卫战，让百姓收获"绿色幸福感"。大力推进"清新空气示范区"建设，到 2020 年末，全市日空气质量达标天数比例已达 87.70%，群众渴盼的蓝天白云场景日益多现。全力打好"五水共治"的攻坚战，率先提出"城乡同质饮水"概念，全市地表水省控断面水质优良（I ~ III 类）比例实现 100%。实现了城镇和农村行政村生活垃圾分类

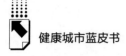

处理同步推进、全部覆盖，较早向塑料污染说"不"，完成了近300个"无废城市细胞"及载体建设。率先实现省级美丽乡村示范县、市级美丽乡村全覆盖，以"莫干山"为代表的"民宿发展模式"、以"鲁家村"为代表的"田园综合体模式"入选全国乡村产业振兴十大模式。

4. 优化健康保障体系

打造健康城市，除了不断充实建设内涵外，还需要普惠性、兜底性的措施去保障。首先是实现基本医保、大病保险、医疗救助三道保障线的全市统一，并引导建立商业补充医疗保险。全市覆盖城乡的四级经办网络基本建成，"医保15分钟服务圈"让政务服务事项网办、掌办实现率达100%，并实现长三角医保关系转移接续跨省"一网通办"。其次是分批开出"慢病服务""舒心就医""清亲好水""无废乡村""万家颐养""送药进村"等"共富班车"项目，全域多条线大手笔提升健康湖州幸福指数。最后是巩固平安创建成果，全市二级以上医院警务室全部建成，智安医院创建率100%。"铁拳整治"危化品交通安全风险，"十三五"时期以来未发生大中型客车的严重交通违法行为或亡人交通事故。湖州已连续14年被省委省政府命名为"平安市"。

（四）改革赋能，把积蓄健康内生力作为必抓事项

在诞生"两山"理念并深度实践的过程中，湖州真切感受到发展是第一要务，改革是第一动力。因此，近年来全市上下紧密契合国家、省改革发展总基调，全力做好以改革创新赋能健康城市建设的文章。

1. 打造综合医改湖州品牌

医改是一道世界性难题。着力解决看病难、看病贵问题，是深化医改的主攻方向。近年来，湖州市把县域医共体、城市医联体建设作为总抓手，持续推动优质医疗资源下沉，解决让百姓在家门口看得好病的问题。在全市域推进"三医联动""六医统筹"集成改革试点和国家、省级现代医院管理试点，具体主要在体系整合、医保支付、价格调整、薪酬制度、数字健康等重点领域和关键环节加大联动改革力度，进一步统筹医疗、医保、医药三方利

益和积极性。2021 年 10 月，国务院医改领导小组秘书处、国家卫健委专门在湖州召开新闻发布会介绍本市因地制宜学习推广三明医改经验的有关情况。

2. 创新数字智慧健康模式

用数字去赋能健康服务管理、去实现部门资源多跨协同，这是当前健康城市建设实现迭代升级的"关键一招"。湖州率先开建全国首个数字健康城市，重视"数据单元"向"数字平台"聚合，重构数字化服务体系。以"医后付"应用为例，患者无须绑定银行卡、充值等前置条件，病人在医院的自助机上，刷社保卡点击开通"医后付"，即可实现诊间不付费直接检查、化验和取药，看完病后到自助机上合并一次支付，极大地缩减了多次付费流失的时间。再如利用"影像云"（建成国内首个"无胶片"城市），湖州实现了医疗健康数据市、县、乡、村四级互联互通，数字影像在全市医疗机构之间共享互阅，患者可以通过手机扫描报告单上的二维码查看包括电子胶片、原始影像、图文报告在内的全部数据，患者再也不必拎着胶片就医，大大节约了就医成本。后续的"云公卫"平台、"湖有善育"平台等也体现了让信息多跑路、让群众多些获得感的思路和导向。

3. 做优多领域"健康细胞"

医院、学校、企业、村居、家庭，是引导市民树立"每个人是自己健康第一责任人"健康观的微观基础单元。湖州在构建大健康大卫生建设场景的过程中，始终对这些"健康细胞"给予特别的关注。市卫生健康委牵头开展健康促进医院创建，让医院站到健康促进的前沿，全市 22 所二级及以上公立医院均建成省级健康促进医院。湖州卫生健康、教育部门区分金牌（省级）、银牌（市级）和铜牌（县级）三级健康学校类型，依次递进申报和创建，当前全市健康促进学校建设覆盖率已达 96.84%，其中金银牌学校建成比例已达 54.76%。2019 年 11 月，湖州市南浔区正式发布了健康村镇建设地方标准——《南浔区健康村镇建设与评价规范》，就基层村镇一级如何推进健康单元建设先行探索。湖州也非常重视健康企业、健康家庭等细胞的建设，持续开展相关评比竞赛活动，培养家庭健康指导员（"明白人"）等。

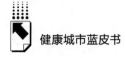

4. 发展健康产业特色领域

作为"两山"理念的诞生地，湖州不会也不愿重复以往粗放式、不可持续的经济发展模式，转而寻求契合社会需求、符合湖州实际的新型产业。突如其来的新冠肺炎疫情对实体经济产生极大冲击，然而在"危"中又引发了健康产业"机"的出现。目前，湖州深入实施千亿生命健康投资工程，重点发展"健康+"医疗、旅游、养生、中医药、体育等新业态。以浙江东方基因生物制品有限公司（湖州市安吉县高新技术企业）为例，近两年来，该企业自主研发数十款新冠检测试剂，服务全球120余个国家和地区，其中新冠抗原检测试剂在欧美地区大规模应用，获得市场的广泛认可。发改、卫健等部门联合制定了《湖州市健康产业"十四五"发展规划》《湖州市中医药"十四五"规划》等文件，大力引进沪宁杭等地知名校、院、所、企资源，强化生物医药领域技术合作、品牌推广等，建设南太湖新区生物医药产业园等。2021年，湖州市健康产业增加值为149亿元，同比增长13.5%，增幅居全省首位。

三 健康城市建设应关注的短板弱项

以"两山"理念诞生地为荣的湖州市，在健康城市建设的实践中，取得了一定成绩，但也存在一些短板，需要加以关注。

（一）健康融入所有政策还不充分

从认识层面看，当前大卫生大健康理念的渗透还不足，健康元素支撑不够或局部缺乏的情况还未根本改善；从社会需求看，当前健康服务和产品的供给仍然集中于卫生健康、体育、市场监管、生态环境等领域，其他领域的健康供需之间略有温差；从工作实践看，公共政策健康影响评价目前处于部分区县试点阶段，部门在推出相关政策举措前后，主动征求健康专委会的意识还不强。

（二）健康素养水平提升还不均衡

随着城镇化的快速发展，农村居民逐渐以老年人群为主，其固有的部分卫生习惯加上健康理念的引导缺乏或方式欠佳，农村居民健康素养水平相比城镇居民平均偏低10多个百分点（见图13），健康知识转化成个人行动自觉不足，素养提升空间、工作难度等面临"瓶颈"。

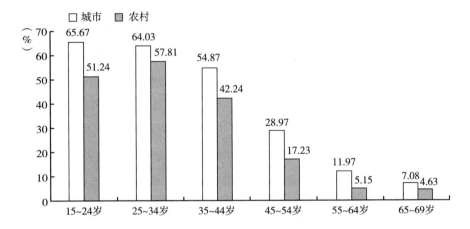

图13　湖州市城乡居民不同年龄组健康素养水平

资料来源：《湖州市农村群众健康知识普及工作调研报告》。

（三）绿色宜居环境打造还不够

作为美丽乡村的发源地和全国首个地市级生态文明先行示范区，尽管湖州已在城乡环境综合治理上取得了长足进步，但是大气污染、太湖水环境污染、土壤污染等需要继续大力治理，建成绿色低碳共富现代化新湖州还有很多工作要做。

（四）健康支持设施覆盖还不够

从人口密度而言，湖州在整个长三角地区相对偏低，一方面降低了资源要素投入总量，另一方面则加大了个人健康支持设施的投入及维护成本；区

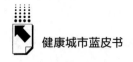

县还未做到市民健康体验馆的乡镇全覆盖；社区健身设施还存在重建设、轻管理、均衡性不足、体验感待提高等情况。

四 推进湖州健康城市建设的对策建议

（一）进一步丰富健康细胞"点"的配置

湖州在贯彻落实"两山"理念的过程中，布局好、建设好相应的绿色发展点位被证明是行之有效的推进策略。在建设健康城市的进程中，健康村镇、健康医院、健康学校、健康企业、健康家庭等细胞单元有着群众性好、覆盖面广、便利性强、作用发挥直接的特点，是基础且重要的一个环节，有必要保持并深化下去。

在下一步工作中，湖州要充分发挥健康细胞贴近群众、就近服务的优势，进一步做实做深"健康细胞"工作支撑点，做优做强如医院、学校、企业、家庭等健康单元的基本盘和重点区，可以制定全市性各类型的健康细胞建设标准，以便基层操作。同时要鼓励并支持宣传、文广旅、民政、生态环境、农业农村、体育等部门以及工青妇等群团组织等推出各自领域的健康基础单元，谋划做好健康政策供给、健康元素融入、健康行为养成等工作，努力让各领域都呈现健康细胞"百花齐放"的丰富画面。

（二）进一步强化部门健康"线"的牵引

作为全国首个地市级生态文明先行示范区的城市，湖州积极探索强化部门协同以支撑生态文明建设的机制和路径。当前的健康城市建设应当也必然是一个更为宏观的大健康大卫生的推进逻辑。只有每个部门都出力、出好力，才能共同提升健康城市建设的水平。

在下一步工作中，湖州有必要强化各条线的组织领导，以更深层次的业务融合增进齐抓共管。要巩固提升现有的书记和市长双组长领导、年度考评通报、分管市领导例会推进等机制，持之以恒地将党委政府意志、部门业务优势、组办参谋协调等贯通起来，更好地督促各条线把健康促进作为本部门年度重要议题，带着责任抓落实。同时，继续用好部门考核"指挥棒"，引导其抓好重点任务和年度指标，用"一盘棋"的理念贯穿健康城市建设始终。

（三）进一步做优区县特色"面"的统筹

在推进全市域生态文明建设的过程中，湖州市下辖的各区县均依据自身禀赋去谋划各自的特色工作，以更好地服务全市工作大局。推进健康城市建设，湖州所辖的各区县也要执行这种统分结合的工作法，努力在大建设中有作为、在小区域中成特色。

在下一步工作中，湖州要进一步推动新一年省定重点指标在全市和区县的落地生根，以"一地一特色""一行动一品牌"的思路，进一步形成市、区县畅机制、抓行动、推试点的创新型打法，努力体现工作辨识度。如吴兴区的心理健康促进、南浔区的健康知识普及、德清县的医疗卫生服务体系优化、长兴县的职业健康促进、安吉县的饮用水达标提质等工作已具备较好基础，值得进一步厚植深挖，形成标志性的工作打法和成果。

（四）进一步突出健康行动"柱"的支撑

在践行"两山"理念、推进生态文明先行示范区的过程中，湖州高效率执行省委省政府"三改一拆""四边三化""五水共治"等决策部署，并以制度化规范、数字化引领、项目化推进等思路抓提升。在建设健康城市进程中，有必要再次强调和突出对健康浙江专项行动的重视，持续渗透"以健康行动支撑健康建设"的工作导向。

在下一步工作中，湖州要坚定地以省政府工作报告中提出的"深入实施健康浙江行动"为目标，努力引导市直部门和各区县再次提升对健康浙江行动的价值认识，以关键抓手、主要载体的意识再次定义26个专项行动的工作地位。要充分利用全省健康浙江行动实训基地落户湖州的优势，将其打造成全市行动推进的常态化培训场所。要驰而不息推进市5项、区县16

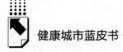
项行动省级示范试点，督促各牵头单位定方案、制清单、抓落实、做总结一条线推进。要集中精力培育 44 个市级行动示范样板，选拔和打造若干执行有力、广受认可的明星行动。要继续完善全市健康行动优秀案例季度评选机制，推出"乡镇（街道）一把手谈健康"系列，引导全域形成重行动、抓行动、见行动的良好氛围。

B.14
鹤壁健康城市建设发展研究报告

张红霞　耿逸云　汪立义　李明元　王　雁*

摘　要： 近年来，鹤壁市全力实施健康城市建设"12356"工程：牢树建设健康城市一个目标；将巩固国家卫生城市创建成果与健康城市建设两项工作紧密结合；全面、全域、全员开展健康城市建设；坚持完善五项常态长效制度；开展了"补短板、强弱项"六大专项行动。鹤壁市实现了由煤城向绿城美城、健康城、幸福城的嬗变。2021年底，鹤壁市跻身全国2020年度健康城市建设进步最快十大城市（地级及以上城市）。针对项目、制度、人员和交流合作等方面存在的问题，建议进一步完善、丰富示范项目奖补机制，制定专项考核指标，进一步完善考评细则，优化专职爱国卫生工作人员配置，进一步完善跨区域交流机制。

关键词： 健康城市　健康社会　鹤壁

一　发展现状

鹤壁位于河南省北部，"中国诗河"淇河穿城而过，殷商文化璀璨古

* 张红霞，历任鹤壁市卫生局党组成员、爱卫办主任，鹤壁市卫健委党组成员、爱卫办副主任、全国健康城市创建指挥部办公室副主任，主要研究方向为健康城市建设、爱国卫生组织管理；耿逸云，鹤壁市卫生健康监督局科员，主要研究方向为卫生监督、健康城市建设；汪立义，鹤壁市爱国卫生技术指导中心主任，主要研究方向为健康城市建设；李明元，鹤壁市卫生健康委爱卫科科长，主要研究方向为健康城市建设；王雁，鹤壁市卫生健康委宣传科副主任，主要研究方向为健康城市建设、健康宣传、健康促进。

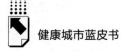

今。辖两县三区三个功能区，总人口 157 万。1957 年，鹤壁因煤建市。半
个多世纪以来，依托丰富的煤炭和其他自然资源优势，鹤壁市迅速发展成为
一个新兴的工业化城市，煤炭、电力、建材、电子等产业曾经走在全省乃至
全国的前列。但同时，对城市生态和地质环境带来了一定的破坏，逐渐成为
制约鹤壁发展的瓶颈。党的十八大以来，鹤壁坚持"创新、协调、绿色、
开放、共享"发展理念，以改革创新激发动力活力，统筹推进产业转型升
级，培育壮大新兴产业，谋篇布局未来产业，全面实施乡村振兴，城市功
能、生态环境不断改善，民生福祉水平大幅提升。2017 年，历经十年艰辛，
鹤壁成功创建国家卫生城市。2018 年，鹤壁市吹响了"建设全国健康城市"
的号角，印发了《鹤壁市国家卫生城市管理办法（试行）》，颁布《"健康
鹤壁 2030"规划纲要》。自此，"巩固创卫成果，建设健康城市"成为 157
余万鹤城人共同的愿望。

2019 年，在对照全国健康城市 42 项指标数据开展多次调研的基础上，鹤
壁市委、市政府下发《鹤壁市创建全国健康城市实施方案》。市委书记马富国
亲自谋划和部署，多次听汇报、做调研、现场指导推进健康城市建设工作；
市长郭浩担任市健康城市创建指挥部指挥长；制定出台《鹤壁市健康乡村建
设实施方案》《鹤壁市健康细胞工程建设实施方案》等一系列规范性文件，统
一思想，明确标准，落实责任，狠抓落实。各县区、各部门严格落实属地管
理主体责任、行业指导管理责任，按照"政府组织、部门推进、属地负责、
行业促进、群众参与"原则，充分发挥爱国卫生运动组织发动群众的传统优
势，整合资源，发挥合力，澄清底数，聚焦民生，强弱项补短板，抓特色增
优势，条块结合持续发力，上下联动坚持不懈，健康城市建设成效日益明显。

二　主要做法和成效

鹤壁市对标对表全国健康城市评价指标体系，以健康细胞工程建设为抓
手，明确责任，全面推进，大力实施"12356"工程，如火如荼开展了健康
城市建设工作。

（一）牢树一个目标,引领鹤壁健康城市高标准建设

《鹤壁市创建全国健康城市工作实施方案》明确提出到 2023 年底，争取成功建成全国健康城市这一工作目标。2019 年 1 月，鹤壁市委、市政府审时度势，结合实际下发《中共鹤壁市委鹤壁市人民政府关于开展"六城联创"工作的决定》（鹤发〔2019〕4 号），启动包含健康城市在内的六项城市创建活动，明确目标导向、问题导向，立足创建为民，创建靠民，采取市县同步、城乡联动、重点突破、全面推进的方针，全面开展健康城市建设工作，形成具有鹤壁特色的创建经验。

（二）注重两结合,将巩固国家卫生城市创建成果与健康城市建设紧密结合,共同提升

鹤壁市成功创建国家卫生城市后，市委、市政府审时度势对市创建指挥部进行优化调整，成立了全国健康城市创建指挥部，指挥部下设办公室和六个专项组，统筹负责健康城市建设和国家卫生城市巩固工作。在具体工作中将国家卫生城市各项指标和任务纳入健康城市建设考核评比内容，二者同谋划、同部署、同督导、同落实；工作中，抓重点、克难点，补短板，提亮点、重示范、创特色，两项工作互相促进，共同提升，成效明显。

（三）开展全面全域全员"三全"创建, 构筑全方位健康城市建设体系

1. 全面创建, 建立1+N 工作模式

成立了鹤壁市市创建指挥部办公室，总协调文明城市、健康城市等六个创建指挥部办公室工作，树立全市"一盘棋"思想，把"六城"当成"一城"创，将健康城市创建各项指标融入"六城"联创各项工作，并将创建工作列入各县区、单位年度工作考核目标，实行项目推动，挂图作战，做到"多城共创、多城共建"，最大限度地调动各方力量、整合部门资源，共同创建，相互推进，全面提升，达到"1+5>6"的创建效果。各县区严格落实属地责任，以国家卫生县城、乡村建设为抓手，大力推进健

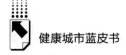

康乡村建设。市直各单位发挥自身优势，密切配合，围绕提高全民健康素养水平、健康"细胞"工程建设、创新健康管理模式、提升城市环境卫生管理水平、改善健康生态环境质量、完善公共安全保障体系、构建健康社会等方面，成立七个专项组，相关责任部门主要领导担任成员，统筹本单位、部门、行业目标任务的推进落实的1+N工作模式。各部门围绕七个专项行动出台专项行动方案和措施。建立了健康城市创建指挥部办公室工作规则，对健康城市日常管理、月例会、宣传、督导等工作制度提出了明确要求。将提升城市基础建设水平、开展扶危济困活动、健全医疗卫生服务体系、强化食品安全、倡导健康生活、美化环境建设等融入健康创建工作，强力推动工作开展，形成市、县（区）、乡镇（街道）、村（社区）四级联动的工作格局。

2. 全域创建，实现工作全覆盖无遗漏

按照"属地管理，分级负责""谁主管、谁负责"的原则，制订好各项攻坚行动的具体实施方案，既要落实部门工作职责，指导好系统上下的统一行动，又要接受上级行政部门的管理，落实好各项任务。对照标准和各自短板弱项制定工作目标，完善机制，落实属地化管理职责和责任人。在各行各业全市范围内大力开展系列卫生健康创建、城乡环境卫生整洁行动、城市清洁行动、病媒生物防制等爱国卫生工作。各县区、各单位因地制宜开展特色创建，围绕"健康""廉政""党建""幸福""和谐""生态"等主题对背街小巷、老旧小区、街心公园等进行改造提升，打造了"动漫小巷""爱情小巷""梅园""中医药养生园"等各具特色的健身文化景观，让曾经的"老破旧"向"美新靓"转变。智慧公交站亭、街角景观、爱心驿站等元素融入道路生态改造提升工程建设，一体设计、同步推进，实现了人民群众出行生活"精品化、智能化、便捷化"。

3. 全员创建，人人都是创建主体

健康城市建设是一个系统工程，需要全社会的共同参与。一是建立健全了市、县（区、单位）、乡镇（街道）、村（社区）四级主要负责人为责任人的路长制、河长制、门前四包等网格化管理制度。二是开展了"五星文明健康示范家庭评选""最美医生、护士评选""好人榜评选"等活动，通过典型事迹带动身边的群众。三是建立志愿者注册制度，明确权利义务和服务守则，通过单位发动、社会招募大力发展志愿者队伍，开展以志愿者为主的清洁家园、周末卫生日等主题活动。建立志愿者"啄木鸟"监督平台，让市民自觉参与城市管理和监督。为鼓励志愿者积极参与创建活动，在部分社区开展了"时间银行"试点工作，通过志愿者服务电子平台将志愿者参与服务活动的时间进行累计兑现积分，积分可用于在社区爱心超市兑现生活用品。其间，在文明单位、窗口单位、社会志愿服务机构等建成志愿服务站436个，志愿服务队伍逐年壮大（见图1）。人人参与健康城市创建、人人维护健康城市环境的氛围逐步形成，市、区、街道、社区"四级路长制"网格化管理经验在全国推广。

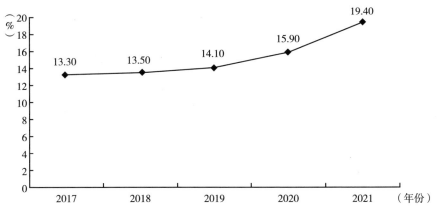

图1　2017~2021年鹤壁市注册志愿者比例

资料来源：鹤壁市文明办公室。

（四）坚持五项长效措施，确保健康城市建设常态长效推进

鹤壁市从实施全国健康城市建设开始，经过攻坚提升等阶段，逐步建立了评比竞赛、周末卫生日、网格化管理、问题整改销号、平时督导五项长效工作制度。五项制度的实施，确保了健康城市建设常态长效开展，形成了鹤

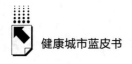

壁市创建工作的特色，在河南全省推广。

坚持评比竞赛制度：每季度进行一次，采取专家组现场查看与日常工作相结合的办法进行。对前两名的城区、单位，从市财政设置的专项资金中给予奖励，对最后一名给予罚款，连续两次排名最后的由市领导进行约谈，单位主要领导在媒体上表态发言。

坚持周末卫生日制度：每周五下午组织各级各单位志愿者到分包责任区和路段开展卫生清理工作，活动主题根据不同季节、不同时间段分别设立，市健创办和新闻部门联合暗访，将活动结果在《鹤壁日报》公开。

坚持网格化管理制度：按照责任化、属地化管理原则，以县区为单位按照街道、社区管辖区域进行网格划分，明确主体责任。各网格长为辖区主要负责人，具体负责辖区工作的督导检查和整改工作。按照"日巡查、周排查、月检查、季度总结"和"谁负责、谁整改"原则对所属网格内健康城市建设工作进行检查和整改。

坚持问题整改销号制度：对领导交办、群众反映及职能部门日常检查督导中发现的问题，分级分类纳入台账式管理，跟踪问效整改情况。对问题整改情况市、县区健创办组织验收，整改到位的予以销号；对多次交办整改不力的纳入重点管理，按照要求进行责任追究。

坚持平时督导制度：突出问题导向，主要以暗访的方式每周对各城区开展一至两轮督导，结合志愿者"啄木鸟"监督平台反映问题，对发现的问题采取"问题+整改+回访"的工作模式，对问题整改情况跟踪问效，整改率始终保持在100%。

（五）实施六大专项行动，筑牢健康城市建设基础

1.大力开展健康城市宣传专项行动,健康文化入脑入心

一是营造浓厚的宣传氛围。在报纸、电台、电视台、新媒体等开设健康知识专栏和曝光台，利用各单位、重点场所、主次街道健康教育宣传栏，开展多角度、多层次、全方位的健康知识宣传，大力宣传"身体健康、心理健康、思想健康"的"三维健康"新概念。抓住双节、爱国卫生月等节点，

开展"文明健康迎双节"、城市清洁等活动，利用展板、视频、微信、健康大课堂的方式向大众普及文明健康、绿色环保知识和理念。通过开展"健康鹤壁行 名医下基层"，健康教育进家庭、进乡村、进社区、进学校、进机关、进企业"六进"活动等，宣传健康保健、疫情防控等知识，开展义诊活动；市爱卫办开展了"烟头换鸡蛋"等活动；在单位餐厅、办公室设置健康膳食贴士和禁烟标识等；市红十字会积极开展捐献救助和急救知识培训。

二是文化带动引领。进一步完善创卫文化引领的做法，采取群众创作、政府引导的方法，因势利导，开展了诗歌、书法、摄影等一系列评比交流活动，利用群众身边的事和切身感受创作各类作品，形成健康文化，推动健康城市建设工作的开展，在弘扬正气、传播健康知识的同时，也间接地影响着人的生活习惯，"管住嘴，迈开腿""一天一万步，吃动两平衡"等成为群众的口头禅。绿色出行、健康饮食、参加健身活动等已经成为大多数市民的生活习惯。目前，丰富多彩的文化活动正在成为健康城市建设的助推剂，引领人民群众崇尚健康生活。

2. 聚焦健康细胞工程建设专项行动, 激发健康创建新活力

一是采取"市级协调，单位负责，县区落实"的工作方式全面开展健康细胞工程建设。制定了市级健康乡镇、健康村、健康学校、健康单位、健康企业、健康社区、健康小区、健康商场、健康市场、健康餐厅、健康宾馆、健康医院、健康家庭13类健康细胞创建评分标准，分别由市卫健委、教体局、机关事务管理局、工信局、民政局、住建局、市场监督管理局、妇联等牵头开展。市健创办技术把关，市直牵头部门组织实施已经成为鹤壁市健康细胞创建的一个特色，在全省交流推广。

二是提质增亮，特色培育。我们在每类健康细胞创建100分的基础上，另外新增20分作为健康特色加分项。针对在平时指导中发现的问题，开展了健康细胞百家示范单位评选活动，在全市基础条件较好的286个健康细胞中选出103家示范点，在资料规范整理、标识统一设置等方面进行统一打造。通过示范观摩、现场交流和市新闻部门联合开展健康细胞采风活动等方式，大力推广健康细胞成功的创建经验和做法，有效提升了创建质量。同时，对 24 个国家卫生城市复审和健康细胞创建优秀单位进行了资金奖补。截至 2021 年全市共建设健康乡村、健康细胞 1810 个，其中荣获省级系列健康荣誉 77 个；100%的乡镇、29.91%的行政村、86.42%的学校、89.47%的医院、65.79%的社区参与了健康创建（见图 2）。

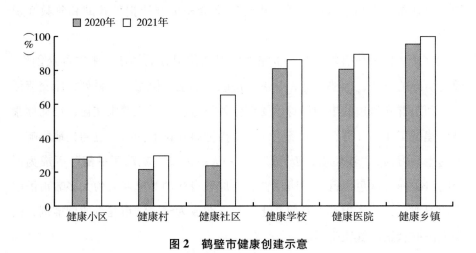

图 2　鹤壁市健康创建示意

资料来源：鹤壁市卫生健康委员会。

三是筑牢创建基础。系列卫生创建是健康创建的基础工作，我们在全力开展健康创建的同时，大力开展系列卫生创建活动，同时将疫情防控纳入系列卫生创建考评内容，助力疫情防控工作。至 2021 年底，我市 1968 个县区、单位、乡村参与系列卫生创建；国家卫生县城和省级以上卫生乡镇创建实现全覆盖，国家卫生乡镇创建率达到 59.09%，创建率全省第一。为系列健康细胞创建打下坚实基础。鹤壁市 2013～2021 年卫生创建开展情况见图 3。

3. 开展创新健康工作模式专项行动，服务能力明显提升

一是医疗服务能力有了新提升。进一步提升乡镇卫生院、村卫生室、社区服务中心的医疗服务能力，每千人口医疗机构床位数达 6.45 张，市人民医院成功创建为"三级甲等综合医院"；市妇幼保健院和浚县人民医院相继

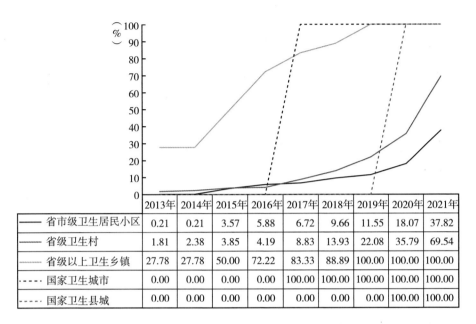

	2013年	2014年	2015年	2016年	2017年	2018年	2019年	2020年	2021年
── 省市级卫生居民小区	0.21	0.21	3.57	5.88	6.72	9.66	11.55	18.07	37.82
── 省级卫生村	1.81	2.38	3.85	4.19	8.83	13.93	22.08	35.79	69.54
── 省级以上卫生乡镇	27.78	27.78	50.00	72.22	83.33	88.89	100.00	100.00	100.00
---- 国家卫生城市	0.00	0.00	0.00	0.00	100.00	100.00	100.00	100.00	100.00
---- 国家卫生县城	0.00	0.00	0.00	0.00	0.00	0.00	100.00	100.00	100.00

图 3　鹤壁市 2013~2021 年卫生创建开展情况

资料来源：鹤壁市卫生健康委员会。

成功创建为三级医院，市中医院和淇县人民医院创建为二级甲等医院。紧密构建城市"医联体"和县域"医共体"，不断推进优势医疗资源下沉基层的做法在全国交流；全科医生数量持续增长，2021 年每万人口全科医生数量达 3.16（人）（见图 4），每万人口拥有公共卫生人员数达 7.04（人）（见图 5）。加快临床重点专科建设，实施医学领军人才、优秀学科带头人培养计划，现有省级重点专科 14 个和市级重点专科 57 个。市人民医院脑卒中急救工作进入全国 100 强行列。全面开展家庭医生签约服务，向慢性病患者、老年人、孕产妇等重点人群提供 8 个中西医个性化签约服务包等，整体工作走在全省前列；全市社区卫生服务中心和乡镇卫生院提供中医药服务率为100%；多次荣获全国无偿献血先进城市。

二是健康教育和健康促进工作持续强化。近年来，鹤壁市建设各类体育场地 3000 多个，修缮健康步道 388 条，90%以上的小区建有体育健身设施，

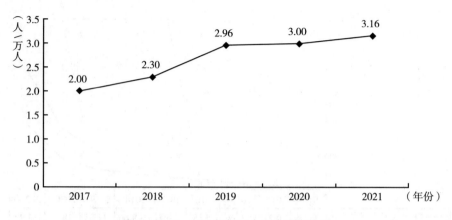

图4 2017~2021年每万人口全科医生数

资料来源：鹤壁市卫生健康委员会。

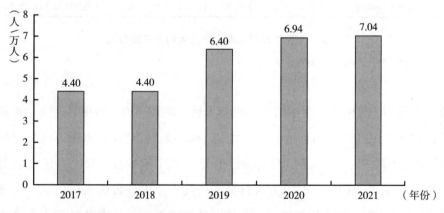

图5 2017~2021年每万人口拥有公共卫生人员数

资料来源：鹤壁市卫生健康委员会。

85%以上的行政村实施了体育健身工程。普及广播体操、太极拳，引导机关、企事业单位开展工间操，普及健身知识，加强健身场地和健康步道建设，倡导公共体育设施、学校、企事业单位体育场地设施向社会开放。建设省级健康促进县区1个，省级健康促进示范医院5个；打造病媒生物科普馆、中医养生健康游园、五岩山健康旅游示范基地等健康科普阵地；探索

"网格化+健康促进"工作方法，将签约医生引入社区网格服务团队，开展精准到户、精准到人、精准到病的健康教育服务工作，倡导健康行为与生活方式。加强无烟单位创建工作。市直单位、全市学校和医疗机构创建率为100%。2021年我市经常参加锻炼的市民比例达到39%以上（见图6），每千人拥有社会体育指导员数量逐年提升（见图7）。2021年鹤壁全民健康素养水平达到28.5%（见图8）。

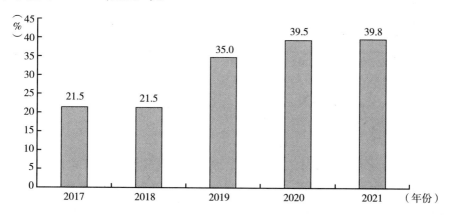

图6　2017~2021年鹤壁市经常参加体育锻炼人口比例

资料来源：鹤壁市教育体育局。

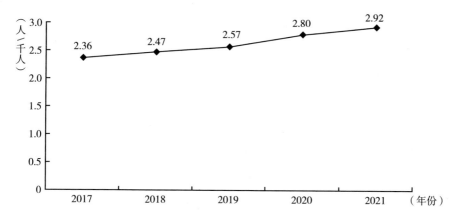

图7　2017~2021年鹤壁市每千人拥有社会体育指导员人数

资料来源：鹤壁市教育体育局。

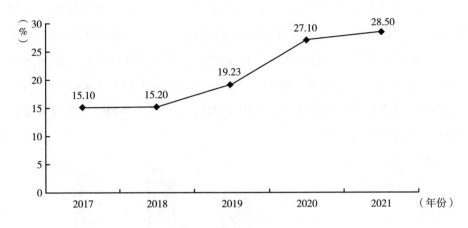

图8　2017~2021年居民健康素养水平

资料来源：鹤壁市卫生健康委员会。

三是形成了智慧卫监"1+3+N"综合监督管理模式。精心打造一个综合监督管理平台；实现了监管区域、监督专业、监督过程全覆盖；对医疗废弃物、放射卫生、公共卫生、职业卫生远程监控，将医疗废弃物、饮用水水质、放射卫生在线监测等功能系统合并，对重点单位、重点场所、重点环节进行全程记录和实时监测，其中放射卫生在线实时监管平台运行后，防护用品使用率从监管前的不足10%已提升至目前的99%以上。实现了医疗废物从产生、收集、贮存、转移到处置的全程留痕、全程监管、全过程追溯，2021年，智能医废项目在我市二级以上医疗机构覆盖率已达100%，并在全省智能医废管理试点工作会上作为典型经验分享。卫生监督工作多年保持全国、全省的亮点。

四是强化责任，铸牢疫情防控铜墙铁壁。鹤壁市委、市政府坚定落实相应方针；筑牢三道防线，扎紧"四个口袋"，在全省率先开发使用入鹤报备App，率先实现核酸检测数据直接回流，率先上线来返豫人员社区报备系统，独家使用三大运营商入返鹤人员信息数据直接推送；疫苗全程接种率达96.56%。

4. 开展提升城市环境卫生管理水平专项行动，补齐城市管理短板弱项

围绕城市管理的短板和弱项，有针对性地开展了市场改造、旱厕清零、背街小巷整治、老旧小区改造、物业服务质量"五个提升活动"。全市80%以上的老旧小区完成改造，550个住宅小区实现物业管理全覆盖；完成背街小巷整治提升78条，打造了39条蕴含历史记忆的电影小巷、戏曲小巷和海棠书巷等网红巷道；对全市20家农贸市场基础设施进行改造提升，80%的市场达到了标准；全市建成区已建成公厕334座，公共厕所设置密度达到5.1座/平方公里，建成区和乡镇所在地旱厕实现了动态清零。打通"断头路""卡脖路"44条，新增机动车停车位1.1万个，增设95条慢行通道，建设公交站点、港湾290个，城市交通路网更加便捷；"智慧停车"和城管+公安+律师联合执法模式在全省推广。

5. 开展改善健康生态环境专项行动，生态文明示范市创建成效明显

一是相继开展了大气污染防治春季行动、遏制扬尘百日攻坚专项行动、遏制扬尘雷霆行动、大气污染防治等专项行动、大气污染防治"秋冬行动"。2021年，鹤壁市PM 10年均浓度、PM 2.5年均浓度、空气质量3项目标完成情况居全省前列。

二是深入开展碧水保卫战。中心城区7条黑臭水体全部被省住房和城乡建设厅认定为"长制久清"；开展集中式饮用水水源保护区环境问题整治"回头看"，完成"千吨万人"饮用水水源地"划、立、治"等工作；全市5个河流责任目标断面全部达到省定要求，淇河水质保持全省城市河流第一。

三是持续推进净土保卫战。严管各类土壤污染源，行政村生活垃圾实现有效治理100%。全市农用地污染耕地、建设用地污染地块安全利用率保持100%。2021年淇滨区被命名为省级生态县区，我市作为全国唯一的省辖市入选国家十大智能社会环境治理特色实验基地。2020年新建、改造提升各类绿地面积1100万平方米，建设社区游园、"口袋公园"173个，人均公园绿地面积20.72平方米/人（见图9），淇河入选全国美丽河湖优秀案例，湿地保护率达到66.56%。

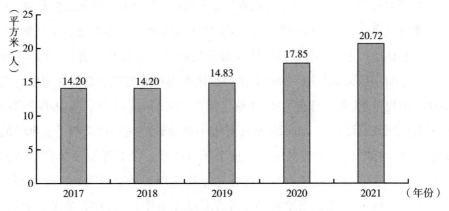

图9　2017~2021年鹤壁市人均公园绿地面积

资料来源：鹤壁市统计局。

6. 全面推进构建健康社会专项行动，将健康融入整个社会

大力推进"互联网+智慧监管"食品安全监管区域性智慧监管指挥平台建设，健全食品安全风险监测评估和食源性疾病管理体系。全面推行"透明车间"和"明厨亮灶"工程，大中型食品生产企业和学校"透明车间"建设率、"明厨亮灶"覆盖率均为100%；建设食品安全示范乡镇、示范街、示范小区、示范单位160个，建设主题公园5个、科普宣传站50个，淇县通过创建全国绿色食品原料标准化生产基地现场考核验收，鹤山区王家辿红油香椿获得农业农村部2021年地理标志农产品保护工程项目，"浚县小河白菜"和"善堂花生"生产基地荣获省"三品一标"（无公害农产品、绿色食品、有机农产品和农产品地理标志）示范基地。所辖浚县、淇县均获得省级食品安全县区荣誉，群众满意度排名全省第一。

全市296个学校均建立了心理辅导室，中小学健康教育开课率100%，学生体质健康监测优良率逐年提升（见图10）。大力推动发展医疗、养老机构服务打造日间照料中心180个、街道综合养老服务中心21个，建设卫生服务中心15个、卫生服务站25个、残疾人康复站27个，使群众在家门口就能享受优质的康养医疗服务，让群众医养更贴心。

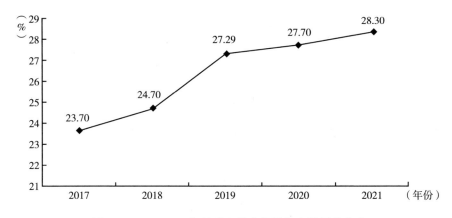

图10　2017～2021年鹤壁市学生体质健康监测优良率

资料来源：鹤壁市教育体育局。

社会治安防管控水平持续提升。依托全国社会治安防控体系标准化城市创建，研发智慧街面巡防等8大系统，建成智慧安防小区327个。大力开展预防未成年人溺亡、预防打击性侵未成年人、防欺凌、师生心理健康、学校食品安全等校园周边安全建设专项治理工作。人民群众安全感和满意度不断提升，2021年发布的《河南社会治理发展报告（2021）》中，鹤壁市排名河南省最宜居城市第3名，成为全省最为安全的省辖市之一；被平安中国建设协调小组授予"2017～2020年度平安中国建设示范市"称号，被授予"长安杯"；2021年被评为全省平安建设优秀城市，平安医院建设全省第一。

"一刻钟生活圈"建设是鹤壁市解决"一老一小一青壮"突出问题、创造高品质生活的总抓手，群众热切期盼、社会广泛关注。各县区、各部门将其作为"一把手工程"，围绕医疗保健、文化教育、健身场地、出行消费、养老服务等9个内容打造便民服务体系，让日常政务服务、品质消费、健身娱乐、养老托幼、就学就医等抬眼可见、触手可及、迈步可达，真正"圈"出幸福新生活、"圈"出美好新家园。2021年鹤壁市入选全国首批城市"一刻钟便民生活圈"试点市，是河南省唯一入选的城市。

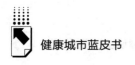

三 存在的问题及建议

健康城市建设是一项涉及民生、经济、社会发展的系统工程，是一项跨领域、跨部门的复杂工程。尽管国家层面已经做了很多政策引导和部署，但与其他运作成熟的城市建设工作相比，还需进一步加大政策支持和培育力度。

第一，健康城市建设缺乏必要的项目带动和经费保障，建议进一步完善、丰富示范项目奖补机制。第二，"将健康城市融入所有政策"在落实上与群众期望仍有较大差距，建议针对健康城市建设工作制定专项考核指标，从制度层面激励各级政府重视。第三，考核评价标准模糊，客观指标不突出，建议进一步完善考评细则，量化、具体化各项评价指标，增设特色创建"加分项"。第四，力量薄弱，人员不稳定，专职工作人员较少，建议加强专职爱国卫生工作人员配置。第五，健康城市建设没有统一模板，各地市工作开展目前以自主摸索为主，建议进一步深化跨区域交流机制，有序组织健康城市建设工作欠发达地区到先进地市交流参观。

B.15

中国"城市改变糖尿病"实践案例研究[*]

孔灵芝 崔 伟[**]

摘 要: 糖尿病是日趋严重的全球性公共卫生问题。中国是糖尿病患病率提升最快的国家之一,城市患病率高于农村。"城市改变糖尿病"项目2014年进入中国,天津、上海、厦门、杭州、北京、重庆6个城市先后加入其中。项目旨在从城市角度对糖尿病的管理进行思考并行动,降低糖尿病的发病率,提高糖尿病综合管理能力,从而改善居民健康。2017年,中国健康知识传播激励计划将"城市改变糖尿病"列为专题,全国77个城市的98个慢性病综合防控示范区参与行动。在各级政府的支持下,项目运用国际合作与区域资源优势,促进相关部门多方协作,助力基层糖尿病诊疗及管理能力、城市居民健康素养及糖尿病患者健康水平和生活质量的提升,也为中国糖尿病防治工作的开展提供了有益借鉴。

---

[*] 本项目案例研究基于中国"城市改变糖尿病"项目城市和中国健康知识传播激励计划试点国家慢病综合防控示范区的实践总结修改、整理而成,各城市、示范区代表在本报告完成过程中做出重要贡献,其中包括:李刚,天津市卫生健康委员会基层卫生健康处处长;蔡淳,国家基层糖尿病防治管理办公室常务副主任;苏妙玲,厦门市卫生健康委员会党组成员、副主任、二级巡视员;周华,杭州市卫生健康委员会基层卫生与妇幼保健处原处长;杨金奎,北京同仁医院内分泌科主任医师;杨刚毅,重庆医科大学附属第二医院内分泌科主任医师;胥江,成都市青羊区疾控中心主任;江柯,成都市龙泉驿区疾控中心地方病慢性病防治与健康促进科科长;孙丽萍,黑龙江省绥芬河市疾控中心慢性病防控科科长;刘小丽,合肥市包河区疾控中心健康教育科副科长;等等,在此一并致谢。
[**] 孔灵芝,中国健康促进与教育协会常务副会长兼秘书长,中华预防医学会健康传播分会名誉主任委员,原卫生部疾控局副局长,主要研究方向为公共卫生与慢病防控;崔伟,中国健康促进基金会健康传播与促进专项基金副秘书长、中华预防医学会健康传播分会秘书处负责人,中国健康知识传播激励计划项目负责人,主要研究方向为健康传播。

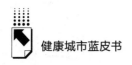
关键词： 糖尿病　慢性病综合防控　健康中国

一　项目背景和现状

糖尿病是日趋严重的全球性公共卫生问题。国际糖尿病联盟（IDF）数据显示，2021年全球约有5.37亿糖尿病患者[①]，其中约2/3居住在城市。[②]中国是糖尿病患病率提升最快的国家之一，18岁及以上人群患病率从2002年的4.2%快速上升至近年的11.9%。[③]目前，我国糖尿病患者达1.409亿，约占全球患者数量的1/4，城市糖尿病患者数量显著高于农村。

"城市改变糖尿病"全球项目由伦敦大学学院、丹麦Steno糖尿病研究中心、诺和诺德三方共同发起，项目旨在从城市管理和规划角度出发，分析城市糖尿病高发的原因，因地制宜采取行动，促进糖尿病各相关领域的协作，并在全球合作平台分享解决方案，最终目标为遏制城市糖尿病流行趋势，降低糖尿病的发病率，从而提升城市居民健康水平。

项目遵循"图谱绘制—制定方案与行动—经验分享"的行动模式，通过摸清城市糖尿病发病情况底数，构建"半数规律"模型[④]，分析糖尿病患病率、诊断率、治疗率、达标率等，最终确定行之有效的行动方案，助力推动城市糖尿病防治工作水平提升。同时，通过项目经验分享和传播，进一步提高社会各界对糖尿病的认识，促进各方携手共同应对糖尿病的挑战。

"城市改变糖尿病"项目于2014年进入中国。天津和上海成为第一批加入的中国城市。2017年，北京、厦门和杭州相继启动"城市改变糖尿病"

---

① 《IDF全球糖尿病地图（第十版）》，国际糖尿病联盟，2021。

② 《IDF全球糖尿病地图（第八版）》，国际糖尿病联盟，2017。

③ 《健康中国行动（2019—2030年）》，中国政府网，http://www.gov.cn/xinwen/2019-07/15/content_5409694.htm。

④ Hart J. T., "Rule of Halves: Implications of Increasing Diagnosis and Reducing Dropout for Future Workload and Prescribing Costs in Primary Care", *British Journal of General Practice*, 1992, 42: 116-119.

行动，2019 年，重庆市也加入其中。"城市改变糖尿病"中国项目已覆盖 6 个大型城市的 1.3 亿居民。

2017 年，由国家卫生健康委疾控局、中国健康教育中心和中国记协办公室共同指导的"中国健康知识传播激励计划"将"城市改变糖尿病"列为专题项目，梳理糖尿病防控的全球城市案例并进行分享，面向全国发布《"城市改变糖尿病"倡议》，策划并实施"糖尿病早知道、糖尿病早治疗、糖尿病早达标"三年行动计划，在 77 个城市的 98 个慢性病综合防控示范区进行落地及推广。

二 项目研究

"城市改变糖尿病"项目积极推动糖尿病相关领域的学术研究，依托研究数据成果，以理论指导实践，探索适宜中国城市的健康管理模式，为中国糖尿病防控策略的制定提供多维度、有价值的依据。

（一）半数规律（RoH）分析[①]

"半数规律"理论框架源自哈特 1992 年发表的论文，用于描述糖尿病的负担及糖尿病治疗途径中未满足的临床需求。

"半数规律"表明：大约一半的 2 型糖尿病（T2DM）患者没有被诊断出来；被确诊的患者中有一半没有得到治疗；接受治疗的人中有一半没有达到治疗目标；达到目标的人中有一半没有达到预期的结果。

作为"城市改变糖尿病"中国城市的天津在项目实践中为"半数规律"模型提供了中国数据，证实了这项规律在中国城市的适用性。2015 年 1 月至 2015 年 3 月，天津采用系统综述方法对全球及天津地区糖尿病进行分析，发现：天津糖尿病患者约有 44% 得到确诊；其中，只有 50% 接受了治疗，

[①] Hart J. T. , "Rule of Halves: Implications of Increasing Diagnosis and Reducing Dropout for Future Workload and Prescribing Costs in Primary Care", *British Journal of General Practice*, 1992, 42: 116–119.

在接受治疗的患者中，只有50%达到了治疗目标，而其中又只有一半人实现了理想的健康产出。[①]

（二）天津糖尿病脆弱性评估研究

这项研究旨在通过调查和研究天津地区2型糖尿病患者的脆弱性水平，从而帮助"城市改变糖尿病"项目制订适合中国城市的糖尿病防治方案，遏制城市中2型糖尿病患者的上升趋势。

研究团队从天津各医院抽样招募229名2型糖尿病患者，列出与糖尿病患者脆弱性相关的涉及29个因素的12个主题，所有收集的数据按照既定的主题分析原则进行编码和分析。数据显示，其中的6个主题有超过半数的患者均有所提及，分别是：①疾病严重程度（97.8%）；②低支持水平（92.6%）；③生活方式改变（84.7%）；④经历过变故（80.3%）；⑤生活限制（76.9%）；⑥需求未得到满足（66.4%）。

表1　糖尿病患者脆弱性影响要素

主题（Theme）	要素（Factor）	参与者，n（%）
经济受限	低收入、无业、无医疗保险、重大家庭开支、重大糖尿病治疗花费	79（34.5%）
疾病严重	出现症状、并发症、合并症、高BMI、腹部肥胖	223（97.8%）
低认知	受他人误导、掌握错误的糖尿病知识	78（34.1%）
不正确的健康信念	对糖尿病不做处理、被动获取糖尿病知识、不信任初级卫生服务	92（40.2%）
需求未得到满足（包括缺乏医疗资源）	相应的医疗服务需求没能得到满足	152（66.4%）
生活限制	日常生活、职业限制	176（76.9%）
生活方式改变	坚持传统或不健康的饮食习惯、缺乏运动、睡眠质量低	194（84.7%）
时间缺乏	家庭或工作等影响使医疗保健行为受限	75（32.8%）

---

① Chen J., Jing X., Liu X., et al., "Assessment of Factors Affecting Diabetes Management in the City Changing Diabetes（CCD）Study in Tianjin", *PLOS ONE*, 2019, 14（2）.

主题(Theme)	要素(Factor)	参与者,n(%)
精神状态差	对糖尿病抱有消极情绪、对生活持消极态度	56(24.5%)
低支持水平	社区环境不好、缺乏社区支持、缺乏家庭支持、没有社会支持	212(92.6%)
社会融合程度低	与人缺乏交流、独自忍受苦难	61(26.6%)
经历过变故	节食、居住环境变化	184(80.3%)

资料来源：Chen J., Jing X., Liu X., et al., "Assessment of Factors Affecting Diabetes Management in the City Changing Diabetes (CCD) Study in Tianjin", *PLOS ONE*, 2019, 14（2）.

其中有四项主要发现：

——糖尿病治疗支出增加了患者的经济负担，医疗保险可以帮助患者缓解这一压力；

——患者对糖尿病的认知，可能会影响其对糖尿病的关注度，患者对糖尿病病因的理解也很重要，因为这会决定患者未来的行为；

——患者缺乏足够的预防和治疗信息，医生对糖尿病的全面认知也非常重要；

——糖尿病可对患者造成沉重的精神负担。

研究结果表明，糖尿病的脆弱性植根于人们的文化信仰，影响人们对糖尿病风险的认知和管理，诸多社会的相关因素均会实质性影响人们对糖尿病信息的获取以及疾病的管理能力。

三 项目措施及成效

糖尿病的流行受到诸多社会因素影响，"城市改变糖尿病"项目倡导将糖尿病防治工作融入城市管理与规划的各个方面。项目致力于助力医疗卫生系统的效能提升，促进城市各部门、各领域跨界合作，呼吁全社会特别是社区、个人的健康参与，从"改变诊疗、改变行为、改变环境"三方面入手，改善城市糖尿病发病及管理情况。

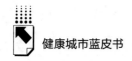

城市改变糖尿病中国项目城市、慢性病综合防控示范区立足本地实际，在糖尿病防控实践方面采取了一系列具有地方特色、亮点突出的糖尿病防治措施，并取得了良好的效果：城市居民健康素养、糖尿病知晓率、治疗率和达标率得到提高；提升了糖尿病患者的自我健康管理信心和动力，血糖得到有效控制，生活质量得到提高；促进了城市居民养成健康生活方式；等等。

（一）动员城市管理者和卫生政策制定者，助力糖尿病防控政策落地

项目实践 8 年来，持续动员国家和地方卫生健康政策制定者、城市管理者及慢病示范区管理者，提升城市对于糖尿病发展趋势及其带来威胁的认识，推动将具有科学依据的糖尿病防控措施纳入城市健康促进的各项政策。

项目城市坚持政府主导作用，形成"政府主导、部门协作、社会动员、全民参与"的操作模式。比如上海，市政府专项启动"上海市代谢性疾病（糖尿病）预防和诊治服务体系建设"重大项目，充分整合全市预防与医疗卫生资源，建立并完善糖尿病预防与治疗工作机制和服务体系。

同时，项目配合《中国糖尿病健康管理规范（2020）》《中国 2 型糖尿病防治指南（2020 年版）》等规范性文件的出台，广泛进行糖尿病防治核心健康知识的传播，助力了国家糖尿病防治工作的开展及科普宣传。

国家卫生健康委党组成员、全国老龄办常务副主任王建军曾对项目给予高度评价："厦门三师共管糖尿病健康管理模式、上海糖尿病预防和服务诊治体系建设、宁波糖尿病信息化精细管理、城市改变糖尿病等一批特色经验带动了全国糖尿病防治工作的发展。"

（二）强化城市（社区基层）糖尿病诊疗防控能力，扩大管理人群覆盖面

1. 培养基层糖尿病专业队伍，推进基层疾病规范化管理

基层社区是城市慢性病管理的核心力量，"城市改变糖尿病"项目聚焦基层卫生能力的培养，广泛开展城市行动。

（1）天津行动。项目通过天津医学会整合全市相关领域的专家资源，

形成基层糖尿病防治联盟，并重点培养基层糖尿病防治骨干。天津以 30 家三级医院为临床实践培训基地，70 余名专家采取导师制教学，为基层医疗机构培养了大批基层首席医师和糖尿病药师，并开设 200 余家基层糖尿病门诊，助力实现全市的规范化、标准化糖尿病防控体系。

（2）杭州行动。持续开展基层医疗人员培训，数年来，共计培养 69 名糖尿病首席全科医师，并对 240 名包括全科医师、专病护师、药剂师、营养师在内的基层医务人员进行了糖尿病相关知识的系列规范培训，基层糖尿病诊断和治疗水平得到显著提高。截至 2019 年，杭州市慢病管理信息平台上管理糖尿病患者约 23.2 万。患者对基层医疗的信任度明显提升，签约家庭医生服务的患者约 20.2 万，占总管理人数的比例达到 87%。

（3）北京行动。北京通过组织多位糖尿病及相关领域权威专家深入研讨，以专家智慧将一本《中国 2 型糖尿病防治指南》凝练为一页《北京市社区糖尿病诊疗纲要》，并围绕纲要针对基层医生开展系列培训指导及推广工作，极大地提升了社区医生群体的糖尿病专业管理能力。同时北京还选取东城区、通州区为试点，开展为期 3 年的糖尿病患者综合指标的比对研究，观察、比对《北京市社区糖尿病诊疗纲要》使用前后的效果，以确保《北京市社区糖尿病诊疗纲要》效果在患者身上得到体现（见图 1）。

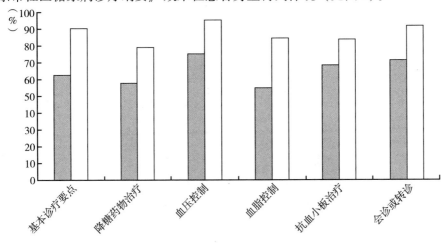

图 1 《北京市社区糖尿病诊疗纲要》培训效果

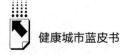

2. 创新诊疗模式,提升居民糖尿病就诊率

基层卫生能力的提升,为项目城市探索创新的诊疗模式奠定了基础。

为提升糖尿病相关人群的就诊率,各项目城市纷纷推行各具特色的分级诊疗模式。

(1)厦门"三师共管"分级诊疗模式。厦门项目创造性地设计并推行"三师共管"(专科医师、全科医师、健康管理师)分级诊疗模式,建立三级医院与基层医疗机构的双向转诊机制,推动糖尿病患者就医模式的转变。随着专科医师、全科医师、健康管理师组成的"三师组合"管理团队逐渐成熟,已基本实现了优质医疗资源和患者向基层"双下沉",成功引导患者有序就医。2020 年,厦门市约 70% 的糖尿病患者在社区卫生服务中心就诊,30% 左右的患者去大医院就诊,有效提升了城市社区内糖尿病患者的就诊率。

(2)杭州"二元四阶梯式"双向转诊模式。杭州推进二元结构的双向转诊,主要措施包括:①站点签约医师转诊至中心的糖尿病专病门诊;②由糖尿病首席医师和市级医联体专科医师进行联合出诊、视频会诊;③根据需要转上级医院;④出院后转回基层持续进行慢病管理(见图 2)。

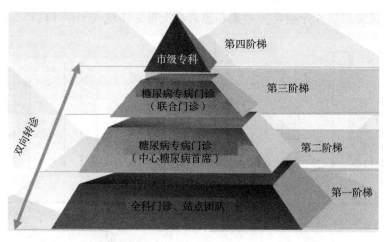

图 2　杭州糖尿病专病门诊"二元四阶梯式"双向转诊模式

3. 开展人群分类健康管理，创新"双处方"健康管理模式

重庆市开展试点项目，积极探索按人群分类进行的健康管理模式，重庆将试点人群分为健康人群、高危人群、糖尿病人群三类，以提升三类人群的健康知识知晓率，帮助其改善运动习惯和饮食习惯。面向健康人群，发放宣传资料和开展面对面的健康教育；面向高危人群，进行基础和强化的健康管理；针对糖尿病人群，除常规医学随访外，推行"双处方"健康管理模式。

"双处方"健康管理是指除常规的医疗处方外，由市级专家组制定"健康处方"项目执行指南，主要对糖尿病患者进行膳食、运动管理指导和干预。干预效果显示，在"双处方"健康管理模式下，糖尿病患者的自我健康管理得到了明显改善。

4. 建立创新型科技信息平台，提升疾病综合管理率

项目城市依托数字化、智能化、信息化的创新技术，促进项目城市将互联网与医疗有机结合。项目城市形成糖尿病综合管理网络平台，从而大幅增加了糖尿病服务人次，有效加强了疾病的基层管控能力。

（1）天津市"三一照护"模式和基层数字健共体建设。天津结合互联网+移动医疗，探索以糖尿病病人为核心的慢病全程管理的新模式——三一照护。通过数据、文字、语音和图像资料的远距离传送，实现"线上线下一体化、院内院外一体化、三甲社区一体化"，专家与病人、专家与基层医务人员之间异地"面对面"地交流，提高糖尿病健康管理效果。天津队列研究显示项目管理患者糖化血红蛋白达标率从 40.6% 提高到 82.9%。

天津还以基层数字健共体建设改善医疗资源配置，聚焦"云管理""云服务""云药房""云检查"的"四朵云"建设，不断提升基层医疗卫生服务能力，逐步构建以健康为中心的高效健康维护体系。实现信息互联互通，满足居民家庭医生签约、上门入户特需医疗服务、慢病用药等。

（2）"上海市糖尿病预防与诊治监测管理平台"。上海项目制订基层糖尿病诊疗质量控制方案，加强社区检测能力标准化建设。上海建立"上海市糖尿病预防与诊治监测管理平台"——集健康评估、疾病筛查、危险因素干预、随访管理、自我管理以及健康教育等内容于一体的糖尿病管理信息

平台系统，对社区人群的血糖、血压等进行标准化数据采集，加强相关信息的互联共享。截止到 2020 年，上海已完成 101 万人的糖尿病风险评估，完成 32.5 万高危人群的筛查工作，新发现糖尿病患者 3.7 万人和糖尿病前期患者 4.8 万人，完成社区 22 万患者的糖尿病慢性并发症筛查工作，仅糖尿病肾病筛查的投入产出比已达到 1∶116。

5. 提升糖尿病防治知识知晓率和患者管理水平，提升居民对基层诊疗的信任度

项目落地以来，项目城市和示范区居民的糖尿病知晓率、治疗率和达标率均有显著提升。糖尿病患者持续提升自我健康管理的信心和动力，养成健康生活方式，血糖水平得到了更好的控制。同时，各地居民对基层医疗团队的信任度明显上升。

2020 年，厦门全市 13 家医院共诊断报告糖尿病病例 114505 例，诊断率为 46.8%；登记管理 99837 例，占诊断糖尿病的 87.19%，占糖尿病总人群的 40.8%；血糖控制达标 61200 例，占登记管理患者的 61.3%，占糖尿病总人群的 25%；糖尿病并发症防治知识的知晓率为 79%，低血糖知晓率为 59%。以上数据均比往年有了明显改善。

杭州的情况更令人振奋，经过多年努力，杭州市糖尿病发病率增长趋于平缓，总体发病率低于所在浙江省的平均水平。其中，糖尿病患者的治疗率为 60.1%，控制率为 50.2%，参与社区同伴教育的患者空腹血糖和餐后血糖，与此前相比平均下降 1.5mmol/L 和 1.12mmol/L。截止到 2019 年，杭州市慢病管理信息平台上管理糖尿病患者共约 23.2 万，由于患者对基层医疗的信任明显改善，签约家庭医生服务的患者约 20.2 万，占比达到 87%。

（三）促进多部门跨领域合作，共同打造城市健康细胞

1. 促进多部门跨领域协作，构建城市健康环境

"城市改变糖尿病"项目的一个重要特点是强调跨界综合协作。走出单一医疗卫生系统，发动全社会各部门共同解决健康的问题。

项目向各地传递将糖尿病防治纳入城市整体规划的理念，促进城市卫

生、社区建设、医保、文体、营养、教育等各部门协作，加强健康生活方式的普及。各项目城市和示范区聚焦糖尿病的前期预防策略，关注健康支持性环境的建设，许多城市如北京、厦门、杭州等都在城市规划中纳入步行区和自行车区域。

（1）厦门"体医融合"健康管理模式。厦门不断推进全民健康生活方式行动，建成厦门山海健康步道（全长 23 公里）及 50 个校园体育场向市民开放等。厦门还采取"运动处方"的方式，通过打造"体医融合"新型健康管理模式，将慢病治病变成慢病预防，从而达到健康管理的目的。该模式已在厦门市社区卫生服务中心推广。

（2）合肥市包河区全方位构建健康支持环境。项目示范区包河区多年来持续开展全民健康生活方式行动，积极构建健康功能单位，开展健康家庭、社区、单位、学校、食堂、餐厅/酒店建设。截至 2020 年，包河区共建设健康单位 14 家，健康食堂/酒店 30 家；打造 7 个健康主题公园，9 条健康步道，19 个健康小屋；在 62 个社区设立自助式健康检测点，示范区居民覆盖率达 59.05%。与此同时，包河区各单位积极申报六类健康促进场所，共建成健康机关 24 家、健康社区 47 家、健康学校 35 家、健康医院 18 家、健康企业 11 家，全方位构建健康支持性环境。

（3）成都青羊区"微运动教练"和《青羊区居民运动处方笺》。项目模范示范区青羊区发挥运动干预在防治糖尿病中的重要作用，采取"微运动教练"培训和家庭医生开具"运动处方"等手段，编创"五禽微运动""剪刀微运动"等健身运动，逐步形成以运动为特色的糖尿病等慢病生活方式干预"青羊模式"。以青羊区组织拟定并推广的《青羊区居民运动处方笺》工作为例，青羊区对全区 220 名家庭医生进行"运动处方"系统化培训，由家庭医生为糖尿病患者等慢病人群开具个性化的运动处方，每年直接受益人数已超过 7000 人。

2.发挥口岸地缘优势，发展特色健康+中医医疗旅游

项目示范区黑龙江省绥芬河地处中俄边境。绥芬河项目着意打造口岸模式，将红色旅游、中俄旅游与防控慢病共享健康相融合，发展特色健康和中

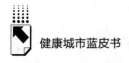

医医疗旅游，开展糖尿病诊疗服务。市人民医院作为"中俄友好医院"，吸引大批俄罗斯游客跨境就诊，实施对糖尿病等慢病患者的中医干预，目前，累计接待俄罗斯医疗旅游者达 3 万人次。

（四）提升健康传播，深化社区健康教育

1. 组建核心专家队伍，面向全国发布《"城市改变糖尿病"倡议》

项目成功组建了一支糖尿病相关领域的核心专家队伍，策划并撰写面向全国的糖尿病倡议文件。

2018 年 12 月，中国健康知识传播激励计划正式发布《"城市改变糖尿病"倡议》，从中国自身情况出发，倡导城市重视糖尿病对居民健康及城市发展的影响，积极行动，努力应对糖尿病对公众健康的威胁，改变糖尿病的流行趋势。

《"城市改变糖尿病"倡议》提出由城市多部门建立协同机制，在改善支持性环境、引导个人行为改变、促进规范诊疗管理等方面做出积极行动，并提出 8 条具体建议，包括：将促进健康融入城市规划和相关政策制定，积极建设健康支持性环境，全面践行健康生活方式，注重早筛查早诊断，强化基层医生能力建设，规范诊疗管理服务，等等。

2018 年《"城市改变糖尿病"倡议》的发布，受到中国新闻社、新华网、人民网、中央广播电视总台等各主流媒体和社会各界的高度关注。其中，中央广播电视总台以"糖尿病防治"为主题，面向全国发布了长达 4 分钟的专题新闻报道。

2. 开发糖尿病健康工具包，借助融媒体渠道迅速传播推广

城市改变糖尿病项目召集核心专家研讨并制定"糖尿病早知道、糖尿病早治疗、糖尿病早达标"三年行动主题，于 2019 年至 2021 年连续三年在项目城市与示范区范围内实施，旨在提升公众的糖尿病知晓率、治疗率和综合管理率。

结合三年行动主题，项目每年开发一套内容科学权威、形式丰富多样的糖尿病健康传播工具包。工具包搭乘"联合国糖尿病日"等重要时间节点，

依托项目平台和融媒体渠道进行传播,以助力地方糖尿病防控工作。

工具包内容主要包括:《"城市改变糖尿病"倡议》核心信息,适宜不同人群(一般人群、糖尿病高危人群、糖尿病前期人群、糖尿病患者、糖尿病患者家属)的糖尿病防控主题海报,糖尿病知识宣讲课件,糖尿病知识科普长图文,糖尿病防控专题报刊文章,专家科普电视节目及网络短视频,糖尿病科普动画短片,1分钟线上糖尿病风险自测小程序,等等。

在绥芬河示范区,科普化的糖尿病传播工具包有利于鼓励更多糖尿病患者或易感人群所在社区参与到疾病防治的行动中。黑龙江省绥芬河市在2019年的糖尿病防控工作中,将1分钟线上糖尿病风险自测小程序转发微信工作群60个,现场活动参与自测公众、高危人群,患者及家属3291人;"糖尿病早知道"主题宣传在多部门宣传8次,线下纸媒"今日绥芬河"日发行量5000份,线上微信公众号阅读点击量达3万人次,累计覆盖人群5.6万。

包河示范区充分利用项目宣传工具包,充实"健康包河""包河疾控"等微信公众号的内容,在"安徽第一城区包河区"官方微信开设"健康素养促进"公益广告专栏,累计发布糖尿病防治主题等健康科普文章445篇,累计阅读量49万人次。在《包河报》开辟了"健康促进小课堂"专栏,发布健康科普知识57期,在区政府网站开设创建专版,报道健康促进工作进展,各部门和街镇(大社区)积极利用自媒体开展健康促进相关工作进展报道。

(五)搭建项目交流合作平台,助力项目经验推广

1.搭建项目平台,促进学术交流

糖尿病防控是全球性课题。"城市改变糖尿病"项目通过搭建国际合作平台,举办中丹圆桌会等国际性项目城市交流会议等,有效促进全球各城市地区间的疾病管理经验、患者教育经验的交流和互补。

项目积极组织、参与糖尿病相关领域及跨界领域的学术交流会议,如全国糖尿病大会、中国健康传播大会等,提升"城市改变糖尿病"项目的影响力。

2.编纂《改变糖尿病 城市在行动——城市改变糖尿病优秀案例集》

2019年以来,项目面向各项目城市及慢性病综合防控示范区,征集糖

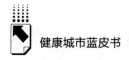

尿病防治管理的优秀经验、创新模式和实用技术。在糖尿病及相关领域专家的主持下,汇总编纂《改变糖尿病 城市在行动——城市改变糖尿病优秀案例集》。案例集以基层工作为重点,阐述跨部门、多学科协作的糖尿病综合管理模式及存在的问题,汇总各地工作中的创新成果,为同类型城市地区的慢病管理工作提供借鉴。

3. 与媒体伙伴密切合作,有效提升大众的健康关注度

项目与业内媒体伙伴保持密切合作,灵活运用主流媒体、新媒体等融媒体传播渠道,持续在全国范围内开展糖尿病防治管理的宣传工作。

借助融媒体渠道,糖尿病健康传播工具包快速覆盖全国,为项目赢得广泛的好评。例如,工具包中的1分钟2型糖尿病线上风险自测小程序,将糖尿病高危因素设定到简单易答的小问题中,传递核心健康知识,促进高危人群的早诊早查,吸引各地、各示范区共有数十万人参与。

四 项目经验

(一)实践"健康融于万策"的健康城市理念,持续推动将糖尿病防控纳入城市战略的各个维度

城市健康具有多维性。改变城市中的糖尿病流行趋势,是一项长期的、多维度的系统工程。项目着眼于城市健康的各项社会决定因素(如诊疗、环境、居民生活方式等),持续推动将"糖尿病防控"纳入城市设计和城市管理的各个方面,全方位共建健康支持性环境,这是实现项目愿景"城市改变糖尿病"的必由之路。

(二)坚持政府主导,积极调动社会各界力量共同参与

坚持政府主导,保证每一年度的项目工作得以围绕当年的国家总体政策计划目标有效展开,确保项目各项活动及健康传播在各地方的持续、高效落地。

另外，充分调动和利用社会力量支持项目活动，包括：组建糖尿病防控领域的核心专家团队，引导学术机构、各相关领域专家、企业、媒体、社区、公众等多方积极参与糖尿病防控行动，成为共同行动的主体，为项目的持续、纵深开展提供了有力的支撑。

（三）重视发挥基层（社区）作用，积极探索糖尿病诊疗、管理创新模式

项目结合中国城市实际情况，发现糖尿病基层控制率低、并发症筛查率低等核心痛点问题，提出对糖尿病防控的认知和管理关键在基层、在社区。项目城市重视培养基层诊疗人才，扩展社区医疗服务，提升社区居民对于糖尿病的认知，提升居民对于基层诊疗系统的信任度。

基层管理能力的提升，也为各地方分级诊疗体系和健康管理模式的创新与实践奠定了坚实的基础，从而显著地提升城市居民的疾病管理覆盖率。

（四）依托创新科技，探索数字化、智能化糖尿病管理模式

项目依托创新信息科技，积极推动糖尿病管理数字化、智能化信息平台系统的设计与应用，实现糖尿病患者血糖数据与医疗机构的互联互通，提升城市糖尿病患者的指标达标率、管理覆盖率和相关卫生部门、机构的综合服务水平。

（五）推动国内、国际合作交流，发挥项目平台的信息资源优势

项目充分利用自身的全球化信息资源优势，长期以来大力推动国内国际、项目城市之间、项目示范区之间、糖尿病各相关领域之间的经验交流合作。一方面，通过项目平台，项目城市得以学习、汲取世界各地优秀的糖尿病管理经验成果，因地制宜打造中国健康城市；另一方面，也将中国的城市实践经验分享、推广至全世界，为全球糖尿病防控贡献中国的智慧。

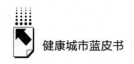

（六）重视健康传播，打造科普化传播工具，关注传播渠道的创新使用

健康传播和健康教育是项目执行的关键策略之一。在进行工具包内容设计时，项目着重将糖尿病管理知识科普化，提升易懂性和生动性，注意传播形式与传播渠道的创新使用，提升公众对传播内容的可及性，取得良好的科普传播效果。项目陆续产出了一系列优秀的健康科普内容，部分已入选国家健康科普资源库，在更加广泛的领域里发挥积极作用，推动公众健康素养水平的提升。

五　未来展望

多年来，中国健康知识传播激励计划项目持续向城市及示范区分享有借鉴意义的糖尿病防控措施及经验，助力健康中国建设、健康城市建设，促进地方居民健康水平提升。当前，在项目实践及推进中，在跨领域协作、社会动员、健康支持性环境建设、覆盖农村地区、人口老龄化影响等方面仍存在薄弱环节或工作不足，在未来工作策划及实施中，将进一步贯彻"城市改变糖尿病"项目理念，扩大项目覆盖面，针对性地开展糖尿病防治知识健康科普及传播，为我国糖尿病防治工作贡献新智慧、新力量。

（一）助力健康支持性环境建设

《全民健康生活方式行动健康支持性环境建设指导方案》指出：健康支持性环境建设是引导公众改变不良生活方式、预防慢性病的重要措施。

"城市改变糖尿病"项目下一阶段的工作重点，将从"改变环境"着手，倡导"健康家庭、健康社区、健康单位"等城市健康细胞的建设，引导居民加强糖尿病早期干预及健康管理，形成有利于健康的生活方式和社会环境。

（二）积极应对人口老龄化

第七次全国人口普查数据显示，我国 60 岁及以上人口已达 2.64 亿。预计"十四五"时期这一数字突破 3 亿，我国将从轻度老龄化阶段进入中度老龄化阶段。《中共中央 国务院关于加强新时代老龄工作的意见》中指出，要提高老年人健康服务和管理水平，在城乡社区加强老年健康知识宣传和教育，提升老年人健康素养，要加强老年人群重点慢性病的早期筛查、干预及分类指导。

我国有近 1.8 亿老年人患有慢性病，患有一种及以上慢性病的比例高达 75%。老年人是糖尿病等慢性疾病的重点人群。基于人口老龄化的基本国情，"城市改变糖尿病"项目将进一步加强面向老年群体的糖尿病健康知识科普宣传，助力提升老年人的健康素养、健康服务和健康管理水平。

（三）探索农村糖尿病防治与管理模式

近年来，我国农村地区慢性非传染性疾病患病率不断提升。相对城市而言，农村慢性病防治体系建设较为滞后，难以实现对慢性病的早期预防、早期治疗的防控策略。农村地区居民健康素养较低，接受健康教育较少，对糖尿病等慢性病的知晓率更低，防控意识更欠缺。此外，农村居民收入较低，"生病拖延""大病小治"甚至放弃治疗的现象较为普遍。

"城市改变糖尿病"项目计划未来重点关注农村糖尿病防治相关问题。项目将结合乡村地区的实际情况，探索将城市管理慢性病的工作经验有效地复制到农村糖尿病防治与管理中，如助力乡村基层卫生队伍建设、推动农村规范化疾病管理体系建立、促进农村健康宣传教育、倡导健康的生活方式等，从而提升农村居民的健康素养和健康水平，助力乡村振兴和健康中国建设。

国际借鉴篇
International Reference

B.16
国家公园建设及其在人类健康服务方面的作用研究

王璐 彭杨靖 金崑*

摘 要： 目前，中国国家公园体制建设举措取得了积极成果。2021 年 10
月，中国首批 5 个国家公园正式设立。中国国家公园坚持生态保
护第一，立足全民公益性，为全社会提供优质生态产品，以及科
研、教育、文化、生态旅游等公众服务。我国国家公园建设与国
际接轨，具有中国特色。就中国国家公园在人类健康服务方面的
作用而言，国家公园与人类健康的相关研究薄弱，对除森林外的
其他生态系统类型康养活动关注较少，缺少针对不同康养需求人
群的专业康养方案。基于此，建议以自然保护为前提开展康养活

---
* 王璐，博士研究生，中国林业科学研究院森林生态环境与自然保护研究所、自然保护地研究
　　所，主要研究方向为动物生态学；彭杨靖，博士后，中国林业科学研究院森林生态环境与自
　　然保护研究所、自然保护地研究所，主要研究方向为自然保护区学；金崑（通讯作者），中
　　国林业科学研究院森林生态环境与自然保护研究所副所长、自然保护地研究所所长，研究
　　员，主要研究方向为自然保护地及国家公园生态保护与管理。

动，加强相关科研宣教，提升康养活动的多样化与专业化水平，规范康养服务。

关键词： 国家公园　健康中国　森林康养

一　国家公园的功能

国家公园为社会提供多种有价值的生态系统服务，例如生物多样性保护、清洁空气和水、娱乐和自然教育。美国、加拿大等国家的许多国家公园都是受欢迎的旅游目的地。国外国家公园不仅包含自然风景、动植物群，还提供了如步行、远足、露营、皮划艇和骑自行车等各类户外活动。美国国家公园管理局于 2005 年的遗产倡议文件中曾提出——国家公园管理局承担着提供适当户外娱乐和为所有美国人的身心健康做出贡献的重要责任。事实上，国家公园在促进身心健康方面的作用早已得到认可。在我国首批 5 个国家公园成立之初，游客接待任务重，游憩需求猛增，同时游客的游憩需求也趋于多元化、个性化。这给我国国家公园的建设工作带来了极大的挑战，如何在坚持生态保护第一、保护自然生态系统原真性的前提下满足日益增长的生态旅游需求，是现阶段亟待解决的问题之一。

二　自然环境与人类健康服务的国际借鉴

（一）森林康养对人类健康影响的国际借鉴

1. 森林康养的发展历史

森林康养是指将优质的森林资源与现代医学结合，能针对不同人群达到森林休闲、治疗、养生等目的的活动。森林康养最早起源于 20 世纪早期的德国，此后因其具有特殊的功效，被人们逐渐接受并得以普及。美国是开展森林康养条件研究最早的国家，也是最早开始发展养生旅游的国家之一。其体系构建主要分为"旅""居""节""业"4个体系，通过旅游项目、节事活动等形成完整的森林养生度假功能。20世纪80年代，日本引进了森林康养，首次提出了将森林浴纳入民众健康的生活方式，并系统地开展了森林疗养效果证实研究。同时期的韩国也开始提出建设自然休养林，启动森林利用与人体健康效应的研究。

2. 森林康养的成效

针对不同人群的健康和心理需求，森林康养可以通过森林浴、膳食疗法、运动疗法、进行集体活动等方式，降低康养者慢性病的发病率，改善其心理健康状况。

对于老年人、慢性病患者和亚健康人群来说，森林中较高的空气负离子水平能调节神经系统功能，能加强新陈代谢、提高心血管功能、促进氧的吸收，森林中的某些植物挥发物能缓解压力、促使人们集中注意力，这些改变均有利于身体状态改善及病症的缓解和恢复。对于儿童和青少年来说，在富含负离子的森林中进行登山、露营等活动，食用纯天然的森林食品，能缓解精神紧张、增强免疫力和改善一些不良的生活方式。

（二）国家公园游憩活动对人类健康影响的国际借鉴

户外游憩是国家公园的重要功能之一，美国和加拿大等早期建立国家公园的国家一直倡导在国家公园中开展游憩活动。[①] 克里斯蒂娜（Christine）等2010年在3个国家公园内对"如何提高公众对参与国家公园娱乐活动的健康益处的认识"进行了研究。[②] 结果表明，人们对参与国家公园娱乐活动所带来的身体活动益处的认识有所提高。

---

① 刘楠、孔磊、石金莲：《户外游憩管理矩阵理论在国家公园管理中的应用及启示——以美国德纳里国家公园和保留区为例》，《世界林业研究》2022年第6期。

② See Hoehner C. M., Brownson R. C., D. Allen, et al., "Parks Promoting Physical Activity: Synthesis of Findings from Interventions in Seven National Parks", *Journal of Physical Activity & Health*, 2010, 7 (s1): S67.

1. 对各类疾病的影响

有研究表明，观赏自然景观可以增强免疫力、促进大脑皮层活跃，并且在缓解高血压、糖尿病和脑出血等慢性疾病方面也有较好的表现。[①] 与单独的运动相比，在绿色条件下进行运动对于儿童运动后的降压效果良好，在森林中不同时长的散步、休息，可以使血液中的自然杀伤细胞（Natural Killer-cell，NK）的细胞活性和抗癌蛋白数量明显增加，且保持七天以上，使免疫力增强。[②]

森林挥发物对中枢神经系统的影响也极为显著，国外学者发现扁柏挥发物有镇静和安神的作用。科研人员对白细胞介素、血清皮质醇等指标进行检验后得出结论——对于感染预防层面，森林浴在抗炎症与提升机体抗氧化能力方面有着积极的意义。[③] 为了解决肥胖和相关慢性病日益流行的问题，切尔茜（Chelsey）等于2014年通过计算活动代谢当量（METs）得出，在国家公园内布设木板路或铺面小路可以改变人们的活动组成从而提高代谢。[④]

国家公园内植物多样性极高，密度大且层次分明，空气中含有各类植物挥发的萜烯、芬多精等，经常休憩于此的各年龄层人群可以持续降低血压、增强免疫力和对抗炎症，除此之外，还有利于养成良好的生活习惯，提高代谢，降低患有肥胖症的可能。

① Daniel C., Danielle S., Hannah H., et al., "Doses of Nearby Nature Simultaneously Associated with Multiple Health Benefits", *International Journal of Environmental Research and Public Health*, 2017, 14（2）: 172; Daily, Gretchen, C., et al., "The Benefits of Nature Experience: Improved Affect and Cognition", *Landscape & Urban Planning*, 2015; Daniela H., Regina S., Renate C., "Green Perspectives for Public Health: A Narrative Review on the Physiological Effects of Experiencing Outdoor Nature", *International Journal of Environmental Research and Public Health*, 2014, 11（5）.

② Michael D., Neil C., Samantha B., et al., "The Effect of Green Exercise on Blood Pressure, Heart Rate and Mood State in Primary School Children", *International Journal of Environmental Research and Public Health*, 2014, 11（4）: 3678-3688.

③ Marselle, Melissa, R., et al., "Does Perceived Restorativeness Mediate the Effects of Perceived Biodiversity and Perceived Naturalness on Emotional Well-being Following Group Walks in Nature", *Journal of Environmental Psychology*, 2016.

④ See Walden-Schreiner C., Leung Y. F., Floyd M. F., "Incorporating Physical Activity Measures into Environmental Monitoring of National Parks: An Example from Yosemite", *Journal of Physical Activity & Health*, 2014.

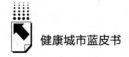

2.对心理健康的影响

20世纪90年代以来，"森林环境体验及心理健康"方面的研究得到关注，结果表明，不同人类群体在体验森林环境时心理健康方面产生了积极的变化，并且居民距离绿地越近、去公园频率越高，心理健康状况越好，这种印象不受年龄、性别、身份等因素影响。[1]

近年以来，有大量研究表明，中等深度与复杂度、存在视觉焦点、包含植物和水的环境可以阻断消极的想法，代之以积极的情绪，使低落的认知行为、失调的生理得到恢复。还有研究人员对于森林音景的功能做出了研究，对于人类来说，噪声不仅会掩盖自然声音、干扰重要信号，而且会导致听力损失、非听觉生理影响、高血压和心血管疾病等各种健康问题，将声学环境纳入生态系统服务估值具有重要的意义。瑞秋·T.波克斯顿（Rachel T. Buxton）等于2021年研究了美国国家公园的音景管理，结果表明，国家公园内高可听率的水声和鸟鸣声有利于减轻压力和烦恼、恢复注意力并增强认知能力。[2]

也有一些学者用有酒精依赖的人群作为研究对象，发现森林活动能够有效地减少这些人的抑郁情绪，促进他们形成更加优良的生活习惯和心态。[3]许多智力障碍患者和身体残疾患者，在长期且定期参与森林作业活动的过程中，异常的暴走行为减少、精神情感状态稳定、交流活动增加，身心都得到了很好的治愈。特别是那些高度自闭症患者，通过森林疗愈结合定期开导治疗后，病情得到了缓解，沟通、交流能力也有了相应的提高。[4]

对绿色环境的偏好可能是对早期人类赖以生存的环境的本能反应。植物

① Grahn P., Stigsdotter U. A., "Landscape Planning and Stress", *Urban Forestry & Urban Greening*, 2004, 2 (1): 1-18.
② Buxton R. T., Pearson A. L., Allou C., et al., "A Synthesis of Health Benefits of Natural Sounds and Their Distribution in National Parks", *Proceedings of the National Academy of Sciences of the United States of America*, 2021, 118 (14).
③ Shin W. S., Shin C. S., Yeoun P. S., "The Influence of Forest Therapy Camp on Depression in Alcoholics", *Environmental Health and Preventive Medicine*, 2012, 17 (1): 73-76.
④ 雷巍娥：《森林康养实务》，中国林业出版社，2018。

和水对人类的祖先而言意味着更好的生存机会，因此更受人偏爱，能让人们产生积极的情绪，具备较好的压力缓解作用。国家公园内具有极优的植被覆盖度、丰沛的水环境和多种微生境，长期且定期在公园的休憩区进行步行、露营和参加一些集体活动更有利于精神和情感状态稳定、压力的缓解以及注意力的恢复。

3. 其他影响

注意力恢复理论和压力恢复理论认为与城市环境中不断引起疲劳的刺激相比，大自然不需要直接关注也不那么具有威胁性，因此不那么令人兴奋，会引起愉悦和放松，这是人们在自然中可以通过无意识的认知过程来补充注意力的能力。[①] 相较于城市环境，即使是在自然环境中散步 90 分钟这样短暂的体验，也会减少大脑前额叶皮层的神经活动，减少焦虑、沉思和消极情绪，提高工作记忆力。[②]

有研究发现，自然景观可以提升创造力，激发人们的合作欲望，提升合作效率从而创造性地解决问题。[③] 在国家公园的休憩区内进行活动，有利于使人群在感受自然美的同时产生更强的亲社会倾向，容易移情和换位思考，与此同时，接触更美丽的自然图像者更慷慨和更易对他人产生信任。

国家公园内植物物种多样性丰富，空气中含有萜烯、芬多精等各类植物的多种挥发物，可以提升人体神经系统的兴奋性和敏捷性，缓解人体紧张，使人在森林生境中得到放松，并且保持头脑清醒。利用空气中弥漫的负氧离子进行疾病疗法，有利于血氧输送、吸收和利用，促使机体生理作

① S. A. Kaplan, "The Restorative Benefits of Nature: Toward an Integrative Framework", *Journal of Environment Psychology* 1995, 15: 169 – 182; R. S. Ulrich et al., "Stress Recovery During Exposure to Natural and Urban Environments", *Journal of Environment Psychology*, 1991, 11: 201–230.

② Bratman G. N., Hamilton J. P., Hahn K. S., et al., "Nature Experience Reduces Rumination and Subgenual Prefrontal Cortex Activation", *Proceedings of the National Academy of Sciences of the United States of America*, 2015, 112 (28): 8567–8572.

③ Stellar J. E., Gordon A. M., Piff, P. K., et al., "Self-transcendent Emotions and Their Social Functions: Compassion, Gratitude, and Awe Bind Us to Others Through Prosociality", *Emotion Review*, 2017; Jia W. Z., Piff P. K., Iyer R., et al., "An Occasion for Unselfing: Beautiful Nature Leads to Prosociality", *Journal of Environmental Psychology*, 2014, 37 (3): 61–72.

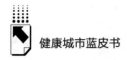

用旺盛，新陈代谢加快，提高人体免疫能力，增强人体抗菌力，调节肌体功能平衡。

三 中国国家公园在人类健康服务方面的发展状况

（一）国家公园与人类健康的相关研究薄弱

根据 2022 年发布的《"十四五"国民健康规划》，虽然我国人民健康水平不断提高，但仍面临多重疾病威胁并存、多种健康影响因素交织的复杂局面。尤其是慢性病发病率上升且呈年轻化趋势，患有常见精神障碍和心理行为问题的人数逐年增多，同时，人口老龄化进程加快，康复、护理等需求迅速增长。[①] 我国国家公园坚持生态保护第一，但也兼具科研、教育、游憩等综合功能。我国国家公园坚持全民公益性，当前实现全民公益性主要以生态旅游、自然教育为基础，康养服务通常作为生态旅游的其中一项被提出。康养服务作为国家公园生态旅游的重要发展方向之一，其内容涉及休闲、医疗、卫生、养老、旅游及健康等多个方面，[②] 有助于提高我国国民健康水平，但目前相关研究基础薄弱，现有研究内容主要集中在森林康养的概念探讨、国内外森林康养业的发展现状、森林康养基地规划设计、森林康养产业发展等方面。

（二）对除森林外的其他生态系统类型康养活动关注较少

我国当前正处于森林康养产业的快速发展阶段，出台了大量相关政策推进森林康养业的发展。2016 年 5 月 6 日，原国家林业局正式印发《林业发展"十三五"规划》，提出要大力推进森林体验和康养；国家发展改革委发布的《西部地区鼓励类产业目录（2020 年本）》中，森林康养基地建设与

---

① 《国务院办公厅关于印发"十四五"国民健康规划的通知》，中国政府网，http：//www.gov.cn/zhengce/zhengceku/2022-05/20/content_5691424.htm。
② 丛丽、张玉钧：《对森林康养旅游科学性研究的思考》，《旅游学刊》2016 年第 11 期。

服务被列入多个省份的鼓励类产业目录，可享受相应税收优惠；国家林草局发布的《全国林下经济发展指南（2021—2030 年）》提出了加快发展森林康养产业等 5 个重点领域的建设；截至 2021 年，我国共有国家级森林康养试点建设基地 1321 家，全国森林康养年接待近 5 亿人次，中国农业发展银行累计支持康养相关项目近 150 个，累计投放贷款近 300 亿元。我国国家公园及其他类型的自然保护地囊括了森林、湿地、草地、荒漠、海洋等多种生态系统类型，但在康养相关研究中，主要关注重点为森林，对于其他生态系统类型的康养活动关注较少，缺乏相关的理论研究和产业实践。

（三）缺少针对不同康养需求人群的专业康养方案

目前大多数国家公园或其他类型自然保护地内的康养服务以户外运动、观光旅游、休闲度假和自然教育等注重自然体验的项目为主，与现代医学和中医等传统医学结合较少。缺少针对不同需求人群的康养方案和个性化的健康管理服务，提升居民健康的目的性较弱。

四　进一步促进国家公园为人类健康服务的建议

（一）以自然保护为前提开展康养活动

我国国家公园以保护具有国家代表性的大面积自然生态系统为主要目的而设立，康养活动的开展应以不造成对自然环境的破坏为前提，所有的活动须在相关法律法规和管理制度的约束下进行。根据中共中央办公厅、国务院办公厅印发的《关于建立以国家公园为主体的自然保护地体系的指导意见》，国家公园实行分区管控，原则上核心保护区内禁止人为活动，一般控制区内限制人为活动。因此，康养活动应严格限定在一般控制区的规定区域。

（二）加强相关科研宣教

加强国家公园内生态旅游活动与人类健康关系的相关研究，例如国家公

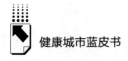

园内康养活动对人类健康的影响，不同人群对各类康养活动的适宜性评价和有效性研究，以及各类康养活动对自然环境的影响研究等，为国家公园内的康养服务发展奠定科学基础。开展国家公园健康知识宣传普及与教育，宣传国家公园康养服务功能。

（三）提升康养活动的多样化与专业化水平

借鉴森林康养的发展模式，针对不同国家公园的主要生态系统类型和地理特征，推进森林、湿地、草原、荒漠、海洋等多种自然环境中的特色康养服务发展，丰富国家公园的康养活动形式。以增进居民健康为目的，紧密融合现代医学和传统医学，针对城市压力人群、亚健康人群、慢性病患者、老年人群、儿童和青少年人群等制订科学的康养方案，针对个人制订个性化的健康管理方案。引进和培养旅游学、医学、心理学、自然保护学等方面的专业性人才，提高国家公园康养的综合管理服务水平。

（四）规范康养服务

加快制定相关的法律法规，完善康养相关的技术标准，推进康养服务规范化和标准化发展。建立国家公园康养服务认证机制和监督机制，保障服务机构和消费者的合法权益，推进国家公园康养服务快速发展。

B.17
G20国家公共卫生安全能力分析
——基于全球卫生安全指数

郭艺繁　范冬冬　张　鑫*

摘　要： 公共卫生是关系到一国或一个地区人民大众健康的公共事业。当今世界，多重因素作用下国际公共卫生安全形势日趋复杂严峻，公共卫生已不仅是本国内部事务，而是各国之间必须共同面对的巨大挑战。公共卫生安全是人类面临的共同挑战，需要各国携手应对。近年来，全球公共卫生治理已成为二十国集团的重要议题，各国越来越重视公共卫生安全能力的建设，逐渐在全球公共卫生安全的保障中发挥作用。研究结果表明，没有任何一个国家做好了应对全球卫生安全危机的准备；G20国家整体在"监测"和"风险"指标上表现良好，而"响应"类普遍薄弱；欧美国家公共卫生安全能力较强，但仍存在短板；发展中国家公共卫生安全能力蕴含可观潜力。基于此，各国要加强本国公共卫生安全能力的建设，做好危机应对；G20国家要加快推动各国与国际组织之间以及各国之间的公共卫生安全保障合作，各成员国也要积极配合；中国作为新兴的发展中国家，在应对公共卫生危机时要发挥自己的优势及作用；GHSI不具有普遍性，需进行完善。

关键词： 卫生安全　公共卫生　二十国集团

---

* 郭艺繁，首都经济贸易大学城市经济与公共管理学院20级行政管理专业硕士研究生，主要研究方向为公共管理、城市管理和健康城市；范冬冬，北京健康城市建设促进会副秘书长兼办公室主任，主要研究方向为城市管理和健康城市；张鑫，北京健康城市建设促进会研究部副主任，主要研究方向为城市管理和健康城市。

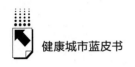

一　引言

全球化背景下，人流、物流剧增，各国之间的联系日渐紧密，共同面对着公共卫生安全问题。部分国家大行单边主义、缺乏协同意识会使全球公共卫生治理遇到极大阻碍，不利于共同应对全球公共卫生危机。立足日益严重的公共卫生危机，习近平总书记在首届全球健康峰会上提出了人类卫生健康共同体理念。① 为更好地应对全球公共卫生事件，公共卫生安全能力的建设刻不容缓，各国之间的合作交流也必不可少。

公共卫生安全能力是衡量一个国家是否能够有效预防公共卫生安全危机，并在危机爆发时快速查明、报告和响应的重要指标。当前，国际上评估全球公共卫生安全能力比较权威的是全球卫生安全指数（GHSI），该指数关注一个国家在公共卫生安全危机期间维持其公民福祉的能力，但无法预测公共卫生危机发生时一个国家可用资源的配置情况。2019 年 GHSI 首次发布，对 195 个国家的卫生安全保障和相关能力进行了评价和比较，其可以告诉各国领导人应对公共卫生安全危机所需的基本要素，以及相关资源的分配情况。2021 年发布的 GHSI 表明，在全球化背景下，尽管各个国家对公共卫生安全的投资达到前所未有的水平，但仍然存在各自的短板。

G20 国家为应对全球经济危机而产生，但其近年来积极开展与世界卫生组织的合作，其原有的灵活性、有效性、经济性等特性使其在全球公共卫生安全治理中发挥了独特作用。在 2022 年 6 月，G20 国家第一次财政和卫生部长联合会议上，各国部长进一步呼吁 G20 国家加强合作，推动更加透明、平等和更具包容性的财政和卫生协调进程，携手应对当前和未来可能出现的传染病大流行。

因此，本文基于 GHSI，梳理了 G20 国家公共卫生安全能力的相关指标和数据，从现状、变化等方面对 G20 国家卫生安全能力进行分析，尝试挖掘各国公共卫生安全能力的差异，以期发现 G20 国家公共卫生安全能力存

---

① 《习近平谈治国理政》第 4 卷，外文出版社，2022，第 463 页。

在的问题。同时，对我国公共卫生安全指数的六个模块进行横纵对比，更加全面地考察我国公共卫生安全能力的变化以及公共卫生安全能力在全球所处的位次，进而提出应对公共卫生安全事件的建议。

二 全球卫生安全指数体系解读

GHSI 是核威胁倡议（Nuclear Threat Initiative）、约翰霍普金斯大学卫生安全保障中心（Johns Hopkins Center for Health Security）和经济学人智库（Economist Intelligence Unit，EIU）共同制定的。虽然有其他衡量公共卫生能力的框架，但 GHSI 独特地对《国际卫生条例》[①]所有 195 个缔约国在卫生安全保障方面的差距进行了广泛评估。GHSI 完全依赖开放的信息（国家报告的数据或国际机构报告的数据）进行测评，由此形成了 6 大模块进行测评，分别是预防、监测、响应、健康、标准、风险。

2021 年 GHSI 加入了一些新的框架和指标，共 37 个一级指标、96 个二级指标、171 个问题，具体见表 1。值得注意的是，第 2 模块监测增加了病例案例调查，这在 2019 年的框架中没有进行衡量。此外，需注意的是 2019 年 GHSI 依赖于专家权重，而 2021 年 GHSI 采用了默认权重的方法。

表 1 GHSI 评估指标体系

单位：%

预防	2021 年权重	2019 年权重	监测	2021 年权重	2019 年权重
抗菌素耐药性（AMR）	16.7	16.1	实验室系统的实力和质量	16.7	26.1
人畜共患疾病	16.7	17.8	实验室供应链	16.7	新增
生物安全保障	16.7	16.1	实时监测和报告	16.7	26.9
生物安全	16.7	16.1	监测数据公开性和透明性	16.7	新增
两用研究和科学培养	16.7	14.4	病例案例调查	16.7	新增
免疫接种	16.7	19.5	流行病学人力资源	16.7	25.4

---

① 《国际卫生条例》是减轻跨境卫生威胁的全球条约。

续表

	2021 年权重	2019 年权重		2021 年权重	2019 年权重
响应			健康		
应急准备和响应计划	14.3	15.7	诊所、医院和基层卫生的能力	14.3	17.3
执行响应计划	14.3	13.7	卫生系统和医护人员的供应	14.3	新增
应急响应行动	14.3	16.8	医疗对策和人员部署	14.3	16.8
公共卫生和安全部门联动	14.3	12.7	医护人员的获取	14.3	18.4
风险沟通	14.3	17.8	突发公共卫生事件期间医护人员的沟通	14.3	16.8
通信基础设施的可及性	14.3	12.2	传染病控制措施和可用设备	14.3	18.4
贸易和旅行限制	14.3	11.2	监测和审批新医疗对策的能力	14.3	12.4
标准			风险		
《国际卫生条例》报告遵从性和减少灾害风险	16.7	17.4	政治和安全风险	20.0	22.2
突发公共卫生事件的跨境协议	16.7	15.7	社会经济韧性	20.0	19.0
国际承诺	16.7	13.5	基础设施的充分性	20.0	20.3
联合外部评估和兽医服务绩效	16.7	16.3	环境风险	20.0	17.6
筹资	16.7	19.7	公共卫生脆弱性	20.0	20.9
基因生物数据和样本共享的承诺	16.7	17.4			

资料来源：全文数据资料源于《2021 全球卫生安全指数——在全球危机中推进集体行动和问责制》，www. ghsindex. org。

三　G20国家公共卫生安全能力分析

GHSI 反映了各国的公共卫生安全能力。基于 2021 年的 GHSI 及对比往年 GHSI 变化情况，可知 G20 国家公共卫生安全能力呈现如下情况。

（一）G20国家公共卫生安全能力现状分析

2021 年 GHSI 的研究是在 2020 年 8 月至 2021 年 6 月进行，其体现了 G20 国家在此期间公共卫生安全能力的各项指标情况以及应对能力（见表 2、图 1）。

表2　G20国家2021年GHSI得分及排名

国家或地区	总得分	排名	预防		监测		响应		健康		标准		风险	
			得分	排名	得分	排名	得分	排名	得分	排名	得分	排名	得分	排名
美国	75.9	1	79.4	1	80.1	2	65.7	1	75.2	1	81.9	1	73.3	6
澳大利亚	71.1	2	65.2	3	82.2	1	61.6	6	69.2	3	72.2	4	76	4
加拿大	69.8	3	70.4	2	70.8	6	49.2	11	67.3	5	79.2	2	81.8	3
英国	67.2	4	63.5	4	70.8	7	64.8	3	68.3	4	62.5	12	73	8
德国	65.5	5	49.1	9	72.4	4	56.3	8	56	9	75	3	83.9	1
韩国	65.4	6	48.8	10	73.4	3	65	2	62.5	7	69.4	5	73.1	7
法国	61.9	7	59.4	5	45.7	17	47.7	12	70.4	2	65.3	9	82.9	2
日本	60.5	8	43.1	14	71.1	5	59.5	7	51.6	14	66.7	8	70.9	9
墨西哥	57	9	41.9	15	54.3	10	64.8	4	54.7	10	68.1	7	57.9	16
欧盟	56.7	10	50.8	7	48.9	15	46.9	13	54.3	11	63	11	74.5	5
阿根廷	54.4	11	41.5	16	56.7	8	43.6	15	64.4	6	59.7	13	60.6	14
意大利	51.9	12	47.2	11	49.7	14	43.2	16	40.2	19	65.3	10	65.9	10
巴西	51.2	13	49.7	8	53.6	11	56.3	9	50.3	15	41.7	19	55.9	18
印度尼西亚	50.4	14	31.8	19	55.4	9	50.2	10	41.2	17	68.9	6	55	19
土耳其	50	15	51.1	6	41.1	20	36.6	18	53.9	12	59.7	14	57.2	17
俄罗斯	49.1	16	45.5	12	43.6	18	44.7	14	58.9	8	55.6	15	50.5	20
中国	47.5	17	43.9	13	48.5	16	38.5	17	51.8	13	38.9	20	63.4	11
南非	45.8	18	32.1	18	50	13	62	5	29.2	20	43.1	18	63.4	12
沙特阿拉伯	44.9	19	33.4	17	52.1	12	32.7	19	40.7	18	49.5	16	61.2	13
印度	42.8	20	29.7	20	43.5	19	30.3	20	46.1	16	47.2	17	60.2	15

注：欧盟由27个国家所组成，因此欧盟的数据为27个成员国数据的平均值。

1. 没有任何一个国家做好应对全球卫生安全危机的准备

2021年GHSI全球平均值为38.9，G20国家均超过平均值，但值得注意的是没有国家位于最高层级（超过80分），这表明所有国家都与最理想的全球卫生安全指数存在显著差距。一方面，总得分较高的国家在某些方面仍存在短板。即使是得分最高的美国，其在"风险"方面的表现也不够不乐观，而"风险"却是大部分国家表现较好的一项指标；排名第二的澳大利亚和排名第三的加拿大在"响应"指标方面排名也较靠后。另一方面，总得分较低的国家在某些方面表现较好，即有些国家在某些领域得分很高，但

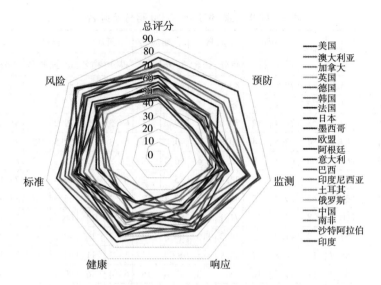

图1　G20国家或地区GHSI得分情况（2021年）

在其他领域却严重缺乏。如排名稍靠后的南非在"响应"指标方面却做得较好，土耳其在"预防"指标的排名中排到第六。

2. G20国家整体在"监测"和"风险"指标上表现良好，而"响应"类普遍薄弱

突发公共卫生安全事件所具有的突发性、不确定性等特性造成应急响应成为非常重要的环节，有效的应急响应可以尽可能地减少损失。在GHSI中认为限制贸易和旅行可能会使得物资、人力资源的流动受阻，影响经济，从而阻碍对突发公共卫生事件的响应。数据显示，在应对全球性公共卫生危机时，大部分国家对贸易和旅行进行了不同程度的限制，以此遏制全球性公共卫生危机的影响。美国、英国等西方国家也不例外，造成其"响应"指标得分较低。2021年我国在"响应"方面的"贸易和旅行限制"指标被打出0分（见表3），是因为国家在应对公共卫生危机事件中采取了必要的政策干预和严格的管控措施。事实证明我国采取的一系列措施符合我国国情、符合科学规律，有效且最大限度地保护了人民生命安全和身体健康。我国始终高度重视本国人民和世界人民的生命权和健康权，这也值得一些西方国家借鉴。

3. 欧美国家公共卫生安全能力较强，但仍存在短板

在 G20 国家中 GHSI 排名前五的国家，全为欧美国家，综合分数靠前，公共卫生安全能力较强。但进一步分析发现，其六个具体模块中均有不同程度的薄弱环节。总评分最高的美国，"风险"方面表现较弱，排名第六；总评分第二的澳大利亚在"响应"方面排名较靠后，排名第六；总评分第三的加拿大在"响应"方面得分较低，排名第十一；总评分第四的英国在"标准"方面得分较低，排名第十二；总评分第五的德国在"预防"和"健康"两个方面得分较低，排名均为第九。可见上述国家在应对公共卫生危机上存在不足，要采取更加有针对性的措施进行完善，以增强公共卫生安全能力。

4. 发展中国家公共卫生安全能力蕴含可观潜力

通过 GHSI 可以得知 G20 国家当前公共卫生安全能力的综合水平，但仅仅看 GHSI 排名显然是不够的，GHSI 还对公共卫生安全能力的六个具体模块进行了评估。其中一些 GHSI 排名靠后的国家在某些方面也有比较不错的表现。比如排名第十八位的南非在"响应"方面表现较好，排名第五；排名第十五位的土耳其在"预防"方面表现较好，排名第六；排名第十四位的印度尼西亚在"标准"方面表现较好，排名第六。

（二）G20国家公共安全能力变化分析

1. 大部分 G20国家2021年 GHSI 得分降低

这也说明了各国没有做好充分的准备应对重大突发公共卫生安全事件。美国和英国在 2019 年 GHSI 中分别排名第一和第二，然而在 2021 年更新的框架和评分中，美国和英国的总评分在 2019~2021 期间均有所下降。

美国得分下降程度虽不如英国严重，也说明了其在公共卫生保障方面存在一定的问题。美国在医疗保健方面，全球排名第 183 位，自费卫生支出方面，美国在 59 个高收入国家中排名第 55 位，说明美国对于其公民的卫生医疗保障较差。此外，美国虽在 2019~2021 年"监测数据公开性和透明性"

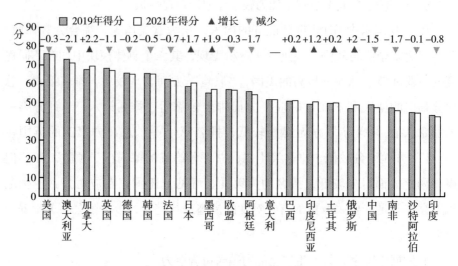

图 2　G20 国家 GHSI 得分及变化

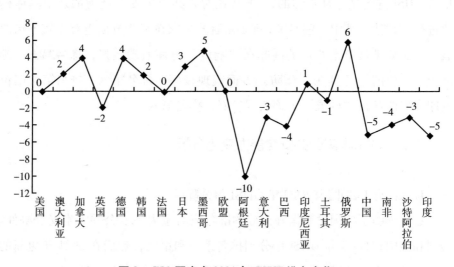

图 3　G20 国家在 2021 年 GHSI 排名变化

"病例案例调查""执行响应计划"等指标的分数呈现不同程度的提高，但美国在"人畜共患疾病""风险沟通""贸易和旅行限制""政治和安全风险"方面的得分有所下降。

英国 2021 年 GHSI 得分下降了 1.1 分，排名下降 2 名，得分和排名的双重下降说明英国在面对重大突发公共卫生安全事件方面表现不佳。英国 2021 年"监测"得分为 70.8 分，比 2019 年高出 8.3 分，而在"标准"方面得分为 62.5 分，比 2019 年下降了 12.5 分。具体来看，其"突发公共卫生事件的跨境协议"和"联合外部评估和兽医服务绩效"得分为 0，而其余"标准"指标得分未变。"监测"类取得的成果被"标准"类的大量损失所抵消，说明英国在与各国签署统一协议且与外部合作方面存在不足。尽管英国加强了"实验室系统的实力和质量""病例案例调查""执行响应对计划""风险沟通""诊所、医院和基层卫生的能力"，但在"突发公共卫生事件的跨境协议""贸易和旅行限制""联合外部评估和兽医服务绩效""环境风险"方面的得分有所下降。

2. 加拿大为 G20 国家中 GHSI 得分提升最多的国家，而阿根廷和南非为得分降低最多的国家

加拿大在 2021 年 GHSI 中，除"响应"类外，其余五类分数均得到提升。在"预防"类中，"生物安全保障"分数提升了 4 分，达到 86.7 分，在 195 个国家中排名第三，加拿大生物安全相关的立法和法规涉及物理遏制、操作实践、故障报告系统和存储或处理特别危险病原体和毒素的设施等要求。在"响应"类中，加拿大的"贸易和旅行限制"指标得分从 2019 年的 100 分下降至 50 分。在"健康"类中，"诊所、医院和基层卫生的能力"指标得分由 16.4 分上升至 49.6 分。在"标准"和"风险"类，加拿大保留了 2019 年的大部分得分。

阿根廷在"响应"类得分低是因为其对"贸易和旅行的限制"，而在"标准"类得分低是因为"联合外部评估和兽医服务绩效""筹资"两项指标的得分降低。

南非作为 G20 国家中经济实力较落后的国家，其在公共卫生安全保障方面的投入也相对较少，对于 GHSI 得分及排名较低并不意外。南非在 2021 年 GHSI 得分及排名相较于 2019 年 GHSI 均降幅较大，说明其在公共卫生安全能力保障方面比较薄弱。

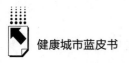

（三）中国卫生安全能力分析

表3　中国2019年和2021年GHSI各指标得分及2021年GHSI平均值

	2019 得分	2021 得分	2021 与 2019 得分差	2021 全球 平均值
预防	43.9	43.9	0	28.4
抗菌素耐药性（AMR）	83.3	83.3	0	45.3
人畜共患疾病	28.3	28.3	0	19.8
生物安全保障	52	52	0	18.7
生物安全	50	50	0	20.9
两用研究和科学培养	0	0	0	2.6
免疫接种	50	50	0	63.3
监测	48.5	48.5	0	32.3
实验室系统的实力和质量	87.5	87.5	0	44.9
实验室供应链	0	0	0	15.9
实时监测和报告	62.5	62.5	0	34.6
监测数据公开性和透明性	53.3	53.3	0	34.7
病例案例调查	37.5	37.5	0	16.9
流行病学人力资源	50	50	0	46.5
响应	48.8	38.5	−10.3	37.6
应急准备和响应计划	50	50	0	30.4
执行响应计划	0	25	25	21.1
应急响应行动	33.3	33.3	0	27
公共卫生和安全部门联动	0	0	0	22.1
风险沟通	83.3	83.3	0	57.9
通信基础设施的可及性	75	77.8	2.8	65.7
贸易和旅行限制	100	0	−100	39
健康	49.4	51.8	2.4	31.5
诊所、医院和基层卫生的能力	27.7	44.5	16.8	30
卫生系统和医护人员的供应	83.3	83.3	0	28.5
医疗对策和人员部署	0	0	0	10.3
医护人员的获取	59.8	59.7	−0.1	55.2
突发公共卫生事件期间医护人员的沟通	0	0	0	10.8
传染病控制措施和可用设备	100	100	0	40.5
监测和审批新医疗对策的能力	75	75	0	45.1

	2019 得分	2021 得分	2021 与 2019 得分差	2021 全球 平均值
标准	38.9	38.9	0	47.8
《国际卫生条例》报告遵从性和减少灾害风险	50	50	0	58.5
突发公共卫生事件的跨境协议	50	50	0	50
国际承诺	50	50	0	56.1
联合外部评估和兽医服务绩效	0	0	0	18.7
筹资	50	50	0	35.2
基因生物数据和样本共享的承诺	33.3	33.3	0	68.4
风险	64.6	63.4	-1.2	55.8
政治和安全风险	54.2	62.6	8.4	58.1
社会经济韧性	66.7	66.5	-0.2	60.9
基础设施的充分性	75	75	0	50.2
环境风险	67.1	52.2	-14.9	54.7
公共卫生脆弱性	60.1	60.8	0.7	55.3

根据 GHSI，中国"预防""监测""标准"模块得分保持不变，而"响应""风险"模块得分下降，"健康"模块得分上升。

（1）"响应"模块中，"执行响应计划""通信基础设施的可及性"得分提升，"贸易和旅行限制"得分骤降，导致"响应"模块整体得分下降。通过分析发现我国同大部分 G20 国家一样"贸易和旅行的限制"得分为 0，尽管"响应"中"执行响应计划""通信基础设施的可及性"的得分提高，仍不可避免因"贸易和旅行限制"得分下降造成"响应"类得分下降 10.3 分。"贸易和旅行限制"得分下降可能是因为我国在这段时间内对贸易和旅行进行了较为严格的限制。但"执行响应计划""通信基础设施的可及性"得分的提升，是对我国公共卫生安全能力方面的肯定。"执行响应计划"得分从 0 到 25 分，说明我国在公共卫生安全能力建设中启动应急计划和私营部门参与两个方面相较以往有了提高。"通信基础设施的可及性"得分提升 2.8 分，说明我国移动互联网用户数上升，而且移动互联网在应对公共卫生安全危机过程中发挥了积极作用。

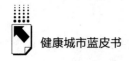

（2）"风险"模块中，"政治和安全风险""公共卫生脆弱性"的得分小幅提高，"社会经济韧性""环境风险"得分的大幅下降而导致"风险"模块整体得分下降。尽管"政治和安全风险""公共卫生脆弱性"得分的小幅提高未能在总得分中体现出来，但这也进一步显示了中国特色社会主义制度的优越性。

四　相关启示与建议

在国际公共卫生安全形势不稳定的情况下，G20 国家遭受共同的威胁，面临着共同的挑战。各国要不断提高自己应对全球卫生安全风险的能力，G20 也要加强内外合作，在全球公共卫生治理中发挥更大的作用。

（一）各国要加强本国公共卫生安全能力的建设，做好危机应对

根据上述分析可知，G20 国家整体上在"响应"类比较薄弱，说明 G20 各国应对公共卫生事件时没有及时采取有效的措施。一般来说，在处理公共卫生安全事件时，要做到响应过程明确化、专业化、可操作化、合作化。

明确化是指遭遇公共卫生安全危机前要做好详细具体的计划以便应对突发危机；专业化是指针对公共卫生安全危机所做的计划要体现权威科学的观点；可操作化是指在执行应对公共卫生安全危机计划时要容易执行且被公众所接受；合作化是指在响应的全流程中要加强与不同部门的合作，这样才能从不同部门中吸取经验，使响应措施有效应对公共卫生安全危机事件。

此外，G20 国家之间具体的情况也不尽相同，不同国家有其各自的短板，要根据国家的具体情况来提升其公共卫生安全能力。例如，美国在"风险"方面表现较差，可加强"政治和安全风险""公共卫生脆弱性"等方面的能力建设。

（二）G20要加快推动各国与国际组织之间以及各国之间的公共卫生安全保障合作，各成员国也要积极配合

G20 由欧盟、日本、金砖国家等国家和国际组织组成，多元化的特性使

G20 在参与全球卫生治理方面具有一定的优势。G20 可以为发展中国家在公共卫生安全治理中发声，有助于保障全球卫生治理决策的公平性。此外，G20 能在全球卫生安全事件中发挥其灵活性、有效性、经济性等特性。一方面，G20 作为核心机构，要规划战略、协调各国，为一些国家提供一定的经济和科技援助。虽同为 G20 国家，但各国之间的经济实力和科技发展仍有差距，应对公共卫生安全危机并不是一个国家的事情，而是所有国家需共同面对的挑战，国际社会须树立"人类卫生健康共同体"的理念，携手应对当前及未来的公共卫生安全危机事件。G20 也要凝结第三方组织、国际组织的力量，这样才能调动更广泛的资源帮助一些弱势国家，使国家、第三方组织、国际组织形成合力，更好地应对当前及未来公共卫生危机。另一方面，各国需要积极配合、达成共识，共同应对公共卫生危机。大国应发挥其在经济和科技方面的优势，帮助一些弱势国家共同渡过难关。各尽所能，为应对全球性公共卫生安全危机做出自己应有的贡献。

（三）我国作为新兴的发展中国家，在应对公共卫生危机时要发挥自己的优势及作用

当前，全球应对公共卫生危机的合作都受到单边主义的影响。构建"人类卫生健康共同体"的理念正是破解这一难题的重要路径，要坚持全球公共卫生治理多边主义。此外，中国要促使金砖国家加强内部合作，相互帮助，不断解决现存的公共卫生危机问题。面对全球卫生安全问题，我国一直以来都积极配合世界卫生组织，支持世界卫生组织在全球公共卫生安全治理中发挥领导作用。接下来，我们也要继续支持联合国、世界卫生组织、世界贸易组织、G20 等多边合作，在多方的协调组织下，共同构建人类卫生健康共同体。

（四）GHSI 不具有普遍性，需进行完善

GHSI 存在一定的局限性。GHSI 并不能对一国公共卫生安全绩效进行直接预测，即 GHSI 无法预测危机发生时可用资源的配置使用情况。社会、政

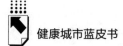

治和文化等因素会影响一个国家处理公共卫生危机的效果。一方面，GHSI可能低估了一些国家的防范水平，而高估了其他国家的防范水平，[1] GHSI得分无法预测国家政治领导人是否能够充分利用和有效协调现有资源以应对公共卫生危机事件的影响。另一方面，GHSI所作的标准不具有普遍适用性。对于中西方国家之间，所处的国情、政体均存在差异，在遇到公共卫生安全危机事件时，所需要的能力不尽相同。甚至对于本国大城市以及农村发生公共卫生安全危机事件时，造成的影响和所需要的应对能力也有所区别。

虽然GHSI存在不足，但在危机发生前具备卫生安全保障能力无疑是最好的保护。该指数确实提供了证据，证明了各国需要拥有哪些能力，以及它们需要解决哪些风险来应对所面临的威胁。GHSI通过提供与国家应对公共卫生危机时具备的能力在全球卫生安全领域发挥着重要作用。各国可以利用这些数据为应对公共卫生安全事件做准备，国际政府和其他全球组织可以利用国家的数据来对其进行监测。针对GHSI存在的局限性，可以借鉴全球指数的做法来构建GHSI指标的内容，即摒弃"一刀切"的形式，对北半球赋予优先事项特权，针对不同国家、不同指标制定不同的测量方法和口径，以便形成接受度和可信度较高的GHSI框架。

---

① Abbey E. J., Khalifa B., Oduwole M. O., et al., "The Global Health Security Index is not Predictive of Coronavirus Pandemic Responses among Organization for Economic Cooperation and Development Countries", *Public Library of Science*, 2020（10）; Aitken T., Chin K. L., Liew D., et al., "Rethinking Pandemic Preparation: Global Health Security Index（GHSI）is Predictive of COVID-19 Burden, but in the Opposite Direction", *Journal of Infection*, 2020; 蔡毅:《全球公共卫生安全能力评估标准——基于中国抗击新冠肺炎疫情实践的启示》,《中国行政管理》2021年第6期。

B.18
发达国家经验对加速中国老年健康
服务体系建设的启示

卓　莲*

摘　要： 中国老年健康服务体系的基本框架已建成，但在法规完善、体系整合、具体措施规范化及其监管等方面都相对滞后。从发达国家的经验来看，加速建设我国老年人健康服务体系的关键有如下几点：加快提升老年人社会福利；以老年人的实际需求制定与法规政策配套的实施细则及健全监管机制；在全社会建立起积极老龄化的理念，推迟退休年龄并取消男女退休差别；充分发挥人口老龄化相对滞后的后发优势。

关键词： 人口老龄化　健康服务　健康城市

一　中国的人口老龄化状况

2001 年我国进入了老龄化社会[①]，2020 年我国的老龄人口已达 1.9 亿人，占总人口的 13.5%；乡村的老龄人口占比为 17.7%，比城镇的老龄人口占比高出 6.6 个百分点。[②] 到 2025 年我国将进入老龄社会，这个结果比欧

---

* 卓莲，博士，客座教授，硕士生导师，IPA 高级汉语教师，湖山医疗福祉集团爱生会多摩成人病研究所主任研究员，主要研究方向为中日健康医疗福祉比较。

① 65 岁及以上人口占总人口比例的 7%、14%、21%以上，分别被称为老龄化社会、老龄社会和超老龄社会。

② 《2020 年度国家老龄事业发展公报》。

美晚了 60 余年,比日本晚了 32 年,但从老龄化社会到老龄社会我国比欧美少了数十年的缓冲期(见图 1)。也就是说,与发达国家相比,我国的人口老龄化存在来得晚、规模大、进程快和城乡发展不均衡的特点。20 世纪发达国家所应对的人口老龄化问题现在也摆到了我们的面前,我国的问题更为急迫和复杂。

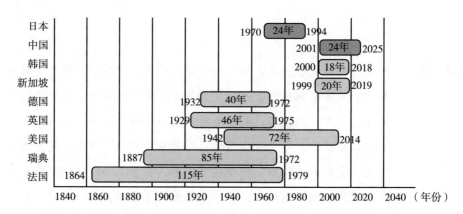

图 1 发达国家和中国从老龄化社会进入老龄社会的时期与年数

资料来源:令和 3 年版(2021)老龄社会白皮书。

二 发达国家老年健康服务体系的实践经验

第二次世界大战结束后,伴随着经济的发展,发达国家的医疗健康水平迅速提高,人均寿命也得以延长;但高额的税金、养育和教育费致使育龄期男女不愿生育,少子老龄化问题日趋严重,对社会和经济造成了很大的压力。

(一)法规政策的制定与完善、监管机构的设立

以市场经济的需求决定或修正法规政策是发达国家的特色,解决人口老龄化问题,制定和完善老年人法规政策及实施细则,整合老年健康服务体系,设立健全监管与服务机构的过程亦是如此。

1.保障老年人基本权益,推迟或取消退休年龄上限

在人口老龄化问题凸显初期,发达国家根据各自国情都出台了保障老年人基本权益的法规政策,在延迟或取消退休年龄限制的同时,设立了相应的监管与服务机构,并据监管数据的分析及时修正与完善相关的法规与政策(见表1)。

表1 欧美日与退休相关的法律及退休年龄

	日本	美国	英国	德国
年龄歧视禁止法(实施年度)	老年人雇用安定法(1995实施,2021修订)	就业年龄歧视法案(ADEA,1967)	英国就业平等法(2006)平等法(2010)	一般就业机会平等法(AGG,2006)
对象年龄	无	40岁以上	全年龄	全年龄
退休年龄	65岁	无	无	65~67岁(2012~2029年)
	逐步提高退休年龄,鼓励企业允许工作到70岁,并提倡废除退休制	禁止以年龄为由的雇用歧视,特定职业(飞行员等)设有退休年龄和领取退休金的高级管理者65岁退休制度除外	禁止以年龄为由的雇用歧视,2011年废除了退休年龄	禁止以年龄为由的雇用歧视,(就业保护法);不当解雇需支付和解金,不当解雇50岁以上老人须增加和解金额度

资料来源:统计数据国际劳动比较,2022,第155~156页。

日本2006年出台了《高年龄者雇用安定法》,2021年修订时规定退休年龄将延至65岁,超过65岁继续工作可享受政府补贴,并允许和鼓励企业雇用职员到70岁,或取消退休制;美国1967年通过了《就业年龄歧视法案》(The Age Discrimination in Employment Act,ADEA),1986年修订的《美国老年法》(Older Americans Act,OAA)取消了就业年龄限制;伴随这些法律的实施政府设立了社会保障局、老人问题管理署、政府老龄问题顾问委员会等机构,对老龄社会问题实施监管;英国2006年通过了《英国就业平等法》(United Kingdom Employment Equality Law),并成立了平等与人权委员会(Equality and Human Rights Commission),允许身心健康的老人可延

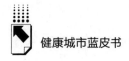

长工作年限；2011 年废除了工作年龄的限制；德国 2006 年通过的《一般就业机会平等法》(Renten Versicherungs Reformgesetz)，2011 修订时废除了退休年龄上限。

充分保障老年人权益、不设性别差异、逐步推迟或取消退休制是欧美日等发达国家老人法规的共同特点。

2. 实施接受移民与鼓励生育的人口增长政策

接受青壮年移民和鼓励生育也是发达国家解决人口老龄化、劳动力不足等问题，缓解社会压力的重要举措。

英国 2000 年修订了近 30 年未变的《英联邦移民法》(Commonwealth Immigrants Act)[1]，调整、放宽了移民政策，并于 2002 年导入了《高技术移民计划》(Highly Skilled Migrant Programme)；德国 2007 年为减轻人口老龄化的压力出台了《联邦父母津贴和父母养育假法》(Gesetz zum Elterngeld und zur Elternzeit)[2]，实施鼓励生育、儿童差额补贴的政策，并不断修订与完善，总生育率从 2006 年的 1.3 上升到 2017 年的 1.5；日本 1991 年制定《有关劳动者育儿与介护休假福利法》[3]，以鼓励适龄父母生育和保护老年人权益，随后又新增了父亲产假等补充内容。另外多次修改《儿童补贴法》[4]，提高补贴范围、补贴额度和补贴年限。

3. 高福利或已成为发达国家财政的"双刃剑"

老年人就业率的排位顺序为日、美、英、德、法，而社保负担的排位顺序却是法、德、日、英、美。英美老年人就业率高于德法（见表 2），究其原因一是在保障老人工作权益方面英美取消了退休年龄上限，比德法延迟退休年龄的做法更为彻底；二是德法老人社保福利（社保负担率）几乎是英美老人福利的两倍，退休后依然可维持退休前的生活水准，但老龄人口的增

---

① 该法案于 1962 年实施，2000 年修订。
② 该法案于 2007 年实施，2017 年修订。
③ 关于育儿或家属介护劳动者的育儿休假、介护休假等福祉的法律，1991 年实施，2021 年最新修订。
④ 儿童福祉法，1947 年公布，2010 年最新修订。

多让德法的财政不堪重负，也阻碍了"积极老龄化"理念在德法两国的推行。

表2　发达国家国民负担率（2019年）及人口劳动力占比（2020年）

国家	国民负担率（租税负担率+社保负担率%,2019年）			人口劳动力占比（%,2020年）	
	租税负担率	社保负担率	计(国民负担率)	15~64岁	65岁及以上
日本	25.8	18.6	44.4	79.6	25.5
美国	23.9	8.5	32.4	73.0	19.4
英国	35.5	11.0	46.5	78.9	10.7
德国	32.0	22.9	54.9	79.2	7.4
法国	43.1	23.9	67.1	71.0	3.4

资料来源：日本财务省（2022.2）国民负担率的国际比较。

（二）成功老龄化、健康老龄化与积极老龄化等理念与共识

人口老龄化加重了社会负担，而人均寿命、健康寿命的大幅度延长也为老年人继续参与社会提供了机遇。1961年R.J.哈维格斯特（R.J. Havighurst）首次提出了以老年人主观意识（幸福感与满足感）为主的"成功老龄化"观点；[①] 1987年第40届世界卫生大会提出了"健康老龄化"的概念[②]，即通过社会和老年人的共同努力，维持老年人自身身心与社会功能的健康状态，将失能失智推迟到生命的最后阶段，从而提升老年人的健康寿命及生活质量；2003年第2届老龄问题世界大会提出了"积极老龄化"的概念[③]，首次将老龄化问题纳入社会经济发展和人权的框架。

进入21世纪后，发达国家解决人口老龄化问题的理念已从消极被动的"老有所养"转变为积极主动的"老有所为"。取消或延迟退休年龄的上限，

① R. J. Havighurst, "Successful Aging", *The Gerontologist* 1（1961）：8–13。
② Forty-fourth World Health Assembly, Geneva, 6–16 May 1991：resolutions and decisions, annexes.
③ Report of the Second World Assembly on Ageing Madrid, 8–12 April 2002。

以保障老年人参与社会的权益，"健康老龄化""积极老龄化""成功老龄化"理念也在国际上达成了共识，成功地缓解了人口老龄化带给社会的压力。

鼓励老年人参与社会以缓解老龄社会的压力——日本实例

2017 年日本政府开始推行"促进老年人、残疾人及年轻人的雇用安定"，每年拨出 560.9 千万日元以补贴和助成金的方式促进老年人就职环境的安定与改善（见表3）。2018 年日本 60~64 岁和 65~69 岁老年人的就职率分别是 68.8% 和 46.6%，比 10 年前老年人的就职率提升了均超过 10 个百分点，在一定程度上缓解了人口老龄化对社会的压力（见图2）。

表3 老年人、残疾人及年轻人雇用安定的促进（2017 年）

具体事业·扶助金名称	法规根据	千万日元/年度
高龄者就业机会确保等事业费	关于高龄者等雇用安定等的法律第 40～48 条	61.5
65 岁及以上高龄等雇用推进助成金	雇用保险法第 62 条第 1 项第 3 号	259.9
就劳支援团体育成模范事业（暂定）	雇用保险法第 62 条 1 项 3 号及第 5 号	59.9
高龄者再培训·再就职促进事业（暂定）	雇用保险法第 63 条 1 项 3 号	180
总计补贴金额		560.9

资料来源：关于促进高龄者·残障者·青年等雇用安定的措施，日本厚生劳动省 HP。

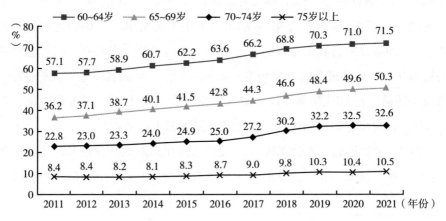

图 2 日本老年人就职（再就职）人口比例（2011~2021 年）

资料来源：日本内阁府，《令和 4 年（2022）版老龄社会白皮书（概要版）》，2022，第 1 页。

（三）医疗、健康与养老、介护服务体系的整合

医疗和照护（日语：介护）的全面无缝衔接是发达国家整合老年健康服务体系所追求的一个目标，但国情不同，各个国家的体系整合也不尽相同。

1.美国老年人全面照护服务制度

20 世纪 70 年代，美国创建了老年人全面照护服务制度（The Program of all-inclusive Care or the Elderly，PACE），PACE 涵盖医保（Medicaid）和医疗照护保险（Medicare）所承保的护理服务制度，满 55 岁及以上有医保或医介保险的老年人只要取得所在州的照护认证，不出社区就能享受 PACE 制度的各项服务。PACE 制度可据老人的具体情况为其选择医护人员和老人家庭成员组成的协作团队实施所需的医疗介护，以确保改善和维持老人的健康。PACE 制度包括医药所需的必要护理，如医生或医保提供的就诊、交通、家庭护理、医院就诊，甚至必要时入住疗养院。具体服务项目涵盖了日常初级保健（包括医生和娱乐治疗护理服务）、齿科、紧急服务、家庭护理、医院护理、实验室和 X 光检查、膳食、医疗专业服务、疗养院护理、营养咨询、职业治疗、物理疗法、处方药、医护笔记等。

2.德国医疗健康保险和长期护理保险

德国通过法定强制性公共健康保险（Social Health Insurance，SHI）和加入 SHI 后自动覆盖的长期护理保险（Social Long Term Care Insurance，SLTCI）向其国民提供医疗和介护服务，高收入领薪职员还可购买私人健康保险（PHI），自由业和自营业者无论收入多寡均可加入公共或私人保险。[1] SLTCI 的覆盖率超过了 88.03%；2019 年 SHI、SLTCI 的人口覆盖率分别超过 99% 和 88%，PHI 的人口覆盖率约 11%。[2]

SHI 福利包括参保人的住院（医院）护理、门诊护理、基本牙科护理和付参保者的病假津贴；SLTCI 主要提供个人护理需求的部分费用，如重度失

---

[1] Health Insurance In Germany-Private and Public Insurance Options in 2022。

[2] 数据来源：WHO 2019 年报告。

能失智者的饮食与洗浴等。从制度覆盖面看，SLTCI 最大限度地覆盖了全体国民。1995~2020 年的参保率约 85%，其中近 30% 的人以家庭联保方式参保（见图 3）。

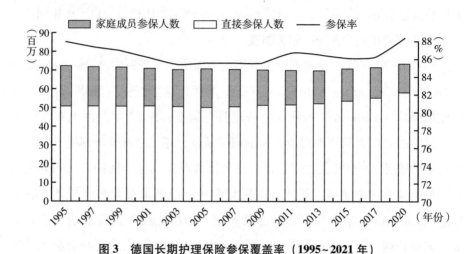

图 3　德国长期护理保险参保覆盖率（1995~2021 年）

资料来源：泽平宏观：《德国人口报告：人口危机、高福利与移民》，网易网，https：//www.163.com/dy/article/GT04TO430519NINF.html。

3. 英国医疗服务体系

英国 1948 年创建了国民健康服务（National Health Service，NHS）体系，2013 年为满足老龄社会对医疗介护服务的需求，出台了《健康和社会保健法案》（United Kingdom-Health and Social Care Act），改变了 NHS 体系的结构及服务方式。一是整合了公共卫生服务和社会服务；二是向地方放权，设立了 CCGs（Clinical Commissioning Groups）负责规划和委托地区医疗保健服务，通过地方政府主导，促进了初级卫生、医院、社会保健等服务与公共卫生服务的整合，加强了服务流程的优化与衔接，为老年人提供了更多的居家服务、社区康复及辅助服务，减轻了慢性病的负担；三是医疗健康资金的分配及支付向老年人倾斜。

4. 日本健康保险与介护保险

（1）全民享受医疗健康保险，老年人就医无忧。日本 1961 年实现了全

民健康保险，2008 年实施了 75 岁以上老人强制性健康保险，并开始实施
"超老龄医疗保险"。① 2019 年日本老年人人均医疗费（医疗保险额度）远
超其他年龄段人群，且人均医疗费比 10 年前也有大幅度增长（见图 4）。

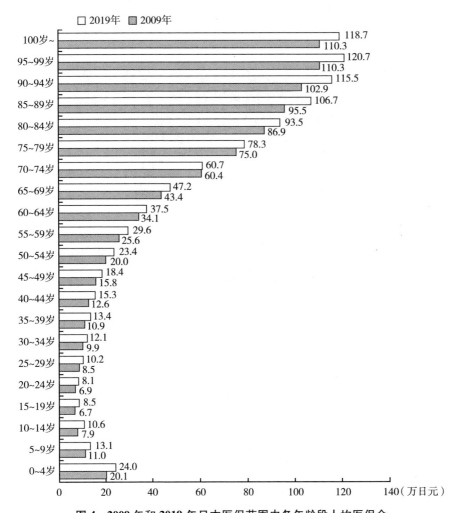

图 4　2009 年和 2019 年日本医保范围内各年龄段人均医保金

资料来源：日本厚生劳动省保险局《关于医疗保险的基础资料》。

---

① 卓莲、黑田尚彦、津田宏明：《日本医疗体制与寿命国际比较研究》，载《中国健康城市研
究报告（2019）》，社会科学文献出版社，2019，第 281～282 页。

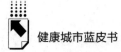

（2）介护保险制度。日本2000年开始试行介护保险制度，2007年强制性义务介护保险在全国得以实施。只要满足规定，老人的居家访问介护、社区日托介护（洗浴、辅助体能恢复锻炼等）、综合型介护均可利用该保险来减轻老人负担（见图5）。

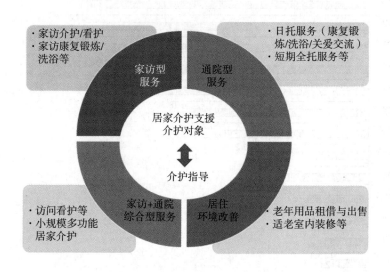

图5　日本的居家介护服务概要

（3）引进外籍人才以缓解人才不足问题。2008年日本开始试行引进外籍介护人员制度；截至2021年累计引入外籍介护人员6417人，受雇于近千个养老介护设施。至今已形成了在留资格认定、语言培训、专业技能培训、审查考核、资质认定与管理等一系列非常成熟的培训、管理与使用制度（见图6）。

（4）利用高科技缓解介护人才不足及解决医介服务整合的问题。为缓解资金、人才不足和医介服务整合的问题，日本利用IT、人工智能、大数据和机器人等高科技实现技术转化。已投入使用产品如表4所示。

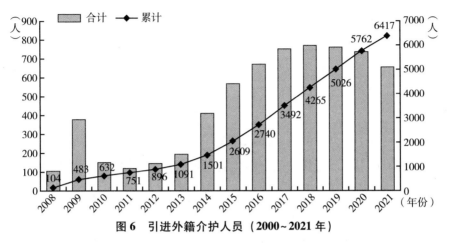

图6 引进外籍介护人员（2000~2021年）

资料来源：厚生劳动省，基于经济连携协定引进外籍介护人员的计划。

表4 日本应用高科技的介护产品（2022年）

产品名称	产品主要功能	利用科技	产品概要
居家Iot 监护系统	居家或养老机构内的智能监护 提高介护质量 降低介护成本	远程摄像 非接触探测 体能指标分析	
NEC空床 信息共享 服务系统	法人或区域养老机构 空床信息的共享 提高养老机构空床 周转使用率	信息技术 智能手机App	
监视配药 自行机器人	养老设施内自动行走 被介护者动态监视 药剂配发服用确认等	颜面识别 自动行走	
Neos+Care 监护系统 Neos+Care	预防跌倒事故、减轻介护负担 提高介护质量、降低介护成本	远程摄像监护 体能等指标监护	

资料来源：日本医疗与介护技术与器械综合展览（2022年）HP。

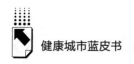

（四）数字化

随着信息与通信技术的发展，发达国家的数字化早已渗透到老年健康服务领域，在指导与监管体系的整合、修正与转型方面，数字化发挥了巨大的作用。

2021 年 WHO 公布的《2020~2025 年数字卫生保健全球战略》，旨在通过其会员国在卫生保健领域的数字化的实施的行动计划来促进全球在该领域的数字化的合作和成果共享（见表5）。

表5　《2020~2025 年数字卫生保健全球战略》行动计划实施概要

目标	结果	产出	政策和行动	预期影响
1. 推动全球数字卫生保健合作知识传播	全球协作，机遇和挑战	建立或促进影响全球利益的多方协作和伙伴关系,建立国家协作与能力框架、建立或加强国家疾病监测信息中心	规划和项目、协作、伙伴关系和网络、协调机制、指导文件	可持续数值卫生、保健生态系统日益进步
2. 推动国家数字卫生、保健战略的实施	国家一级战略、愿景和综合行动	以创新方式将数字技术纳入国家卫生战略,确定并共享重点和可持续融资模式,开发并实施动态数字卫生保健成功模式	立法、政策和合规战略和投资、基础设施、服务和应用、人力变革管理	具有成本效益、且高效的卫生系统服务
3. 加强全球区域和国家各级的数字卫生保健治理	以共享为基础,决定行动与投资	建立全球和国家数字卫生保健治理框架,制定有关数字卫生保健和前沿技术的全球研究议程,制定数字化转型重点领域的指南和框架	技术和政策文件、治理和能力建设、规模和实施、知识交流和学习	加速卫生与福利部门的数字化
4. 倡导以人为本并经数字卫生保健技术赋能的卫生系统	健康和促进健康的选择赋权于民	在数字卫生保健转型的过程中民众至上,改进民众健康管理方法,提升数字卫生保健素养技能,确保性别平等与卫生公平	个人和社区健康、健康、福祉系统与服务能力建设活动	民众更加健康

资料来源：WHO，《2020~2025 年数字卫生保健全球战略》，2021，第 26 页。

三 中国老年健康服务体系的现状及其课题

（一）基本法规政策与具体举措的实施脱节，决策和修正缺乏数据分析和闭环监管

1. 初期酝酿、高速发展和体系整合的三阶段

从相关政策的演化过程看，我国老年健康服务体系经历了初期酝酿（1984~2008年）、快速发展（2009~2016年）和体系整合（2017~2020年）三个阶段，在体系整合阶段完成了基本框架的设计（见图7）。

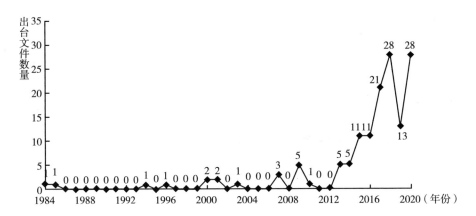

图7 老年健康服务相关政策文件历年出台情况（1984~2020年）

资料来源：裴晨阳、胡琳琳、刘远立：《我国老年健康服务政策的发展演变与未来建议》，《中国卫生政策研究》2020年第11期。

2. 顶层设计已完成，但具体举措尚在探索与试行中

2019年11月，国家卫健委出台了《关于建立完善老年健康服务体系的指导意见》（以下称《意见》），提出了"以维护老年人健康权益为中心"，以"健康引领，全程服务""兜底保障，公平可及""政策支持，激发活力""统筹资源，共建共享"为基本原则；通过"健康教育、预防保健、疾病诊治、康复护理、长期照护、安宁疗护"6方面的任务实施，到2022年

基本完成老年健康服务体系的构建；同月国务院出台了《国家积极应对人口老龄化中长期规划》（以下简称《规划》），把人口老龄化的课题上升到国家战略的高度，构建了老年健康服务所涉及的人、财、物、科技与环境五个方面的政策框架，设定了近期（到2022年）、中期（到2035年）和长期（到2050年）规划目标，制定了52项具体措施（见表6）；2021年12月，国务院又公布了《"十四五"国家老龄事业发展和养老服务体系规划》（以下简称《"十四五"规划》），明确了到2025年老年健康服务7项指标（资源配置更合理、体系基本建立、保障制度更健全、老年人健康的社会环境更加友善、需求更满足，水平不断提高，健康寿命不断延长）和9项主要任务（强化健康教育提高老年人主动健康能力；完善身心健康并重的预防保健服务体系；以连续性服务为重点提升老年医疗服务水平；健全居家、社区、机构相协调的失能老年人照护服务体系；深入推进医养结合发展；发展中医药老年健康服务；加强老年健康服务机构建设；提升老年健康服务能力；促进健康老龄化的科技和产业发展。

《意见》《规划》《"十四五"规划》是构筑我国老年健康服务体系顶层设计的纲领性文件。但文件中的多数举措的实施却尚缺乏明确的量化指标，各省市、区县对文件的解读与实施尚处在探索与试行阶段。如何制定满足老年人与社会需求的切实可行的实施细则，并能以基层相关数据的分析、建模的成果为据来修正、整合老年健康服务体系，包括健全监管机构和完善实施细则是各项举措能否实施到底的关键课题。

表6　《规划》5个领域及其具体举措

5个领域及其目标	具体举措（破解难题方法与途经）
1 财 夯实应对人口老龄化的社会财富储备	扩大总量,优化结构,提高效益,实现经济发展与人口老龄化相适应 1）增强应对人口老龄化的经济基础 2）注重提高社会保障能力
2 人 改善人口老龄化背景下的劳动力有效供给	1）提高我国人力资源整体素质 2）推进人力资源开发利用

续表

5 个领域及其目标	具体举措（破解难题方法与途经）
3 物 打造高质量的养老服务和产品供给体系	1）居家为基础，社区为依托，机构充分发展、医养有机结合的多层次养老服务体系 2）建立健全健康服务体系，促进老年人身心健康普及健康生活，加大设施供给，优化健康服务 3）发展银发经济，推动老年市场提质扩容，推动养老服务业融合发展
4 科技 强化应对人口老龄化的科技创新能力	把技术创新作为积极应对人口老龄化的第一动力和战略支撑 1）增强科技支撑能力 2）提高老年服务科技化水平
5 环境 构建养老、孝老、敬老的社会环境	形成老年人、家庭、社会、政府共同参与的良好氛围 1）加强老年人权益保障 2）完善家庭支持体系 3）建设老年友好型社会

资料来源：卓莲：《老龄化社会居家养老现状、问题及其对策研究——中日比较的视角》，载《中国健康城市建设研究报告》，社会科学文献出版社，2020，第 48～68 页。

3. 养老涉诈案件激增，凸显法规与监管问题

近年，我国养老领域已成为民间投资的热点。但由于监管不力，一些地方出现了养老涉诈问题，给老年人造成了经济损失和精神痛苦。

通过法律数据库检索[①]，在 2010～2021 年，以非法吸收公众存款罪为案由，标题中含有养老服务、养老公寓、养老中心、养老机构、养老院任意一词的诉讼案件高达 7253 件。从年度分布看养老领域的案件数近年也呈激增趋势（见图 8）[②]。

另据中宣部新闻发布会报道[③]，截至 2022 年 8 月底全国累计排查养老服务机构和场所 27 万个，梳理出 950 家存在风险隐患点的机构和场所，其中未经登记但从事养老服务经营活动，或以养老服务名义开展活动的"黑机构"576 家。已取缔关停 510 家，立案 81 家，判决 48 家，移交相关部门

---

① 数据来源：中国知网·法律案例，https：//lawnew.cnki.net/kns/brief/result.aspx? dbPrefix ＝ CLKC。
② 刑事案件从立案到判决的周期为一两年，因此 2021～2022 年的数据仅供参考。
③ 《民政部：打击整治养老诈骗专项行动已排查出"黑机构"576 家》，中国新闻网，https：//www.chinanews.com.cn/sh/2022/09－08/9848001.shtml。

处置 91 家，其余的也都在甄别和调查中。民政部养老服务司负责人称，各级民政部门要按照风险隐患等级建立"红橙黄"风险隐患管控名单，明确时间表、路线图，按照"一案一策"的要求开展了集中整治。同时，要求各地民政部门结合养老服务领域的诈骗手段、特点，广泛进行政策宣传和识骗防骗的常识教育，提高了老年人识骗、防骗的意识和能力。

由此可见，健全法规及其实施细则，堵住监管漏洞、加大监管力度、打击养老涉诈也是今后应当注重的一个课题。

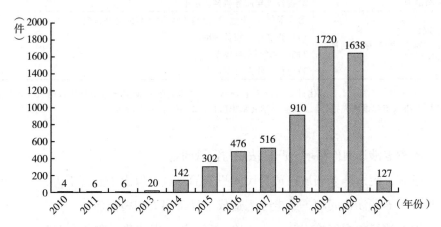

图 8　中国养老领域非法吸收公众存款罪立案件数（2010~2021 年）

资料来源：中国法律图书馆。

（二）人财物储备不足，未富先老、未备先老

我国老年健康服务体系亟待解决的课题，一是资金，老年人社保与医保费用比例过低，中产阶层难以负担高额养老费用，城乡社保医保严重不均衡；二是人才，养老专业的管理与技术人才，特别是介护专业人员严重不足；三是物质，老年健康服务的基础设施（建筑、交通等）的质与量都满足不了人口老龄化趋势的需求，用于老年健康服务的产品多数也处于研发或试用阶段；四是环境，社会与家庭对构筑老龄社会良好环境的认知不足，老年人对加强自身的健康、积极、成功老龄化意识也薄弱。未富先老、未备先老是亟待解决的课题。

1. 医保、社保过低，资金不足

以 2018 年为例，我国公共卫生医疗费（以下简称"医疗费"）的支出
与 OCDE 经合组织前 5 位国家的医疗费支出相比，GDP 占比（5.1%）还不
到 OCDE 前 5 位国家 GDP 占比均值（11%）的一半；人均医疗费（811US
$ /yr）仅为 OCDE 前 5 位国家人均医疗费（5941 US $ /yr）的 14%，无论
GDP 占比还是人均，医疗费支出都远低于发达国家（见图 9、图 10）。

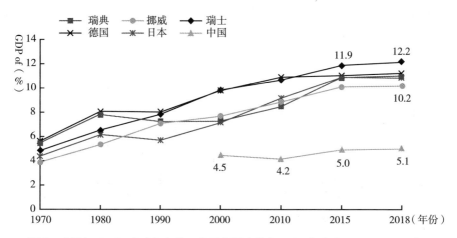

图 9　中国与 OECD 经合组织前 5 位国家医疗费占 GDP 比重（%，1970~2018 年）

资料来源：OECD Health Statistics，2019。

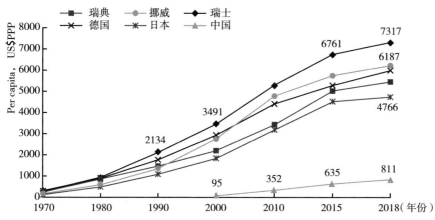

图 10　中国与 OECD 经合组织前 5 位国家人均医疗费（US $ PPP，1970~2018 年）

资料来源：OECD Health Statistics. 2019。

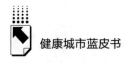

2. 高校介护人才专业显著增长,但仍满足不了需求

2013~2019 年,全国高等职业学校开设养老专业的数量从 50 个发展到 293 个(见图 11),培养出来的专业人才也正逐步成为健康服务事业的中坚力量。但从专业数量来看,养老管理专业的数量远超技能服务专业数量,养老专业技能人才依然无法满足需求。

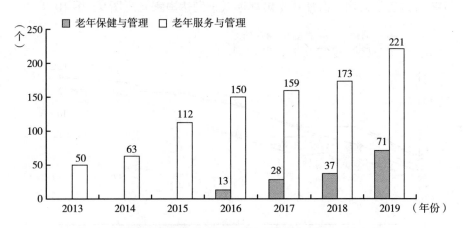

图 11　我国高职养老相关专业设置备案数量(2013~2019 年)

资料来源:高等职业教育专业设置备案结果(2019 年数据)。

3. 康养机构与床位严重不足,"9073"养老模式尚在摸索中

2021 年我国养老服务机构有 35.8 万个、床位 815.9 万张(见图 12),比照 2015 年分别增长了 209% 和 21%,但登记注册的养老机构仅 4.0 万个,床位也仅 503.6 万张(见图 13)。而 2021 年我国老龄人口却增至 2.0 亿人,占总人口的 13.20%,现有养老机构和床位仅为老龄人口的 4.1%,机构与床位数量严重不足,居家养老仍占绝对比例。上海早在 2005 年提出的"9073"(90% 居家、7% 社区、3% 机构)的养老模式尚在摸索中。

养老机构的迅速增长缓解了社会压力,但同时 88% 未注册机构和 41% 未注册床位也给监管带来了诸多问题。

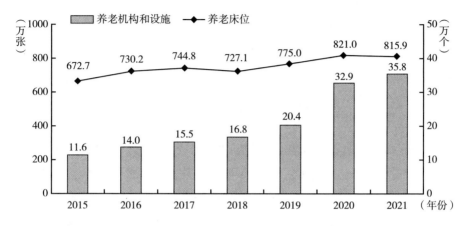

图12 全国共有各类养老机构和设施及养老床位数（2015~2021年）

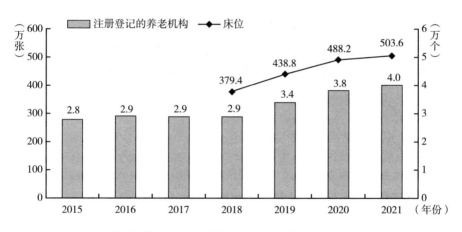

图13 我国各类登记注册养老机构及床位数（2015~2021年）

资料来源：民政部、智研咨询。

4. 高科技智能老年产品日渐增多，标准化与安全性的问题亟待解决

伴随通信、人工智能、机器人等高科技的迅猛发展，高科技产品日渐增多，以满足老年人在健康、安全和快乐等方面的个性化需求，但产品的标准化与安全性的课题亟待解决。

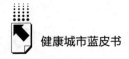

5.适老环境尚未形成

从社会的意识形态看，保障老年人生活工作权益的老年友好社会环境还没有完全形成；从基础设施（城市建筑、交通的布局规划、无障碍通行设施等）的建设看，也缺乏对老龄社会到来的前瞻性。

（三）由消极养老到积极老龄化

从养老服务的演变过程看，我国老年健康服务大致可分为以下四个阶段。

——家庭养老（～现在）：由亲属赡养，几千年来形成的养老模式；

——社会养老（1950～）：国企与民营养老机构等，面向鳏寡孤独老人；

——居家养老（2000～）：包括居家养老（家庭访问）和社区养老（社区日托）两种；

——综合养老（2010～）：医养康护结合养老，具有医疗、养老、健康管理与介护多功能的养老形式。

我国的健康服务在2010年之前基本上属于被动养老，之后进入了健康老龄化、积极老龄化的探索实践阶段，如何加快完成从"消极养老"到"积极老龄化"的过程是全社会都应面对的一个重要课题。

（四）国际交流与合作逐年增多

在近年的《健康城市蓝皮书》的国际借鉴篇中，也刊载了海外有关养老、健康产业研究，和海外医疗体制与寿命国际比较研究等多篇研究论文。①

---

① 坂本晃、下崎宽、宫本邦夫、葛薇：《日本居家养老医疗制度与社区建设调查》，载《中国健康城市建设研究报告（2017）》，社会科学文献出版社，2017；宫本邦夫、下崎宽、坂本晃、谭峥：《日本健康产业研究》，载《中国健康城市建设研究报告（2018）》，社会科学文献出版社，2018；卓莲、黑田尚彦、津田宏明：《日本医疗体制与寿命国际比较研究》，载《中国健康城市建设研究报告（2019）》，社会科学文献出版社，2019，第276～286页；卓莲：《老龄化社会居家养老现状、问题及对策——中日比较的视角》，载《健康城市蓝皮书》，社会科学文献出版社，2020，第48～68页；卓莲、高桥泰、坂本晃：《20～21世纪日本破解养老难题实践研究》，载《中国健康城市建设研究报告（2020）》，社会科学文献出版社，2021，第334～353页；卓莲：《香港居民人均寿命及健康寿命状况比较研究》，载《中国健康城市建设研究报告（2021）》，社会科学文献出版社，2021，第188～212页。

（五）现阶段课题

现阶段的课题，一是法规政策不够完善，包括与每个法规政策配套的实施细则的制定、完善监管体制的健全。各省市、城乡的人口老龄化的不平衡，还有社保医保的不同，很难制定出适用于全国的实施细则及监管体制。二是意识形态滞后于人口老龄化的发展趋势，健康、积极与成功老龄化等理念的推行，既需要老年人转变观念，也需要全社会的包容与鼓励。三是老年医保、社保资金不够充实也不够完善，与发达国家相比，我国的医保、社保无论是 GDP 占比，还是人均额度都相差很大；且城乡社保医保待遇相差巨大，无法跨省市结算，大病重病、失能失智的医介保障还相当薄弱。

四 欧美日经验的启示

（一）切实可行的实施细则与有效的闭环监管是保证法规政策实施的关建

《意见》《规划》等纲领性文件已完成了老年健康服务体系的顶层设计，但具体措施如何实施尚缺乏切实可行的细则和有效的闭环监管。部分省市、地县政府依然存在权限重叠、协作不力，监管流程与节点不畅通、不衔接，与老年人的基本需求和相关权益的信息无法及时收集、反馈、分析，从而阻碍了闭环监管的完成，法规政策也难以贯彻到底。

发达国家也是法规大国，所有老年法规政策的制定或修订都伴有非常具体的实施细则和补充条例的发布，同时明确实施与监管机构的职责范围和纠错修订的周期，从而形成了从法规政策的制定，具体措施的实施，实施效果的数据收集、分析确认、反馈与改善，到再实施的有效闭环监管。以老年人和社会的实际需求设定数据及其指标，并以举措实施—数据收集分析—反馈—再实施"闭环监管"来支持、决策体系的整合或方向修正，或将帮助我们打通"最后一公里"，解决具体措施难以实施的这个最为棘手的课题。

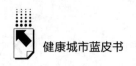

（二）健康、积极老龄化有助于减轻社会与家庭的负担

现阶段我国老年人的社会福利（医保、社保）无论是从 GDP 占比，还是人均额度都无法与发达国家相比，解决未富先老、未备先老的问题也将是一个较长的过程。

1. 积极推行健康、积极老龄化理念，营造适老环境

推行健康老龄化和积极老龄化的理念。通过健康教育提高老年人健康素养，以保证大部分老年人依然能够维持退休前的身心健康，同时鼓励老年人积极参与社会。

从个人主观意识看，只有"健康老龄化"才能"积极老龄化"，只有"积极老龄化"才能实现"成功老龄化"；成功又可以进一步激发老年人身心活力和参与社会的积极性，从而形成健康、积极与成功的良性循环；从社会客观层面上看，营造适老环境，包容、鼓励老年人积极参与社会，不但能够减轻老年人对社会与家庭的压力，也是老年人实现自我健康、积极与成功老龄化的必要条件（见图 14）。

2. 加速老年健康教育学科的建设，提高老年人健康素养

把健康教育纳入老年大学和老年教育机构课程体系和教学内容；依托社区服务中心、基层老龄协会、老年大学等，鼓励老年人自觉主动维护身心健康，积极参与社会活动。

3. 延迟退休年龄、取消男女退休年龄差别

据老年人健康寿命延长的趋势，数年内修订退休法规，延迟或取消退休年龄上限、取消男女退休年龄的差别，也保障了老人工作学习的权益、减轻了人口老龄化对社会的压力。

（三）以人口流动和高科技来缓解人才、资金不足的问题

未来 20~30 年我国老年健康服务人才，特别是介护人才将严重不足。发达国家利用"人才引进+高科技应用"的组合方式缓解这一难题十分有效。

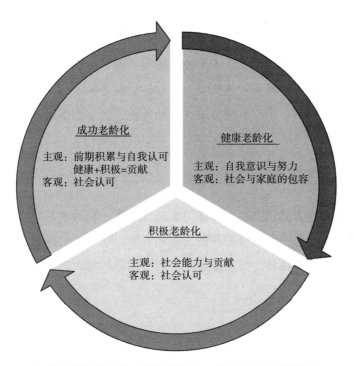

图14　健康老龄化—积极老龄化—成功老龄化因果关系

1. 人口老龄化严重省市应积极引进、培养介护专业技能人才

日本、新加坡及我国港澳台地区都有成功引进与培训外籍介护人员的经验，而日本的经验更加细化与成熟。在吸收、消化国外介护经验，完善人才培训与资质考核制度的前提下，促进劳动人口处于增长趋势的部分省市与人口老龄化严重的大城市的人才交流，既可缓解这些省市就业难的问题，也可解决大城市老龄化导致的介护专业人员不足的难题。

2. 积极引进、消化与改善发达国家高科技老年服务与产品

引进、消化发达国家的用于老年健康服务的 IT、人工智能、大数据和机器人等高科技产品，既可以缓解医介人才不足、提高个性化服务质量，还能推进相关数据的收集、分析，为解决"医养康护"（医疗、养老、健康管理与介护）融合等难题提供途径。但法规与标准的滞后、研发资金的不足、老年人传统意识等致使高科技产品在养老领域中的应用落后于其他领域。

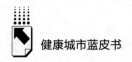

（四）中日文化传统相近，经验更易于借鉴

中日两国的文化都源于中华传统，健康、养老、衣食住行等理念和观点相近。所以比起欧美西方发达国家，日本健康服务体系的经验更易为中国百姓所接受，特别是介护服务的经验，对加速我国老年健康服务体系的建设更具有启示意义。

（五）发挥我国的后发优势

在解决人口老龄化问题上发达国家是先行者，在摸索与尝试老年健康服务体系建设的过程中所经历的各种失败和浪费，我国都可以最大限度地去避免，少走弯路、少花钱，并缩短应对与解决问题的历时，达到加速建设我国老年健康服务体系的目的。

B.19
后 记

　　本书由中国城市报中国健康城市研究院、中国医药卫生事业发展基金会、北京健康城市建设促进会和北京健康城市建设研究中心共同研创和组织编写完成。中国健康教育中心（全国健康城市建设评价工作办公室）党委书记、主任李长宁，人民日报《中国城市报》社总编辑杜英姿，中国医药卫生事业发展基金会理事长王丹担任编委会主任。

　　中国城市报中国健康城市研究院院长、北京健康城市建设促进会理事长、北京健康城市建设研究中心主任王鸿春，社会科学文献出版社政法传媒分社总编辑、北京健康城市建设促进会副理事长曹义恒，中国健康教育中心健康促进部主任、北京健康城市建设促进会副理事长卢永担任主编。本书的整个研创工作是由李长宁、杜英姿、王丹、王鸿春、曹义恒和卢永集体策划组织实施完成的。

　　感谢全国爱国卫生运动委员会办公室、中国健康教育中心（全国健康城市建设评价工作办公室）在本书策划和编辑过程中，在政策上给予的指导，以及在沟通协调方面给予的大力支持。

　　感谢社会科学文献出版社政法传媒分社社长、北京健康城市建设促进会副理事长曹义恒先生在本书的策划和编辑过程中的耐心指导。

　　北京健康城市建设促进会副秘书长兼办公室主任范冬冬和北京健康城市建设促进会研究部副主任张鑫做了大量的组织协调工作。

　　《中国健康城市建设研究报告（2022）》编辑委员会谨代表全体成员，对为本书做出贡献、给予支持、提供帮助的各位领导、专家和同仁深表谢忱！

《中国健康城市建设研究报告（2022）》编辑委员会

2023 年 1 月于北京

Abstract

The report of the Twentieth National Congress of the Communist Party of China pointed out: "To promote the construction of a healthy China, people's health is an important symbol of national prosperity and national prosperity. We should give priority to the strategic position of ensuring people's health, improve people's health promotion policies, deepen the healthy China action and patriotic health campaign, and advocate a civilized and healthy lifestyle. " Healthy city construction is an important and effective way to implement the healthy China strategy and promote the healthy China action, and is an important task and carrier of patriotic health work in the new era. In the new era, health has increasingly become a major concern for people's well-being. The connotation of health demand is expanding and the standard is higher. The health cause is facing the era proposition of high-quality development.

The 2020 phased objectives of the "Healthy China 2030" Plan Outline were generally achieved as scheduled. By the end of 2021, China's main health indicators will be in the forefront of middle-and high-income countries, and the implementation of the Healthy China Initiative has achieved significant phased results: the average life expectancy of residents will increase from 77. 93 years in 2020 to 78. 2 years, the maternal mortality rate will decrease from 16. 9 to 16. 1 million, and the infant mortality rate will decrease from 5. 4 to 5. 0 ‰; The level of residents' health literacy has increased to 25. 4%, 2. 25 percentage points higher than that in 2020, which continues to show a steady growth trend; The per capita sports area reached 2. 41 square meters, and the number of people who often participated in physical exercises reached 37. 2%; The ability to maintain health throughout the life cycle was significantly improved, and the goals of the "Two

Outlines" and the "13th Five Year Plan" for women and children were fully realized; Major diseases have been effectively curbed. The premature mortality rate of four major chronic diseases is 15.3%, which is more than 3 percentage points lower than that in 2015 (18.5%), reaching 17.3%, and the annual average decline is nearly three times of the global average; Health knowledge has been widely and deeply popularized through various online and offline methods, new media and traditional media channels, and the atmosphere of public participation has become increasingly strong.

This blue book focuses on the implementation effect of the Healthy China Strategy and the Healthy China Action in the early period of the "Fourteenth Five Year Plan". It is based on the six major areas of the healthy China strategic layout, such as the healthy environment, healthy society, health services, health culture, health industry, and healthy people. From the perspectives of urban and rural green space, urban transportation, chronic disease management, elderly care, cancer prevention and control, health communication, and the reform of the medical consortium, Discover typical cases of healthy city construction nationwide. In addition, the Blue Book sets up two characteristic chapters, "Case" and "International Reference", to explore and study the advanced experience of building a "model city" of healthy cities in 2020, analyze and compare the advantages, differences and similarities in various fields of healthy city construction at home and abroad, with a view to providing theoretical and practical reference for comprehensively promoting the construction of a healthy China and promoting the joint construction and sharing of healthy China during the "14th Five Year Plan" period.

Keywords: Healthy China; Healthy City; Healthy Cells

Contents

I General Report

Abstract：Healthy city construction is an important and effective way to implement the healthy China strategy and promote the healthy China action. The results of the 2020 National Healthy City Assessment show that 27 of the 31 comparable indicators of the participating cities are higher than the national level in the same period or in the near future；Of the 32 indicators comparable to the national target value，26 have exceeded the national target value for 2020. The results of the comprehensive index of healthy cities show that the overall level of the cities participating in the evaluation is at the middle level，and 71 cities have reached the upper middle level. In general，the construction of healthy cities in the cities under evaluation has made remarkable progress and achievements，but the national work is uneven and there are some weak links. At present，all localities should take the construction of healthy cities as the starting point to promote the construction of a healthy China，adhere to the health promotion and prevention oriented strategy，establish and improve the government led，multi sectoral cooperation，and the whole society participation working mechanism，start from the governance of health influencing factors，promote the integration of health into all policies，and comprehensively improve the level of health governance. Relevant departments and professional institutions should strengthen the research on healthy city construction, especially in response to key health problems, mass mobilization and participation, and evaluation of the effect of healthy city construction.

Keywords: Healthy City; Healthy China; Patriotic Health Work

II Healthy Environment

B . 2 Study on the Relationship Between Urban and
Rural Green Land Biodiversity and Public Health

Meng Lingshuang, Chen Mingkun, Corning and Li Shuhua / 020

Abstract: Biodiversity is the basis for maintaining ecosystem stability and adapting to environmental changes, and is also inseparable from human health. However, the causal path between urban and rural green land biodiversity and public health is still an important research gap. Taking Chengdu as an example, this paper discusses the relationship between urban and rural green land biodiversity and public health by using the quantitative research method of questionnaire survey. The results showed that the diversity of urban and rural green space animals and plants was significantly related to residents' self assessed health and mental health. The natural relevance of residents is significantly related to the frequency of green space use and the evaluation of green space health benefits. Biodiversity is of great importance to public health, and the natural attributes of residents will also have a great impact on the use of green space, which provides a scientific basis for the formulation and management of public health policies for urban and rural construction. In the future park city construction, we should not only consider the benefits of biodiversity, but also attach importance to providing opportunities for the public to contact nature and receive natural education, so as to promote the symbiosis between man and nature and promote the sustainable development of urban and rural green space.

Keywords: Urban and Rural Green Space; Bio-diversity; Public Health; Park City

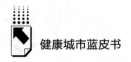

健康城市蓝皮书

B . 3　Focusing on Traffic-related Air Pollution from Healthy City

　　　　Perspective: Exposure Levels, Health Effects and

　　　　Intervention Effectiveness　　　*Huang Jing*, *Deng Furong* / 038

Abstract: With the development of social economy and the process of urbanization, traffic-related air pollution has become one of the significant sources of urban air pollution. Its impacts on population health has become an important public health issue, which attracts great attention from the society. Studies show that urban traffic-related air pollution, including particulate matter and gaseous pollutants would adversely affect human health and have a combined effect with traffic noise. Accurate evaluation of exposure levels of traffic-related air pollution, quantitative analysis of its health impact and scientific evaluation of the effectiveness of intervention measures can provide an important theoretical basis for the prevention and control of urban traffic-related air pollution as well as the promotion of residents' health in the cities, therefore scientifically assist the construction of healthy cities.

Keywords: Healthy City; Traffic-related Air Pollution; Healthy Environment

Ⅲ　Healthy Society

B . 4　Research on the Status Quo and System Construction of

　　　　Co-construction, Co-governance and Sharing in Healthy China

　　　　　　　　　　　　　　　　　　　　Wang Xiufeng / 057

Abstract: The construction of a healthy China is a coordinated governance action carried out by the government, society, individuals and other multiple entities to prevent health risks and maximize health and well-being based on the common value concept of maintaining and promoting health. Co construction, co governance and sharing are both the basic path and the basic requirement for building a healthy China. The study found that the social health governance pattern of co construction, co governance and sharing has initially emerged, mainly reflected in improving the organizational implementation system and establishing a collaborative promotion mechanism; Give play to the role of mass organizations and establish a mechanism for mass mobilization and resource integration; Strengthen individual responsibility, explore public participation and independent mutual aid health model; Strengthen the construction of platforms and carriers, and promote the integration of healthy China into grass-roots governance. The main problems are that the residents' willingness to participate and ability to act are insufficient, and the "last mile" of community mobilization is obstructed; The development level and professional ability of social organizations are insufficient, and the mechanism and path of social participation need to be improved; There are difficulties in collaborative construction and lack of effective integration of grass-roots resources and services; The connection and transformation between emergency mobilization and normal governance are not smooth, and the social mobilization mechanism of public health needs to be improved. To improve the system of co governance and sharing in a healthy China, it is necessary to establish a common value system and improve the priority of health in economic and social development; We will improve the healthy system of rule of law, autonomy, and moral governance, accelerate the construction of a community of healthy social governance, improve the support system for coordinated governance, and consolidate the foundation for joint construction, common governance, and sharing.

Keywords: Healthy China; Health Governance; Grass Roots Governance

B.5 Research Report on National Health Literacy
Improvement and Healthy Lifestyle

Xu Xinran, Sun Xiaofei and Qiu Pengya / 071

Abstract: The research group carried out a questionnaire survey on the healthy lifestyle to deeply understand the health status of Beijing citizens, their

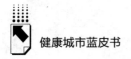
awareness of healthy lifestyle and behavior, their familiarity with sports, fitness, diet and nutrition and other health knowledge, as well as their confusion and demand for healthy lifestyle and related knowledge. The survey results show that at present, most of the public have a healthy lifestyle of eating breakfast on time, but their understanding of the nutritional structure of healthy breakfast needs to be strengthened; More than half of the respondents ate relatively few kinds of food every day, and nearly half of the respondents could not ensure that they would eat protein every day; People generally attach great importance to the problem of "immune health", and also pay high attention to the mental or physical health problems and gastrointestinal health; Nearly 40% of the respondents believe that nutrient supplementation can improve health, and nearly 30% of the respondents consider taking nutrients to ensure daily nutrition balance; More than 60% of respondents will refer to the price factor when purchasing nutrient supplements; More than 60% of respondents preferred proteins when purchasing nutrient supplements; Most people have regular habits of eating, drinking and drinking, and more than 60% of respondents can avoid smoking and drinking; Lack of sleep and lack of exercise are important hidden dangers and threats affecting public health, but most people still pay insufficient attention to this aspect. Therefore, we should advocate the whole people to pay attention to health and pass on the concept of healthy life; Everyone should pay attention to nutritious diet and improve immune health in an all-round way; Eat three regular meals without smoking or drinking, and develop healthy living habits; Sleep regularly, exercise frequently, and actively participate in the national fitness program; Provide reasonable nutrition as needed and pay attention to product quality assurance.

Keywords: Healthy China; Health Literacy; Healthy Lifestyle

Ⅳ   Healthy Service

B.6   Study on the Management Model of Hypertension at
Grassroots Level in China
—*Based on the Perspective of Health System*

Wang Yao, *Qin Tingting*, *Qiao Kun*,
Bai Xinyuan and Li Xingming / 097

Abstract: Grass roots is an important gateway for hypertension management and control, so it is particularly important to explore an effective hypertension management model at grass roots. According to the analysis of the typical models of hypertension management at the grassroots level that have achieved good results at this stage in China, at the level of leadership governance, the development of hypertension management at the grassroots level mainly depends on the contract services of family doctors and the collaborative joint management with multiple departments; At the service supply level, providing patients with full-service integration services can fully meet their medical needs; At the level of health manpower, community general practitioners are the main force in the development of hypertension management at the grass-roots level, and their work enthusiasm can be improved through performance appraisal and distribution according to work; In terms of health financing, preferential support for medical insurance reimbursement will be given to patients at the grass-roots level; In terms of drug accessibility, basic medical equipment and basic drugs for hypertension are available at the grass-roots level, but they cannot meet the individual needs of patients; In terms of health information system, the construction of regional medical and health information platform can realize health information sharing and collaboration among contracted residents, but barriers between business systems still restrict the development of hypertension management at the grass-roots level. In order to further improve the management level of hypertension at the grassroots level, it is necessary to improve

325

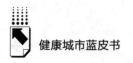
the comprehensive management capacity and supply capacity of health services at the grassroots level as soon as possible, strengthen the capacity building of health personnel at the grassroots level, reform the reimbursement and payment system of medical insurance, improve the drug and equipment conditions for hypertension treatment at the grassroots level, and enable hypertension management at the grassroots level through information construction.

Keywords: Health System; Hypertension; Grass-roots Chronic Disease Management

B.7 Evaluation Report on the Construction Effect of Medical Alliance in Anhui Province (2019-2021)

Yang Jinxia / 113

Abstract: Anhui Province has comprehensively promoted the construction of medical alliances in the province in recent years, systematically evaluating its construction effects, summarizing the effectiveness and experience, and finding problems, which are of great significance for improving the level of medical alliance construction. The evaluation results show that the construction of the medical alliance in Anhui Province has achieved phased results, the integration and sharing of resources have been basically realized, the hierarchical diagnosis and treatment pattern has been initially formed, the integrated health service system has been initially constructed, and patient satisfaction has continued to improve. However, there are still some problems in terms of government leadership, supporting policy support, departmental coordination, informatization construction, and the level of participation of private medical institutions. On the existing basis, the Anhui Medical Association should adhere to the government's leadership and promote policy coordination; adjust and optimize the medical insurance payment policy; promote the information integration construction within the medical association; play the leading role of supervision and assessment; strengthen the grassroots talent team building.

Keywords: Medical Alliance; Health Services; Anhui Province

V Healthy Culture & Healthy Industry

B.8 Research on Promoting the Construction of a Healthy

China Through Health Communication

—*In the Context of the Converged Media*

Wu Xiaofei, Liu Mingxuan and Zhang Jing / 132

Abstract: "Implementing the Healthy China Strategy" proposed in the report of the 19th National Congress of the Communist Party of China [Selected Works of Important Documents since the 19th National Congress (I), Central Literature Publishing House, 2019, page 34.], It is based on the people's demand for a better life, aiming to comprehensively improve the people's health level and promote the people's healthy development, and has defined specific implementation plans for building a healthy China in the new era. In order to implement the "Healthy China Strategy" and actively and effectively respond to the current outstanding health problems, the state has defined specific measures to promote the Healthy China Strategy. It is the focus of the current health communication work, as well as the incumbent political responsibility and mission, to strengthen the guidance of public opinion, enhance the public awareness, popularize a healthy lifestyle, respond to social concerns, enhance the recognition of the masses, stimulate enthusiasm for participation, and create a good social atmosphere for policy implementation. In the era of financial media, health communication has an important impact on promoting the construction of a healthy China, and new media has also brought great impact and challenges to health communication. Therefore, to promote the construction of a healthy China with the help of health communication, it is necessary to change from the focus on disease treatment to the focus on health, from the focus on "treating the disease" to "treating the disease

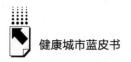

before", and from a single action to social interaction.

Keywords: Converged Media; Health Communication; Healthy China

B.9 Relevant Practice and Future Trend of China's Health Industry

Feng Wenmeng, *Sun Di* / 148

Abstract: In recent years, with the improvement of income level, the progress of medical technology, the change of disease burden and the improvement of residents' health awareness, China's health industry has witnessed rapid development. The survey found that the development of the health industry in practice can be divided into two major sectors: the development of medical and health services in the traditional sense with the treatment of diseases as the core, and the development of non-medical health products and services that actively improve the health level by providing health management. The analysis of the changes in the number of medical institutions, the size of medical personnel and health expenditure shows that the traditional medical and health services have developed rapidly in recent years, but in practice, they still face the problem of emphasizing treatment over management. Non medical health products and services have developed rapidly in practice, and have made significant progress in healthy food, health management, etc. , but still face many constraints, such as uneven quality and inadequate development in some areas. In the future, we need to take comprehensive measures to promote the continued transfer of the focus of the medical and health service system to health management, and actively promote the development of non-medical health products and services.

Keywords: Health Industry; Aging; Medical Reform

Ⅵ Healthy Population

Abstract: Health literacy is a critical determinant factor of health and a comprehensive evaluation index of economic and social development level. Improving the health literacy of the whole people is one of the most fundamental, economical and effective measures to improve the health level of the whole people. What's more, "residents' health literacy level" has become the effectiveness evaluation index of Outline of "Healthy China 2030" Plan and Healthy China Action (2019 − 2030). Since 2012, the national residents' health literacy monitoring has been carried out. By the end of 2021, the monitoring task has been completed for 10 consecutive years. The monitoring results show that the health literacy level of urban and rural residents in China is steadily improving, from 8. 80% in 2012 to 25. 40% in 2021. However, there is still a large room for improvement, and there is also an imbalance between urban and rural areas, regions and populations. The effective strategies and measures to improve the health literacy of the public include conscientiously implementing the decisions and deployment of the Central Committee of the Communist Party of China, solidly promoting the construction of a healthy China, vigorously carrying out health promotion and health education from the three parties of government, society and individuals, vigorously promoting the integration of health into all policies, actively conducting the construction of healthy areas and places, widely implementing the popularization of health knowledge, doing a good job in major projects of health literacy promotion, enhancing the research and summary of appropriate technologies, strengthening the construction of professional system and capacity for health education, etc.

Keywords: Healthy Population; Health Literacy; Healthy Lifestyle

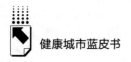

B.11 Innovative Model of Comprehensive Prevention and
Control of Cancer in the Context of the Healthy
China Initiative Promoted by Construction of Healthy
Cities: Practice and Enlightenment

Zhang Yong, Zhao Fanghui, Hu Shangying,
Zhao Xuelian and Hu Jiawei / 179

Abstract: Cancer has been exerting an increasingly serious disease burden
with a variety of risk factors and a complicated situation of prevention and control.
Although cervical cancer is a prominent threat to women's health, elucidated cause
and effective comprehensive prevention strategies make it one of the cancers most
likely to be conquered. Cancer prevention and control is one of the major actions
of the Healthy China Initiative, and China has announced full support for the
"Global Strategy to Accelerate the Elimination of Cervical Cancer" launched by
the World Health Organization. In the context of promoting the Healthy China
Initiative and constructing healthy cities, 15 pilot areas are selected to implement
innovative work of cancer prevention and control, with health education, HPV
vaccination, cancer screening, and standardized treatment as the main contents. In
2021, pilot areas have initially established a government-leading, department-
coordinating, professional institution-supporting, and society-sharing work
mechanism to gradually improve the primary, secondary, and tertiary cancer
prevention system with cervical cancer prevention and control as a breakthrough.
Additionally, in some areas, annual targets have been accomplished with
remarkable outcomes and policy breakthroughs, and innovative models of
comprehensive prevention of cancer have been formulated. However, challenges
embodying low coverage of HPV vaccination and cancer screening and
imperfection of information platform are being encountered at work. In order to
maintain an efficient and continuous pilot work and to refine the innovative model,
future effort should be concentrated on integrating cancer prevention into policies,
promoting free or subsided HPV vaccination, improving the accuracy, accessibility

and operational ability of cancer screening, constructing and interconnecting individual-based information platform and system. The pilot work will be further expanded in aspect of regions covered and cancer types included, and will gradually form a reproducible and generalizable model of comprehensive cancer prevention and control for priority cancers, effectively protecting people's health and helping achieve the goal of a healthy China.

Keywords: Healthy City; Healthy China; Comprehensive Prevention and Control of Cancer

Ⅶ Case Studies

B.12 Research Report on the Construction and Development of Healthy City in Suzhou

Lu Yong, Shi Yuhui and Liu Junbin / 193

Abstract: Suzhou has actively participated in the construction of a healthy city. It has changed from focusing on environmental health management to national health management, from extensive management to refined management. It has actively explored the construction of a healthy city, and constantly explored its own characteristics for innovation. From 2016 to now, Suzhou has made great achievements in all previous healthy city evaluations organized by the National Health and Welfare Office, and has made progress year by year. To sum up the experience of building a healthy city in Suzhou, it is mainly shown in five aspects: actively assuming health responsibility, scientific planning and guidance, carrying out extensive social mobilization and cooperation, paying attention to the fairness of health, and innovation driving the all-round construction of a healthy city. In the new era, the construction of a healthy city in Suzhou also faces many challenges, mainly from the aging population, rapid urbanization, lifestyle changes, the growing demand for a better life of the people and other aspects. Therefore, Suzhou should continue to adhere to the basic concept of "integrating health into all policies",

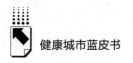

always put people's health in the strategic position of giving priority to development, improve the institutional system for promoting the health of all people, develop more harmoniously in the health field, popularize healthy lifestyles, constantly improve the quality of health services and health security, and prosper and develop the health industry to basically achieve health equity.

Keywords: Healthy China; Healthy Suzhou; Healthy City

B. 13 Research Report on the Construction and Development of Healthy City in Huzhou

Zheng Pingming, Wu Xiaoqing, Zhang Li and Zhao Yuli / 216

Abstract: The concept of "green water and green mountains are golden mountains and silver mountains" is not only the fundamental principle of Huzhou's ecological civilization construction, but also runs through the specific practice of the whole process health promotion of the whole people. People oriented, civilized and green, prevention first, and reform enabling are the epitome of Huzhou's value orientation of "everything for people's health" in recent years, especially since the 13th Five Year Plan. Under the background of the normalization of epidemic prevention and control, Huzhou, guided by the concept of "two mountains" and aimed to build a pilot demonstration area for a healthy China, constantly promoted the implementation of the strategy of a healthy China, and formed some effective measures and phased achievements. The main methods for the construction of a healthy Huzhou are: people-oriented, putting the protection of people's health rights and interests in a prominent position; Civilization and green, embedding the four cornerstones of health into daily work; Put prevention first, and put the construction of health and safety barriers into the basic focus; Reform and empowerment, and take the accumulation of healthy endogenous force as a must. At present, the main problems are that the integration of health into all policies is not sufficient, the improvement of health literacy is not balanced, the creation of green and livable environment is not enough, and the coverage of health support facilities is not enough. Based on this, we should further enrich the allocation of "points" of healthy cells, further strengthen the traction of "lines" of department health, further optimize the overall planning of "areas" with district and county characteristics, and further highlight the support of "pillars" of health action.

Keywords: The Concept of "Two Mountains"; Healthy City; Huzhou, Zhejiang

B . 14   Research Report on the Construction and Development of Healthy City in Hebi

Zhang Hongxia, Geng Yiyun,
Wang Liyi, Li Mingyuan and Wang Yan / 237

Abstract: In recent years, Hebi City has made every effort to implement the "12356" project of building a healthy city; Pay attention to the close combination of consolidating the achievements of national health city construction and healthy city construction; Carry out the construction of a healthy city in an all-round way; Adhere to a sound five normal long-term system; Six major special actions were carried out to "address weaknesses and strengths". Hebi City has achieved the transformation from a coal city to a green and beautiful city, a healthy city and a happy city. By the end of 2021, Hebi City will become one of the top ten cities (prefecture level and above) with the fastest progress in building healthy cities in 2020. In view of the problems existing in projects, systems, personnel, communication and cooperation, it is suggested to further improve and enrich the reward and compensation mechanism for demonstration projects, formulate special assessment indicators for municipal construction, further improve the evaluation rules, increase the allocation of full-time patriotic health workers, and further deepen the cross regional communication mechanism.

Keywords: Healthy City; Healthy Society; Hebi

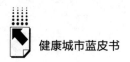

B.15　A Case Study on the Practice of "Cities Changing
　　　Diabetes" in China

Kong Lingzhi,　*Cui Wei* / 253

Abstract: Diabetes is an increasingly serious global public health problem.
China is one of the countries with the fastest growing prevalence of diabetes, and
the prevalence rate in urban areas is higher than that in rural areas. The "City
Changing diabetes" project entered China in 2014, with Tianjin, Shanghai,
Xiamen, Hangzhou, Beijing, Chongqing and other six cities joining in. The
project aims to think and act on the management of diabetes from the perspective
of the city, reduce the incidence rate of diabetes, improve the comprehensive
management ability of diabetes, and improve the health of residents. In 2017,
China's health knowledge dissemination incentive plan listed "cities changing
diabetes" as a special topic, and 98 demonstration areas for comprehensive
prevention and control of chronic diseases in 77 cities nationwide participated in the
action. With the support of governments at all levels, the project uses the
advantages of international cooperation and regional resources to promote the
multi-party cooperation of relevant departments, help improve the diagnosis,
treatment and management ability of diabetes at the grass-roots level, the health
literacy of urban residents, and the health level and quality of life of diabetes
patients, and also provide a useful reference for the development of diabetes
prevention in China.

Keywords: Diabetes; Comprehensive Prevention and Control of Chronic
Diseases; Healthy China

Ⅷ   International Reference

Abstract: At present, China's national park system building initiatives have achieved positive results. In October 2021, the first five national parks in China will be officially established. Adhering to the principle of ecological protection first, China National Park is based on the public welfare and provides high-quality ecological products, scientific research, education, culture, eco-tourism and other public services for the whole society. The construction of national parks in China is in line with international standards and has Chinese characteristics. As far as the role of China's national parks in human health services is concerned, the research on national parks and human health is weak, less attention is paid to the health care activities of other ecosystems except forests, and there is a lack of professional health care programs for people with different health care needs. Based on this, it is suggested to carry out health care activities on the premise of natural protection, strengthen relevant scientific research and education, improve the diversification and specialization of health care activities, and standardize health care services.

Keywords: National Park; Healthy China; Forest Health Care

Abstract: Public health is a public service that concerns the public health of people in a country or region. In today's world, the international public health

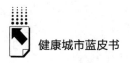

security situation is becoming increasingly complex and severe under the influence of multiple factors. Public health is not only a domestic affair, but also a huge challenge that countries must face together. Public health security is a common challenge facing mankind and requires all countries to work together to address it. In recent years, global public health governance has become an important topic of the G20. Countries increasingly attach importance to the building of public health security capacity and gradually play a role in ensuring global public health security. The results show that no country is ready to deal with the global health security crisis; G20 countries generally perform well in "monitoring" and "risk" indicators, while "response" indicators are generally weak; European and American countries have strong public health security capabilities, but there are still shortcomings; The public health security capacity of developing countries contains considerable potential. Based on this, countries should strengthen the construction of their own public health security capacity and do a good job in crisis response; G20 countries should accelerate public health security cooperation between countries and international organizations as well as between countries, and all member countries should also actively cooperate; As an emerging developing country, China should play its own advantages and role in dealing with public health crisis; GHSI indicators are not universal and need to be improved.

Keywords: Health and Safety; Public Health; G20

B.18   Implications of developed countries' experiences for accelerating the construction of health service system for the elderly in China   *Zhuo Lian* / 293

Abstract: The basic framework of China's elderly health service system has been established, but it lags behind developed countries in terms of perfection of laws and regulations, system integration, standardization of specific measures and supervision. From the experience of developed countries, the key points to accelerating the construction of my country's elderly health service system are as follows: speeding up the promotion of social welfare for the elderly; formulating detailed implementation rules and improve the supervision mechanism based on the actual needs of the elderly; Establishing the concept of active aging in the whole society and delaying the retirement age and canceling the retirement difference between men and women; Giving full play to the latecomer advantage of population aging relatively lagging behind.

Keywords: Population Aging; Health Services; Healthy Cities

社会科学文献出版社

皮书

智库成果出版与传播平台

❖ 皮书定义 ❖

皮书是对中国与世界发展状况和热点问题进行年度监测，以专业的角度、专家的视野和实证研究方法，针对某一领域或区域现状与发展态势展开分析和预测，具备前沿性、原创性、实证性、连续性、时效性等特点的公开出版物，由一系列权威研究报告组成。

❖ 皮书作者 ❖

皮书系列报告作者以国内外一流研究机构、知名高校等重点智库的研究人员为主，多为相关领域一流专家学者，他们的观点代表了当下学界对中国与世界的现实和未来最高水平的解读与分析。截至 2022 年底，皮书研创机构逾千家，报告作者累计超过 10 万人。

❖ 皮书荣誉 ❖

皮书作为中国社会科学院基础理论研究与应用对策研究融合发展的代表性成果，不仅是哲学社会科学工作者服务中国特色社会主义现代化建设的重要成果，更是助力中国特色新型智库建设、构建中国特色哲学社会科学"三大体系"的重要平台。皮书系列先后被列入"十二五""十三五""十四五"时期国家重点出版物出版专项规划项目；2013~2023 年，重点皮书列入中国社会科学院国家哲学社会科学创新工程项目。

权威报告·连续出版·独家资源

皮书数据库
ANNUAL REPORT(YEARBOOK)
DATABASE

分析解读当下中国发展变迁的高端智库平台

所获荣誉

- 2020年，入选全国新闻出版深度融合发展创新案例
- 2019年，入选国家新闻出版署数字出版精品遴选推荐计划
- 2016年，入选"十三五"国家重点电子出版物出版规划骨干工程
- 2013年，荣获"中国出版政府奖·网络出版物奖"提名奖
- 连续多年荣获中国数字出版博览会"数字出版·优秀品牌"奖

皮书数据库

"社科数托邦"
微信公众号

成为用户

　　登录网址www.pishu.com.cn访问皮书数据库网站或下载皮书数据库APP，通过手机号码验证或邮箱验证即可成为皮书数据库用户。

用户福利

- 已注册用户购书后可免费获赠100元皮书数据库充值卡。刮开充值卡涂层获取充值密码，登录并进入"会员中心"—"在线充值"—"充值卡充值"，充值成功即可购买和查看数据库内容。
- 用户福利最终解释权归社会科学文献出版社所有。

数据库服务热线：400-008-6695
数据库服务QQ：2475522410
数据库服务邮箱：database@ssap.cn
图书销售热线：010-59367070/7028
图书服务QQ：1265056568
图书服务邮箱：duzhe@ssap.cn

社会科学文献出版社 皮书系列
SOCIAL SCIENCES ACADEMIC PRESS (CHINA)
卡号：138162767299
密码：

S 基本子库
UB DATABASE

中国社会发展数据库（下设12个专题子库）

紧扣人口、政治、外交、法律、教育、医疗卫生、资源环境等12个社会发展领域的前沿和热点，全面整合专业著作、智库报告、学术资讯、调研数据等类型资源，帮助用户追踪中国社会发展动态、研究社会发展战略与政策、了解社会热点问题、分析社会发展趋势。

中国经济发展数据库（下设12专题子库）

内容涵盖宏观经济、产业经济、工业经济、农业经济、财政金融、房地产经济、城市经济、商业贸易等12个重点经济领域，为把握经济运行态势、洞察经济发展规律、研判经济发展趋势、进行经济调控决策提供参考和依据。

中国行业发展数据库（下设17个专题子库）

以中国国民经济行业分类为依据，覆盖金融业、旅游业、交通运输业、能源矿产业、制造业等100多个行业，跟踪分析国民经济相关行业市场运行状况和政策导向，汇集行业发展前沿资讯，为投资、从业及各种经济决策提供理论支撑和实践指导。

中国区域发展数据库（下设4个专题子库）

对中国特定区域内的经济、社会、文化等领域现状与发展情况进行深度分析和预测，涉及省级行政区、城市群、城市、农村等不同维度，研究层级至县及县以下行政区，为学者研究地方经济社会宏观态势、经验模式、发展案例提供支撑，为地方政府决策提供参考。

中国文化传媒数据库（下设18个专题子库）

内容覆盖文化产业、新闻传播、电影娱乐、文学艺术、群众文化、图书情报等18个重点研究领域，聚焦文化传媒领域发展前沿、热点话题、行业实践，服务用户的教学科研、文化投资、企业规划等需要。

世界经济与国际关系数据库（下设6个专题子库）

整合世界经济、国际政治、世界文化与科技、全球性问题、国际组织与国际法、区域研究6大领域研究成果，对世界经济形势、国际形势进行连续性深度分析，对年度热点问题进行专题解读，为研判全球发展趋势提供事实和数据支持。